常见病

中医处方手册

主编◎陈　宏　隋博文

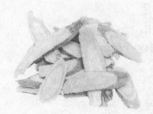

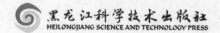
黑龙江科学技术出版社
HEILONGJIANG SCIENCE AND TECHNOLOGY PRESS

图书在版编目（CIP）数据

常见病中医处方手册 / 陈宏，隋博文主编．-- 哈尔滨：黑龙江科学技术出版社，2024.03
ISBN 978-7-5719-2164-4

Ⅰ．①常… Ⅱ．①陈… ②隋… Ⅲ．①常见病 - 验方 - 汇编 Ⅳ．① R289.5

中国国家版本馆 CIP 数据核字 (2023) 第 199508 号

常见病中医处方手册
CHANGJIANBING ZHONGYI CHUFANG SHOUCE

陈　宏　隋博文　主编

项目总监　薛方闻
责任编辑　刘　路
封面设计　韩海静
出　　版　黑龙江科学技术出版社
地　　址　哈尔滨市南岗区公安街 70-2 号
邮　　编　150007
电　　话　（0451）53642106
传　　真　（0451）53642143
网　　址　www.lkcbs.cn
发　　行　全国新华书店
印　　刷　德富泰（唐山）印务有限公司
开　　本　710 mm×1000 mm　1/16
印　　张　15
字　　数　280 千字
版　　次　2024 年 3 月第 1 版
印　　次　2024 年 3 月第 1 次印刷
书　　号　ISBN 978-7-5719-2164-4
定　　价　59.00 元

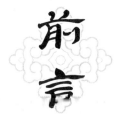

前言

　　随着我国经济的发展和人们物质、文化、生活水平的提高，我国公民的健康观念发生了巨大的变化，人们开始追求更高的生活质量。然而现代社会生活节奏的日益加快，往往让我们的生活方式变得不够健康，随之而来的是部分人群的持续亚健康状态，更有甚者因此患上疾病，这反而与我们的目标背道而驰。

　　习近平总书记指出"中医药学包含着中华民族几千年的健康养生理念及其实践经验，是中华文明的一个瑰宝，凝聚着中国人民和中华民族的博大智慧。"本书针对目前多数人的亚健康状态及常见病进行系统的分析归纳总结，制定了方便有效的治疗调养方案，希望通过中医学的治病实践及养生经验解决生活中亚健康状态和疾病带来的困扰。

　　《常见病中医处方手册》一书搜集了生活中经常遇到的一些常见疾病，并收集整理介绍了诸多经济、有效、易得的中药处方、中成药处方、食疗保健方法以及针灸治疗方案等中医特色治疗方法。主要内容涉及内科、外科、男科、妇科、儿科、皮肤科、耳鼻喉科等多科常见病，并科普一些生活中可以用到的急救手段来应对突发情况，本书对每种常见病进行了详细的分科分系统整理，帮助人民群众从中医角度认识生活中的常见疾病。本书在每一种常见疾病下列出致病机理、诊断要点、辩证分析、用药治疗以及预后护理等，理论联系实际，深入浅出，简明扼要，实用性较强，为广大劳动人民科普、预防、治疗生活中各种常见疾病，为人民的幸福健康生活贡献一份力量。

　　中医药学博大精深，是我国宝贵的文化遗产，并且一直紧跟科学的前进步伐，不断推陈出新、与时俱进，中医治疗现代常见病依然游刃有余。但是广大群众对中医学的理解还停留在浅层的认知阶段。我们希望通过本书，用通俗易懂的语言向人民群众科普中医学的基础思想和辨病治病理念，让人民群众不仅能从此书中收获解决自己疾病的治疗方案，还可以深度认识学习中医学的"摄生"理念，远离疾病困扰，为自己的身体健康保驾护航。

　　由于中医药理论知识深奥，疾病本身类型复杂，同时还涉及中医与西医两种不同的治疗体系，故一些疑难杂症并未列出，具体的用药标准仍需以成药厂家药品说明书或临床医生诊断及医嘱为准。若病情加重，仍需到正规医疗机构及时治疗，若一味在家自诊自疗，容易延误病情，错过最佳治疗时机，导致病情进一步发展。故建议广大人民群众不要讳疾忌医，及时治疗才是对自己身体健康的最大保障。

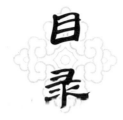

目录

第一篇

中医眼中的身体

第一章

中医中的身体器官

本篇将带领广大读者简单地了解一下中医对于人体的器官、物质、病因、病机的认识以及如何科学地养生。

首先了解的是中医对人体中五脏六腑的归纳总结。西医同样也有器官的说法，但是中医中的五脏六腑更偏向于一个功能单位。比如脾脏，西医中的认知是脾为人体中最大的免疫器官，而在中医中脾主运化，有消化吸收和布散精微物质的功能。由此可以看出中医学与西医学是基于不同的理论系统而诞生并发展的。

在了解五脏六腑之前先给大家普及一个理念，中医注重整体观念，认为人体是一个整体，外在的病理表现是因为内在的脏腑出现了问题，这就引出了"藏象"。"藏象"是指脏腑的生理功能与病理变化表现在外的征象，又被称为"脏象"，这也表示人体生命活动是以五脏为中心，联系六腑、五官等共同调控的。

五脏

五脏是肝、心、脾、肺、肾的总称。五脏共同的生理特点是化生和贮藏精气，可归纳为"藏而不泄"。五脏看似各自有各自的功能，但是它们又是一个整体，任何一个出现问题都会影响到其他的环节。

一、心

心位于胸中，处在两肺之间，外面有心包络保护，形态尖圆。心的生理功能如下：

（一）心主血

心主血，是指心脏具有推动和调控血液运行、输送营养物质到全身各个脏腑形体官窍的作用。人体各个脏腑、形体官窍的正常生理活动都依赖于血液的濡养，这其中离不开心脏的搏动，而心脏的搏动又离不开心气、心阳和心阴的调控，心阳可以激发心脏的搏动，心阴可以抑制心脏的搏动，心气可以直接推动和调控心脏搏动。阴阳平衡，心气充沛，心脏才可以正常地搏动，正常地输送血液到全身，心脏搏动过快或过缓都会产生病理变化。

心主血另一方面是指心脏可以化生血液，这依赖于心火将脾胃化生的精微物质炼化为血液。

（二）心主脉

心主脉，是指心脏具有推动和调控心脏的搏动、维持脉道通利的作用。脉道为容纳血液的通道，血液的正常运行离不开脉道的通畅。

心主血脉的功能正常，则人会感到心胸部位舒畅，面色红润，舌头颜色淡红，脉象缓而有力。若心气不足，则无力推动血液运行，会出现心悸、胸闷、面色无华、脉象虚弱无力的表现。若气虚血瘀，则会出现心胸部位疼痛憋闷、面色紫暗的表现，舌体可见瘀斑。若心血不足，则会出现心悸、面色苍白、脉象虚弱无力的表现。

（三）心主神明

心主神明，是指心脏具有主宰五脏六腑、形体官窍等生命活动和意识、思维等精神活动的功能。人体各项生理活动均离不开心神的主宰和调控，所以又称心脏为"君主之官"。

心主血脉与心主神明联系密切，血液也是进行各项生理活动的物质基础之一。若心血不足，则心神也会得不到濡养，出现精神恍惚、失眠心悸等表现。若心神异常，也会影响心主血脉的功能。

二、肺

肺的位置在胸腔中，左右各有一个，覆盖在心的上方。并且肺有分叶，肺经过肺系（也就是现在说的气管、支气管等）与喉和鼻相连。肺的生理功能如下：

（一）肺主气，司呼吸

肺主气又可分为"主呼吸之气"与"主一身之气"两个方面。

1.肺主呼吸之气

肺主呼吸之气，是指肺具有吸入自然界清气与呼出体内浊气的功能。肺的这一生理功能是通过肺气的宣发肃降来维持的，宣发时浊气排出体外，肃降时清气吸入体内。若肺脏受邪，宣发肃降的功能受到影响，则会出现咳嗽、胸闷、呼吸不利等症状。

2.肺主一身之气

肺主一身之气，是指肺脏具有调控一身之气生成和运行的功能。肺吸入的清气与脾胃运化的水谷精微物质结合形成人体一身之气，气在维持人体正常生命活动中占据重要地位。一身之气在肺生成后又依赖于肺的呼吸得以分布到人体的各个部位，发挥正常生理功能。

（二）肺主通调水道

肺主通调水道，是指肺气的宣发肃降对体内水液的输布、运行和排泄具有疏通和调节作用。肺气的宣发可以将脾传输到肺的津液进行输布，向上运送到头面，向外运送到皮肤，可以化为汗液排出体外。肺气的肃降可以将脾传输到肺的津液向下向内输布，向下可以输送到肾，变为尿液排出体外。

若肺气的宣发肃降功能失调，则会导致体内津液输布代谢障碍，出现痰饮、少尿、水肿等症状。

（三）肺朝百脉

肺朝百脉，是指肺具有帮助心脏运行血液的功能。一身之气在肺脏生成，血液的运行离不开气的推动，所以肺气充足则血行正常，若肺气不足则会引起血行不畅，出现瘀阻，导致心悸、嘴唇发紫等症状。反之，如果心阳或心气亏虚，也会引起肺的宣发肃降失常，出现呼吸不畅、胸闷等症状。

肺对气、血、津液的治理和调节作用又可以高度概括为"肺主治节"，主要表现就是上述的生理功能。

三、脾

脾位于人体腹腔上部，横膈下方，与胃相邻。脾的生理功能如下：

（一）脾主运化

脾主运化，是指脾脏具有将食入人体的水谷转化为精微物质，并且将精微物质吸收并输送到全身的功能。可以分为运化谷食与运化水液两方面。

1. 运化谷食

运化谷食是指将日常生活中食入的固态食物化为精微物质，并且将精微物质吸收、传输到全身的功能。主要途径有两个：一是可以向上输送到心肺，化生气血，布散到全身；二是向周围布散到其他脏腑、四肢骨节。

若脾的运化功能受损，则会出现腹胀、食欲不振、大便稀、消瘦等症状。

2. 运化水液

运化水液是指脾具有将液态水转化为津液，并且吸收、输送到全身的功能。主要途径有四个：一是向上输送到肺，由肺传输到全身；二是向四周输送到脏腑、四肢骨节；三是各个脏腑多余的水液，经过脾的运化作用，向下输送到膀胱，形成尿液；四是通过脾胃的升降作用，使全身津液随气机上腾下达。

若脾运化功能受损时，可出现痰饮、水肿等症状。

（二）脾主统血

脾主统血，是指脾气具有统摄血液行于脉中、防止血液流出的功能。脾气是一身之气分布在脾的部分，其统血功能也就是气的固摄作用的体现。一身之气旺盛则脾气充足，脾气充足则运化正常，一身之气自然充足，如此才可以更好地统摄血液。

若脾气虚弱则可出现出血症状，出血颜色淡，质地清晰，还可伴有乏力、面色发黄等症状。

四、肝

肝位于腹腔，横膈之下，右胁之内。肝的生理功能如下：

（一）肝主疏泄

肝主疏泄，是指肝具有维持全身气机疏通畅达、通而不滞、散而不郁的生理功能。肝主疏泄的中心环节是调畅气机，肝脏可以疏通全身的气机，使全身之气运行通畅，维持正常的生理功能。肝的疏泄功能失常后，则会导致全身气机不条达，导致五脏病变。

肝失疏泄的表现有三个方面：一是肝气郁结，会出现情志抑郁，总想叹气，并有胸胁部位胀痛等症状；二是肝气亢逆，会出现情绪急躁易怒、头痛、眼睛发红，或出现吐血、咯血甚至昏迷等症状；三是肝气虚弱，会出现情志抑郁、乏力、头晕、两胁部位发闷、脉象弱等症状。

（二）肝主藏血

肝主藏血，是指肝具有贮藏血液、调节血量以及防止出血的功能。

1. 贮藏血液

贮藏血液的功能主要体现在三个方面：一是濡养肝脏以及肝主管的形体官窍（筋、爪、目等）；二是女子经血生成之源，肝气充盛，肝血充足，女子月经才可正常；三是化生和濡养肝气，肝血的充足可以保证肝气正常的疏泄功能。

2. 调节血量

肝调节血量的功能依托于肝贮藏充足的血量，在此基础上肝脏可以调节血液的外流和回收，这一功能又受到肝主疏泄的调节。

3.防止出血

肝具有收摄血液和防止出血的功能。肝防止出血的机理有三个方面：一是肝气固摄血液，肝气充足，血液才不会外流；二是肝的疏泄，保证了气机的条畅，才可维持血液在脉中正常运行；三是肝主凝血,这依赖肝阴的凝敛作用，肝阴充足，濡养肝阳，阴阳协调后方可发挥肝的凝血功能。

若肝主藏血的功能失调，被称为"肝不藏血"，会出现吐血、鼻血、咯血或者月经提前、崩漏等症状。

五、肾

肾位于腰部,脊柱两侧,左右各一。肾的生理功能如下：

（一）肾主藏精

肾主藏精，是指肾脏具有贮存、封藏精气以主管人体生长发育、生殖的生理功能。肾中精气的构成是以先天之精为基础，以后天之精为补给，先天生后天，后天生先天。

肾中精气对先天脏腑的生成与后天脏腑的功能具有重要的意义。肾气可分为肾阴、肾阳两部分，肾阴具有宁静、滋润和濡养的作用，为脏腑阴液之本；肾阳具有推动、温煦和振奋的作用，为脏腑阳气之本。

肾精还可以生髓生血。肾精生髓，充养脑髓、脊髓、骨骼等，促进生长发育；同时肾中精髓还是血液化生之源。

肾精还具有保卫机体、抵抗外邪、抵抗疾病的作用。

（二）肾主水

肾脏具有主持和调节人体水液代谢的功能。主要体现在两个方面：

1.调节并参与津液代谢相关功能

津液的生成、输布与排泄是在肺、脾、肾等多个脏腑的共同参与下完成的。其中肾气的蒸腾气化、肾阴的滋润宁静、肾阳的温煦推动对津液代谢功能有重要的调节意义。

2.调节尿液的生成和排泄

全身津液代谢过程中，输送到膀胱的部分，在肾气的作用下，其中的清液会被输送到肺,重新参与津液代谢过程,其中的浊液会变为尿液。虽然尿液的排泄主要依赖膀胱的功能，但在过程中离不开肾的阴阳平衡。若肾阳虚弱则可出现尿少水肿；若肾阴虚弱，虚火亢盛，则会出现尿频；若肾气虚弱则会出现小便失禁。

（三）肾主纳气

肾具有摄纳肺吸入体内的清气而维持正常呼吸的功能。肾的这一功能保证了吸气的深度，防止呼吸浅，吸入气体不足。若肾气虚弱则会出现呼吸浅表、呼多吸少、动则气喘的"肾不纳气"表现。

中医中又有五行对五脏的说法，木、火、土、金、水分别对应肝、心、脾、肺、肾。五行之间存在着相生相克的关系，五脏亦是如此，所以五脏之间又有"子与母"的说法，这也印证了中医学中整体观念的说法。其中一环出现问题后，会慢慢影响其余脏腑，最后导致病情更加复杂。

六腑

六腑是胆、胃、小肠、大肠、膀胱、三焦的总称。六腑的生理功能是受盛与传化水谷，其功能的生理特点为"泻而不藏"与"实而不能满"。

一、胆

胆位于右胁,附于肝之短叶间。胆的生理功能如下:

(一)胆贮藏和排泄胆汁

胆汁是由肝的精气化生而来的,贮藏在胆中,排泄入小肠。胆汁参与食物的消化与吸收,这又依赖于肝的疏泄功能。若胆汁分泌障碍,则会出现食欲不振、腹胀等症状;若胆汁外溢,则会出现黄疸;若胆汁上逆,则会出现口苦、呕吐苦水等症状。

(二)胆主决断

胆主决断是指胆具有对事物进行判断、做出决定的功能。这依赖于胆气的充盈与否,胆气充盛则勇敢果断,胆气虚弱则犹豫不决。

二、胃

胃又称"胃脘",位于膈下,腹腔上部,上接食管,下连小肠,与脾以膜相连。胃的生理功能如下:

(一)胃主受纳水谷

胃主受纳水谷是指胃具有接受和容纳饮食水谷的功能。此功能既是胃腐熟水谷功能的基础,又是食物消化吸收的基础。

(二)胃主腐熟水谷

胃主腐熟水谷是指胃初步消化食物,形成食糜的过程。在此过程中胃会吸收其中的精微物质传送到脾,食糜会下送小肠进行进一步消化吸收。

胃的受纳与腐熟功能需要与脾气的运化功能相互配合,故脾胃合称为"后天之本"。

三、小肠

小肠位于腹中,上端与胃相接,迂曲回环在腹腔之中,下端与大肠连接。小肠的生理功能如下:

(一)小肠主受盛化物

小肠主受盛化物是指小肠具有接受容纳胃腐熟的食糜,并进行进一步消化的功能。小肠的化物功能需要脾气的配合,将食糜进一步消化,分为精微和糟粕两部分。若小肠受盛化物功能失调,则会出现腹胀、腹泻等症状。

(二)小肠主泌别清浊

小肠主泌别清浊是指小肠具有将食糜进一步消化,并且分为清与浊两部分的功能。清者即为精微物质,被小肠吸收,由脾输送到全身;浊者被传送到大肠形成粪便。

(三)小肠主液

小肠主液是指小肠在吸收谷物精微物质的同时,还具有吸收大量津液的功能。其吸收的津液与谷物精微合为水谷之精,由脾气输送到全身;还有一部分下输膀胱,生成尿液。

四、大肠

大肠位于腹腔当中,上接小肠,在腹腔回环,下连肛门。大肠的生理功能如下:

(一)大肠主传导糟粕

大肠又称"传导之官",具有接受小肠输送来的食物残渣,吸收水分,形成糟粕,经肛门排泄粪便的功能。这一功能与胃气、肺气、脾气、肾气密切相关。若大肠传导糟粕功能失调,则会出现便秘或腹泻的症状。

（二）大肠主津

大肠主津是指大肠具有接受食物残渣、吸收水液的功能。若大肠主津功能失调，无法吸收津液，则会出现肠鸣、腹痛、腹泻的症状；若大肠有热，耗损津液，则会出现便秘的症状。

五、膀胱

膀胱位于下腹部，与肾相连，下有尿道，并口于前阴。膀胱的生理功能如下：

（一）膀胱主贮藏尿液

膀胱具有贮藏全身津液代谢后产生的浊液的功能。这一功能依赖于肾气和膀胱之气的固摄作用。

（二）膀胱主排泄尿液

膀胱中尿液的排泄，依赖于肾气和膀胱之气气化作用的调节。若肾气固摄失司，膀胱开多合少，则可出现夜尿多、尿频、小便失禁等症状；若肾气化作用失常，膀胱合多开少，则会出现小便不利等症状。

六、三焦

中医中三焦的概念有三：一是六腑中的三焦；二是部位三焦（横膈以上的心、肺及头面属上焦；横膈以下，脐以上的脾胃、小肠、肝胆等属中焦；脐以下的肾、大肠等属下焦）；三是温病学大家吴鞠通创立的三焦辨证。

六腑之三焦是分布于胸腹腔的一个大腑，为五脏六腑中最大。三焦的生理功能如下：

（一）运行津液

三焦为全身津液输布的通道，全身津液在肺、脾、肾等脏腑共同协调下完成，必须以三焦为通道。三焦不通利，则津液输布代谢会出现障碍。

（二）通行元气

三焦不仅是津液输布的通道，还是一身之气运行输布的通道，三焦通利才可确保一身之气的通畅。

第二章

中医中的身体精微物质

精、血、气、津液、神是人体中生命物质与功能活动的基础，其中精、血、气、津液是构成和维持人体生命活动的基本物质，神是人体生命活动的主宰及其外在总体表现的统称。

一、精

人体内的精有狭义与广义的区别。广义的精包括气、血、津液等一切人体内的精微物质；狭义之精单指生殖之精。精的生理功能如下：

（一）繁衍生命

先天之精具有遗传的功能，其在后天之精的作用下可以产生生殖之精，具有繁衍生命的作用。

（二）濡养作用

精具有濡养和滋润脏腑、形体、官窍的作用。精充足则各脏腑生理功能才可得以正常发挥。

（三）化血作用

精是血液生成的来源之一。

（四）化气作用

精还是气的化生本原。

（五）化神作用

精是神的物质基础。神对精的生成与疏泄也具有促进和调控的作用。

（六）抗邪作用

精具有保卫机体、抵抗外界邪气入侵的功能。精足则身体抵抗力强，反之则身体易感疾病。

二、气

气是人体内活力很强、运动不息的极细精微物质，是构成和维持人体生命活动的基本物质。气机是指气的运动，气化是指气的运动所产生的各种变化，具体表现为精、血、气、津液等生命物质的生成及其相互转化过程。气的生理功能如下：

（一）推动作用

气的推动作用主要表现在四个方面：一是促进人体的生长发育以及生殖的功能；二是促进各脏腑经络的生理功能；三是促进精、血、津液的生成以及运行；四是使精神活动兴奋。

（二）温煦作用

气的温煦作用主要表现在三个方面：一是保持体温的恒定；二是温煦脏腑、经络、形体等，维持其正常的生理功能；三是温煦精、血、津液，维持它们的正常运行与排泄。

（三）防御作用

气的防御作用体现在防止邪气入侵以及驱赶邪气排出体外，表现为身体抗御外邪的能力，不易染病或者得病后很快恢复。

（四）固摄作用

气的固摄作用是指固护、统摄以及

控制体内的液态物质，不使其无缘无故外泄的作用。主要体现在固摄血液，固摄汗液、尿液、胃液以及肠液等，固摄精液三个方面。

（五）中介作用

气的中介作用是指气具有感应传导信息、维系机体整体联系的作用。气弥漫全身，可以感应全身各处的状态，并且及时传递信息。

三、血

血即血液，是循行在脉中、流注于全身的红色液态物质。血的生理功能如下：

（一）濡养作用

血具有营养和滋润全身的功能。全身的各项生理活动均离不开血的濡养作用，血液充足，身体才可正常进行各项生理活动。

（二）化神作用

血是机体精神活动的主要物质基础。人体的正常精神活动也依赖于血液的营养。

四、津液

津液是津和液的合称，是指人体的正常水液，包括脏腑、形体、官窍的内在液体及正常的分泌物。津液的生理功能如下：

（一）滋润濡养

津的质地比较清稀，主要功能为滋润鼻、目、口、耳等官窍；液的质地稠厚，主要功能是濡养脏腑，充养骨髓、脊髓、脑髓，濡养关节。

（二）充养血脉

津液可以渗入血脉，化生血液，并起到濡养和滑利血脉的作用。

五、神

神也分为广义之神与狭义之神，广义之神是对人体生命活动的主宰及其外在总体表现的统称；狭义之神单纯指精神活动。神的生理功能如下：

（一）主宰生命活动

神是人体生理活动和心理活动的主宰，神盛则生命力旺盛。

（二）主宰精神活动

精神活动是人体生命活动的最高级形式。心神是精神活动的主宰，神正常则人体思维意识、睡眠、情志才正常。

（三）调节精、气、血、津液

精、气、血、津液是神生成的物质基础，神又可以反作用于这些物质，对这些精微物质的生成以及运行有调控作用。

（四）调节脏腑功能

脏腑精气产生神，神又可以通过调控脏腑精气来调节脏腑的生理功能。

第三章

中医中的身体致病因素

中医中的致病因素也被称作"病因"，也就是导致疾病发生的原因。根据其来源、形成等又分为外感病因、内伤病因与病理产物。

外感病因

外感病因分为"六淫"与"疠气"两大类。

六淫是指自然界中风、寒、暑、湿、燥、火（热）六种邪气。在正常情况下，它们是自然界中万物生长和人类生存的必要条件，被称作"六气"；若是其超过了人体能够承受的范围则又会导致人体产生疾病，被称作"六邪"。

一、风邪

风气太过，伤人致病，称为风邪。风邪具有善动不居、轻扬开泄的特点。风邪多发生在春季。风邪致病具有以下特点：

（一）风为阳邪，轻扬开泄，易袭阳位

风邪具有轻扬、发散、透泄、向上、向外的特性，所以被称作阳邪，伤人之后会导致人体出现汗出、怕风等表现。风邪好侵犯人体头面、咽喉、肌肤等部位。

（二）风性善行而数变

"善行"是指风邪具有游走不定的特点，其患病部位不固定；"数变"是

指风邪致病后病情发展迅速。

（三）风性主动

风邪致病具有动摇不定的特点。风邪直中经络或外伤之后复感风毒邪气，往往出现肌肉颤抖、口眼歪斜、角弓反张等表现。

（四）风为百病之长

风邪为邪气中的首位，主要表现在风邪常常夹杂其他邪气伤人致病，这种情况于风邪致病中最常见。因为风始终存在于一年中，其致病机会较多。

二、寒邪

寒冷太过，伤人致病，称为寒邪。寒邪具有寒冷、凝结、收引的特点，多发生于冬季。寒邪致病具有以下特点：

（一）寒为阴邪，易伤阳气

寒是阴气旺盛的表现，所以寒邪被称为阴邪。寒邪过于强盛时，阳气不仅无法将其驱除，还会被寒邪所伤，人体则会出现怕冷、发热、腹泻、小便清长、手足发冷等表现。

（二）寒性凝滞主痛

寒邪伤人之后，容易导致气血津液运行不畅，经脉受阻，出现疼痛的表现。寒邪导致的疼痛有明显的受寒原因，而温暖时疼痛可缓解。

（三）寒性收引

寒邪伤人之后，还可导致气机收

敛，肌肤、筋脉痉挛，导致无汗、肌肉关节屈伸不利等表现。

三、暑邪

暑气太过，伤人致病，称为暑邪。暑邪具有炎热、升散、兼湿的特点，多发生于夏季，夏至之后，立秋之前。暑邪致病具有以下特点。

（一）暑为阳邪，其性炎热

暑气为火热之气所化生，所以暑邪被称为阳邪。暑邪伤人致病后会引起高热、面色发红、脉象洪大等阳热的表现。

（二）暑性升散，易扰心神，伤津耗气

暑邪有升散的特点，伤人后容易向上扰乱心神并上攻头面，导致烦躁、头晕、面色发红等表现；暑邪伤人后还容易导致汗出，汗出过多会耗伤体内的气和津液，导致口渴、尿少、气短、乏力等表现。

（三）暑多挟湿

夏季炎热的同时，雨水也较多，热蒸水动。所以暑邪伤人时也多夹杂湿邪，有四肢困重、汗出不畅等表现。

四、湿邪

湿气太过，伤人致病，称为湿邪。湿邪具有重浊、黏滞、趋下的特点。湿邪多发生于夏秋交替之时。湿邪致病具有以下特点：

（一）湿为阴邪，易伤阳气，易阻气机

湿与水同类，故为阴邪。阴邪入侵后，阳气与之抗争，若阳气被伤，则导致水肿、腹泻等表现。湿邪入侵后常常存留于脏腑经络中，气机受阻，导致胸部满闷、腹部胀满、食欲不振、小便不利等表现。

（二）湿性重浊

湿邪致病后往往会出现沉重感以及以附着难移为特征的症状，比如四肢酸楚沉重、头身困重等。这是因为湿邪侵犯肌肤后，阻碍阳气升发；侵犯经络关节时还会出现关节疼痛、活动不利的表现。

湿邪致病后人体容易产生分泌物与排泄物不干净的表现。

（三）湿性黏腻

湿性黏腻主要体现在两方面：一是分泌物与排泄物异常；二是湿邪致病，往往病程较持久，难以痊愈。

（四）湿性趋下，易袭阴位

湿邪具有趋下的特点，伤及人体下部，导致水肿、湿疹、脚气等病症。

五、燥邪

燥气太过，伤人致病，称为燥邪。燥邪具有干燥、收敛的特点，多发生于秋季。燥邪致病具有以下特点：

（一）燥性干涩，易伤津液

燥邪为干涩之病邪，最容易损伤人体的津液，导致皮肤干燥、咽干口燥、大便干结、小便少等表现。

（二）燥易伤肺

中医认为肺为娇脏，不喜燥。燥邪多在口鼻中侵犯人体，最容易伤及肺的津液，导致干咳少痰、痰中带血甚至胸痛等表现。

六、火（热）邪

火热邪气太过，伤人致病，称为火（热）邪。火热邪气具有炎热升腾的特点，一年四季均可发生。火热邪气致病具有以下特点：

（一）火热为阳邪，其性炎上

火热伤人，容易导致人体内阳气亢盛，出现高热、烦躁、口渴、出汗等表现。火性炎上，故头面部症状多见，如目赤肿痛、咽喉肿痛、口苦咽干等。

（二）火热易扰神

火热与心相通，故火热之邪容易侵犯血液，影响心神，导致心烦、失眠、意识障碍等表现。

（三）火热易伤津耗气

火热耗伤津气体现在两个方面：一是迫使津液外泄；二是直接烧灼津液。两者共同作用导致出现口渴、喜好冷饮、大便干结、小便少、乏力、少气等表现。

（四）火热易生风动血

"生风"是指火热烧灼津液，容易引起筋脉失养，导致四肢抽搐、角弓反张等表现。"动血"是指火热迫血妄行，轻者血行加快，重者脉络受损，导致出血。

（五）火邪易致疮痈

火热之邪侵入血分后可能会在局部聚集，从而影响血肉，发展为疮痈。

七、戾气

戾气是指具有强烈传染性和致病性的一类外感邪气的总称。相当于现在所说的传染病，传播迅速，病情危重。

内伤病因

内伤病因主要是指人的情志、饮食、劳逸等异常，是导致机体气血津液与脏腑功能失常的致病原因，主要分为七情内伤、饮食失宜、劳逸失度等。

一、七情内伤

七情是指喜、怒、悲、忧、思、恐、惊七种正常的情志活动。若情志持续过久或过于激烈，超过了人体的适应能力，则会导致人体脏腑气机失调，引起疾病。七情内伤致病具有以下特点：

（一）直接伤及内脏

1. 首先影响心神

心神是生命的主宰，情志伤人致病时，首先受影响的就是心神，会出现异常的情志反应与精神状态。

2. 损伤相应脏腑

中医中五脏各有对应的情志。心在志为喜，过喜则伤心；肝在志为怒，过怒则伤肝；脾在志为思，过度思虑则伤脾；肺在志为悲为忧，过度悲忧则伤肺；肾在志为恐，过恐则伤肾。

3. 易损潜病之脏腑

潜病之脏腑是指已经具有一定程度的受损，但是还未表现出症状的脏腑。情志失调往往可能为一个诱因，导致身体出现不舒服的情况。

（二）影响脏腑气机

1. 怒则气上

过怒会引起肝气疏泄太过，气机上逆，甚至出现血随气上，导致头胀痛、面色发红甚至吐血的表现。

2. 喜则气缓

过度喜乐会引起心气涣散不收，导致精神不集中、神志失常、大汗出、气息微弱等表现。

3. 思则气结

过度思虑会引起脾气运行不畅，导致食欲不振、精神萎靡、腹部胀满等表现。

4. 悲则气消

过度悲忧会引起肺气耗伤，导致精神不振、胸部憋闷、气短无力等表现。

5. 恐则气下

过度恐惧会引起肾气不固、气机下陷，导致大小便失禁、遗精等表现。

6. 惊则气乱

突然受到惊吓会引起心肾损伤，导致神志错乱、惊悸、大小便失禁、内心慌乱等表现。

（三）影响病情变化

七情适度有助于保持精神的愉悦，有利于疾病的治疗；若七情太过不能及时调整，不仅对疾病的恢复不利，还可能加重病情。

二、饮食失宜

饮食是人体赖以生存和维持健康的基本条件，后天水谷精微依靠饮食来获取。日常生活中饮食要有一定的规律性，食物的运化主要依赖脾胃的生理功能。若饮食不懂得节制，容易损伤脾胃，从而发病。

（一）饮食不节

1. 过饥

过饥是指摄入食物的量不足。短时间内的过饥可能不会对人体有很大的影响，但倘若长时间进食不足，会导致人体气血生成减少，脏腑得不到充足的濡养，正常生理功能减退；也会导致正气的生成不足，导致人体抵抗力下降，从而出现其他疾病。

2. 过饱

过饱是指饮食超过脾胃的运化承受能力，程度较轻时可出现腹部胀痛、呕吐、厌食等表现；程度较重时可引起肥胖、糖尿病、高血压等疾病。

（二）饮食不洁

饮食不洁是指摄入身体的食物不干净，或者变质腐烂，甚至食入有毒物质引起疾病发生。饮食不洁通常会导致腹痛、恶心、腹泻或寄生虫疾病，食入有毒物质时甚至危及生命。

（三）饮食偏嗜

1. 寒热偏嗜

良好的饮食习惯要求所吃食物寒温适度，不可偏寒或偏热。若饮食偏于寒凉食物时，容易损伤脾阳，导致寒湿内生；若饮食偏于辛热食物时，容易导致胃肠积热，损伤脏腑。

2. 食类偏嗜

要注意营养均衡，一天的饮食中应该确保营养物质摄入充足。若长时间缺少某一营养物质时，可能会导致夜盲症、佝偻病等疾病的发生。

三、劳逸失度

"劳逸结合"是生活中经常听到的一句话，事实确实如此，过于劳作或者过于安逸都不利于人体健康，均会导致脏腑与气血精津液异常而发病。

（一）过劳

1. 劳力过度

劳力过度的损伤主要体现在两方面：一是耗气，损伤内脏的精气，其中因为肺主气，所以最易伤及肺气，导致气短、喘息、汗出等表现；二是损伤筋骨，肌肉筋骨形态功能损伤，导致关节炎、肌肉劳损等疾病的发生。

2. 劳神过度

劳神过度是指长期用脑过度，思虑劳神，引起心脾两虚，失于濡养，从而导致健忘、失眠、食欲不振、腹部胀满等表现。

3.房劳过度

房劳过度是指房事过于频繁，或者手淫太过，或妇女早孕多育，引起肾精、肾气的耗损，导致腰膝酸软、精神不振、性功能减退等表现。

（二）过逸

过逸是指人每天过度安逸，运动时间很少，甚至长时间卧床。人体阳气的升发与气血的运行需要每天适当的运动才能维持。

过度安逸的致病特点有三：一是引起气机的不通畅，导致胸闷、进食减少、肌肉无力等表现；二是阳气不振，引起脏腑功能减退，体质虚弱，导致心悸、气喘、汗出、抵抗力下降等表现；三是长期用脑过少，加之阳气不振，导致精神萎靡、健忘、反应迟钝等表现。

病理产物

病理产物是指人体在疾病发展的过程中出现的异常物质，其产生之后又会作用于人体，不仅导致人体原有病情加重，还会引起新的病变。主要包括痰饮、瘀血等。

一、痰饮

痰饮是人体水液代谢出现障碍的病理性产物。多因为外感邪气，或内伤病因，导致脏腑功能失调，气化不利，水液代谢出现障碍而形成。痰饮致病具有以下特点：

（一）阻滞气血运行

痰饮可随气留滞全身，或停滞于经脉，或留滞于脏腑，其可阻滞经络和脏腑的气机，使气血运行受阻。

（二）影响水液代谢

痰饮本属于水液代谢障碍的产物，

其产生之后可以进一步影响肺、脾、肾等脏腑的正常生理功能，从而进一步影响水液的代谢。

（三）易于蒙蔽心神

若痰饮之邪随气上逆，容易蒙蔽心神，造成心神活动失常。

二、瘀血

人体内的血液是循环流动的，血液（包括溢出经脉与停留在脏腑、经络中的）停积则形成瘀血。凡是影响血液正常运行，引起血行不畅或者导致血溢出经脉的因素都可导致瘀血的形成，常见的有：气滞、血热、血寒、痰饮等。瘀血致病具有以下特点：

（一）易于阻滞气机

血液的运行离不开气的推动作用，倘若血液运行停滞时，也会影响气机，气机不畅则出现气滞的表现。

（二）影响血脉运行与新血的生成

瘀血形成之后，无论其位置在脉中还是脉外，都会影响到脏腑的生理功能，导致局部或者全身的血液运行异常。

瘀血作为病理产物，已经失去了其正常濡养脏腑的功能，引起脏腑的虚弱，从而导致新血生成受阻。

（三）病位固定，病证繁多

瘀血为血液运行停滞的病理产物，其病变位置固定不移。其形成的部位不同，又会引起不同的病证。瘀阻在心时可出现胸部闷痛；瘀阻在胞宫时，可见月经不调、痛经；瘀阻在脑时，可见昏迷等。

瘀血瘀阻位置不同，有不同的病证，但也有共同点，比如疼痛、肿块、出血等。

第四章

如何用中医的方法科学地"养生"

随着生活质量的提高，养生成为许多人关注的话题。人们都想通过养生来达到延年益寿的效果。养生是指根据生命发展的规律，采取适当的措施来达到增强体质、保持健康、延年益寿的目的。

中医对于养生的认识与研究经历了长久的探索阶段，为中华民族的繁衍昌盛做出了杰出的贡献。中医养生的原则主要有四个方面：

一、顺其自然

顺其自然是中医养生中的一个重要原则。生命的形成与人体的生长发育离不开天地自然的支配与制约，也就是说人是顺应自然而生长的，人身体中的生理规律是顺应自然的结果。所以人的生长、饮食、起居应该顺应自然的方向，倘若逆自然规律而行，会打乱人体正常的生理规律与功能，从而引起身体的虚弱。

二、形神共养

形神共养是指形体与精神协调统一、身心和谐的养生原则。中医认为形体与精神之间有着密切的联系，形为神之基，神为形之主，两者相互依存，不可分离。在日常生活中通过舞蹈、散步、按摩等方式来养形体的同时，还要通过静心养神、修心养性等方式来增强精神修养。

三、保精护肾

肾精为人体先天之本，人体的正常生长发育离不开肾精的存在。肾中存在元阴元阳，具有维持人体阴阳平衡的功能。所以人身体的健康长寿，肾与精的正常起着关键作用。

四、调养脾胃

脾胃为后天之本，为人体气血化生之源，人体脏腑、筋脉等正常与否离不开脾胃化生的水谷精气的濡养。脾胃旺盛则身体强壮，抵抗病邪能力强；脾胃虚弱则脏腑功能虚衰，无法发挥正常的生理功能。

治未病也是养生环节中较为重要的一环，如果能够在病邪到来之前强壮体内正气，或者做到及时避开邪气的入侵，或者在疾病的早期进行及时治疗，就可以大大降低疾病对于人体的危害。

（一）扶助机体正气

1.顺应自然

顺应自然界四季变化以及昼夜变化，能跟随其变化来调整衣食起居，则可使体内正气旺盛，防止疾病。

2.调畅情志

人的精神情志活动与机体的生理、病理有密切关系。精神情志活动正常则正气正常，抵抗外邪能力正常；若精神情志活动超过了人体可适应的范围，则影响身体脏腑，气机紊乱，正气受到损伤，抵抗病邪的能力降低。

3. 饮食有节

饮食正常则脾胃运化正常，后天水谷精微能够得到充足的化生。倘若饮食不节、过饥过饱、饮食不洁、饮食偏嗜等，都会损伤脾胃功能，气血生成不足，抵抗病邪能力降低。

4. 锻炼身体

时刻牢记"生命在于运动"，适当的锻炼有助于体内阳气与血液的运行通畅，能够增强体质，提高抗病邪能力。

（二）防止病邪侵害

邪气是疾病发生的重要条件，甚至可变为主要因素。生活中应该顺应自然规律，躲避每一季节的主要邪气以及生活中可能导致外伤的因素。

（三）药物预防

有时尽管体内正气充足，但是在面对一些猛烈的邪气时依然无力抵抗，所以应该重视疫苗的接种，或者提前服用提高机体抗邪能力的药物。

患病后的处理也是重要的一环，日常生活中应该及时注意自己的身体情况，觉察到异常时应该及时进行诊断治疗，提前阻挡病情的恶化，且痊愈后应该调理身体整体的阴阳平衡，尽可能地减少疾病带来的危害。

第二篇

内科常见疾病

第一章

呼吸系统常见疾病

第一节 感冒与流感

感冒作为一种常见的外感疾病，多由外感风邪引起，风邪致病往往夹杂其他邪气，其中又以风寒感冒和风热感冒最具有代表性。感冒在一年四季均可发生，在春冬两季最为常见。患病后主要出现头痛、鼻塞、打喷嚏、流鼻涕、发热恶寒、咽喉瘙痒、咳嗽不止等症状。我们常说的"伤风"就是感冒的轻症表现。至于流感，就是感冒中病情较重，由流感病毒引起的一种急性呼吸道传染病，在一段时间内广泛流行，且许多人表现的证候较为相近，也被称为时行感冒。我们在医院中常听说的"上感"即上呼吸道感染、流行性感冒等都属于常见感冒。

一、致病机理

感冒是由风邪入侵人体所致，"风为百病之长"。在不同季节有不同的时令之邪，它们伴随风邪侵袭机体，如兼寒、兼热、兼暑湿等。肺居五脏六腑最高位，"肺者，五脏六腑之盖也"，故最容易受到邪气的侵犯。风邪多从皮毛、口鼻侵入人体，在体内与人体的卫气相抗争。"肺主气，司呼吸，开窍于鼻，外合皮毛"，所以当风邪侵袭人体时，肺之卫气最先与之抗争，由于外在邪气

过强或人体内在的虚损导致卫外功能不足，则人体初期出现的病症即为感冒。

二、诊断要点

第一，大多数患者患病前有劳累、出汗后受风、受寒遇冷的情况。尤其在季节交替、寒热转换频繁的时期，若增减衣物不当，即出现感冒症状。

第二，患者患病后大多数会出现鼻塞、流鼻涕、打喷嚏、发热恶寒、头痛、咳嗽、全身不适等表现。

第三，感冒多停留在症状较轻阶段，一般 3 ~ 7 天可以痊愈。

第四由于感冒的分型多种多样，内部的虚损与外部的邪气入侵均可导致感冒的发生，所以我们在生活中自己辨证治疗感冒时一定要注意辨别不同类型感冒的不同症状，根据对应类型用药，以免错误用药导致病情加重。

三、证型及治疗

（一）风寒感冒型

1.表现

由于气温突然降低或气温变化不规则，导致风邪夹杂寒邪侵袭人体，当风寒之邪较盛时，人体肺卫不能正常宣发而引起感冒。发病之后多有怕风、怕冷的情况。风寒感冒严重时常见发热的同时伴有怕冷的感觉。风寒感冒中还可见自觉鼻塞、呼吸不通畅、流出的鼻涕

清稀、打喷嚏、喉咙瘙痒、咳嗽并咳出质地较稀的白色痰液等症状。

风寒感冒类型的病人舌常淡红，舌苔薄白，脉象浮紧。

2. 治疗原则

辛温解表，宣肺散寒。用气味辛温的药物解除附在体表的风寒之邪，用药物帮助肺卫恢复正常的宣发肃降功能，并清除体内的寒气。

3. 治疗方式

（1）经方　葱豉汤

治疗风寒感冒选用葛洪《肘后备急方》中的葱豉汤为主方并根据病情适当加味。

本方组成：葱白6条，豆豉12克，杏仁10克，苏叶12克，防风10克，荆芥10克，苍耳子8克，炙甘草6克。水煎服，每日2剂，早饭晚饭后服用。

加味：如果身体不适，有疼痛严重的情况，加羌活9克、独活9克。如果怕冷，不出汗而发热比较严重时，加麻黄9克、石膏20克、柴胡10克。如果咳嗽较为剧烈，加入前胡10克、桔梗8克、麻黄9克。

（2）中成药

①荆防颗粒，每次15克用温开水冲服，每日2～3次。

②正柴胡饮颗粒，每次温开水送服5克，每日2～3次。

③风寒感冒颗粒，每次6～8克，每日2～3次。

④防风通圣丸，每次6～8克，每日2次。

注：普通的风寒感冒和轻度的上呼吸道感染，流感初起时可以使用荆防颗粒、正柴胡饮颗粒、风寒感冒颗粒。当发热程度较高，并伴有小便短赤、大便秘结，且生有风疹湿疮等外寒内热、体内热气较重的症状时，可以选用防风通圣丸进行居家治疗。

（二）风热感冒型

1. 表现

由于风邪夹杂外来的热邪或火邪侵袭人体，导致人体肺卫不和，人体的内在平衡被打破而引起感冒。发病之后多以发热并且微恶风为主要表现，也有病人有怕冷的表现，但这种情况较少。风热感冒中还可见自觉鼻塞并且鼻子发干、呼吸不通畅、不流鼻涕或鼻流浊涕、喉咙发干甚至肿痛、咳嗽并咳出质地较浓稠的黄色痰液等症状。

风热感冒类型的病人常呈舌尖红的状态，并且舌苔薄白、较干或薄黄，脉象浮数。

2. 治疗原则

辛凉解表，疏风清热。用性味辛凉的药物对抗外来的热邪、火邪来解除表邪，同时用药祛除外感的风邪。

3. 治疗方式

（1）经方　银翘散

治疗风热首选吴鞠通《温病条辨》中银翘散做主方，并根据病情适当加味。

本方组成：金银花30克，连翘30克，薄荷18克，牛蒡子18克，苦桔梗18克，芦根15克，竹叶12克，甘草15克，淡豆豉15克，荆芥12克。

加味：如果有风热感冒常见表现，并有头痛严重的情况，加桑叶9克、菊花12克。如果咳嗽症状较为剧烈，则加前胡9克、杏仁12克。如果咳出的痰液较为黏稠、有痰咳不出或咳出不顺畅，应加贝母9克、瓜蒌仁12克、黄苓9克。如果伴有口渴较重，则加天花粉9克、知母9克。

（2）中成药

①小柴胡颗粒，每次10～20克，每日2～3次。

②银翘解毒丸，每次温开水或芦根汤送服6～8克，每日2～3次。

③羚羊感冒片，每次温开水送服6～8克，每日2～3次。

④板蓝根颗粒，每次温开水送服3～6克，每日3～4次。

⑤连花清瘟胶囊，每次1～2克，每日3次。

注：板蓝根颗粒适用于体内肺胃热盛的风热感冒，其主要适应证为咽喉肿痛、口咽干燥、扁桃体发炎。当风热感冒邪犯少阳，发热与恶寒的症状交替出现，自觉胸胁部胀满，有不适感时，可用小柴胡颗粒治疗，效果较好。连花清瘟胶囊可用于治疗主症为肌肉酸痛、鼻塞流涕、咽干咽痛、发热或高热的热毒袭肺型流行性感冒。无其他特殊症状的风热感冒可用银翘解毒丸、羚羊感冒片进行治疗。

（三）气虚感冒型

1. 表现

气虚感冒是因人体本身或基础疾病导致肺气虚弱、肺气不足而产生的。发病之后多以气虚如身体虚弱、浑身无力、怕冷较为明显并伴有发热、自汗等为主症。气虚感冒还可见自觉鼻塞不通、咳嗽、咳痰无力、咳吐白色痰液等症状。尤其在运动、劳累后更易出现身体乏力、浑身无力的症状。

气虚感冒类型的病人舌色较淡，并且舌苔薄白，脉象浮，跳动无力。

2. 治疗原则

益气解表，调和营卫。主用扶助肺气的药物补益肺气，让肺气充足，恢复肺的卫外功能，来清除外感风寒之气。气虚感冒主要由虚导致，用药调和营卫，使身体恢复正常的中正平和状态，进而恢复身体的正常功能。

3. 治疗方式

（1）经方　参苏饮

治疗气虚感冒首选宋代《太平惠民和剂局方》中的参苏饮做主方，并根据病情适当加味。

本方组成：茯苓9克，党参12克，紫苏叶9克，前胡9克，葛根9克，桔梗6克，陈皮6克，木香6克，枳壳6克，法半夏9克，甘草6克。用温开水配生姜片1片、大枣1枚，煎服。

加味：如果出汗症状较为严重，动辄出汗或自汗较多，则加黄芪15克、防风9克、白术9克。如果发热程度较高，则加柴胡9克、黄芩12克、青蒿12克。如果四肢发凉，畏寒程度较重，加细辛9克、炮附子9克。

（2）中成药

①参苏感冒片，每次温开水送服2～3克，每日2～3次。

②人参败毒丸，每次温开水配姜片1片、大枣1枚送服6克，每日1～2次。

③玉屏风颗粒，每次温开水冲服，一次5克，每日3次。

注：鼻塞、咳嗽、自觉乏力气短症状较为明显的患者可以用参苏丸治疗，效果较好。症状较轻的气虚感冒均可用以上药物进行治疗。

（四）阴虚感冒型

1. 表现

阴虚感冒是因人体本身或基础疾病导致素体阴虚而产生的。发病之后多以身体阴虚的证候如头晕心烦、口渴口干、手足心热等较为明显，并伴有发热、头痛、轻微怕冷恶寒、咳嗽、干咳而少有痰液咳出等症状。

阴虚感冒的病人舌质较红，少有舌苔，脉象细而快。

2. 治疗原则

滋阴解表。主要用填补身体阴精的药物促使人体恢复正常的生理状态，同时略用解表药物来祛除侵袭肌表的邪气。

3. 治疗方式

（1）经方　加减葳蕤汤

治疗阴虚感冒首选清代俞根初《通俗伤寒论》中葳蕤（玉竹）汤做主方，并根据病情适当加减味。

本方组成：玉竹9克，白薇3克，葱白6克，薄荷4.5克，淡豆豉12克，桔梗4.5克，炙甘草1.5克，大枣2枚，水煎服。

加味：如果阴虚证心烦口渴较重，加沙参6克、栀子6克、天花粉9克。如果咳痰较少，则加百部15克、炙枇杷叶15克。盗汗较严重者，加龙骨10克、牡蛎10克。

（2）中成药

青蒿鳖甲片，每次温开水送服2~3克，每日2~3次。

四、其他疗法

（一）穴位按摩

1. 风寒感冒

可以在大椎穴位置来回按摩揉捏，至按摩部位感到温热，或有热感沿脊柱传导。也可用拇指在手臂外关穴点按或揉捏，至局部有温热感或胀感。

2. 风热感冒

可以在头后风池穴和手臂外曲池穴同时揉按几分钟，至穴位有酸胀感。

3. 气虚感冒

可以在小腿外侧足三里穴按摩，使该部位微微发热。

4. 阴虚感冒

可以在身体背后肺俞、膏肓二穴按摩，使该部位微微发热。

（二）食疗方法

1. 风寒感冒

可以在日常饮食中适量加入发汗散寒的食物，来帮助身体逐出风寒之邪，如葱、姜、蒜、豆制品等。平素身体就虚弱的人可适量喝鸡汤、骨汤等温补汤类，配合药物温补身体，以扶助体内的卫气。

在日常饮食中要注意，少吃或不吃过于油腻的鸡鸭鱼肉等。另外生冷的食物也要尽量克制，防止助长风寒之邪，导致疾病传变、病情复杂。

当感冒初起时可将苏叶、生姜3~6克放入杯内，用热水冲泡300毫升，可加入白糖、红糖等趁热饮用，具有解表散邪的功能。

2. 风热感冒

可以在日常饮食中适量加入有助于发散风热的食物，来帮助身体逐出风热之邪，如薄荷、绿豆、白菜、木耳等。平素身体就虚弱的人可适量喝鸡汤、骨汤等温补汤类，配合药物温补身体，以扶助体内的卫气。在治病过程中应减少食用过于滋腻、过甜的食物，以免滋腻之品化热化火，助长热邪。

在日常饮食中要注意，少吃或忌吃过于油腻的鸡鸭鱼肉等。另外辛辣的食物也要尽量克制，防止助长火邪热邪，导致疾病传变、病情复杂。

3. 气虚感冒

可以在日常饮食中食用鸡鸭鱼肉、蛋、奶、牛羊肉、菠菜、木耳、豆类等，通过补充营养来扶助人体本身正气。也可喝骨汤、肉汤等补充正气，但注意不可过食辛辣、生冷刺激的食物。

4. 阴虚感冒

可以在日常饮食中多食用各种菌类如银耳、香菇和富含维生素的蔬菜水果如菠菜、青菜、橙子、柚子等，也可在煮汤煮饭时加入百合，或吃一些雪梨、苹果、龙眼肉，但要避免过甜，以免化热生火反而加快疾病的病程。

（三）贴敷疗法

取少量蒜瓣捣散，用纸巾蘸取蒜汁或包裹蒜泥做成圆锥状，交替塞入两侧鼻孔，每次 10 ～ 15 分钟，驱散风寒，此法仅适用于风寒感冒。

第二节　中暑

中暑，又叫"暑湿"，是在夏令季节，人体暴露在外界温度和湿度较高且不透风的环境下，感受暑湿之邪引起的急性外感热病。刚刚中暑时，患者多有身体发热、头重脚轻的感觉，同时还有暑湿邪气瘀滞在人体肌表引起的口渴、微微出汗、胃部胀闷不舒服等症状。

一、致病机理

中暑由感受暑邪兼有湿邪引起。夏季气候炎热，雨水较多，容易形成暑兼湿邪。如果夏季贪凉过度，过食生冷，导致体内津液的循环输布受阻，积聚在一起后在内形成水湿之邪导致水湿内停，更容易诱发中暑。

二、诊断要点

第一，中暑多发于夏天气温较高、空气潮湿的时节，南方在 5 ～ 10 月间多发。

第二，暑湿之邪侵入机体传变较快，尤其进入气分后速度更快，发病急骤。暑湿初起有发热较高、头痛身重、口渴想喝水、胸胁胃脘部胀闷不舒服的表现。

三、证型及治疗

（一）暑湿郁遏肌表型

1. 表现

暑兼湿邪仅仅郁滞在肌表，停留在表面。表现为发热、略微怕风、稍稍恶寒、头痛、肢体酸痛、不出汗或少量出汗，并有胃部胀闷不舒服、心情不畅、小便发黄等表现。

暑湿郁遏肌表类型的病人常舌尖红、舌苔薄、黄白相间，脉象浮而滑数或濡数。

2. 治疗原则

涤暑化湿，透邪达表。用药物清除体表的暑湿之邪，并且用透邪的治法将贪凉而内生的少量邪气驱逐至体表，一并清除。

3. 治疗方式

（1）经方　卫分宣湿饮

治疗暑湿郁遏肌表型中暑用《暑病证治要略》中的卫分宣湿饮为主方，并根据病情适当加味。

本方组成：香薷 3 克（后下），青

蒿6克（后下），滑石12克，茯苓3克，通草3克，杏仁6克，淡竹叶6克，荷叶9克，冬瓜皮30克。

加味：如果伴有严重的恶心呕吐症状，加藿香9克、竹茹9克。如果有中暑的主症并伴有口苦的情况，加生石膏15克先煎，再加入连翘9克、天花粉12克、芦根9克。

（2）中成药

①藿香正气软胶囊，每次1～2克，每日2次。

②暑湿感冒颗粒，每次9克，每日3次。

注：藿香正气软胶囊可以用于内伤湿滞而呕吐腹泻，或有感冒症状的中暑。暑湿感冒颗粒的消食作用较强，当恶心呕吐、不思饮食、腹泻、大便不成形时可用此药。

（二）湿邪郁表，暑热在里型

1.表现

此类型是中暑初起传变后，暑热之气透入体内，入里化热，而湿邪仍困阻肌表的证型。表现为身体灼热、怕冷严重、心情烦闷、口渴、肢体沉重、小便黄甚至短赤，但出汗较少。

暑热在里类型的病人常呈舌体红的状态，舌苔薄白而腻，脉数。

2.治疗原则

清暑泄热，化湿透邪。清泄入里的暑热邪气，化解体表困阻气机的湿邪，让在里的暑热邪气可以顺利排出体表。

3.治疗方式

（1）经方 清络饮

治疗暑热在里的中暑首选吴鞠通《温病条辨》中的清络饮做主方，并根据病情适当加味。

本方组成：鲜荷叶边6克，鲜金银花6克，西瓜翠衣6克，鲜扁豆花6克，丝瓜皮12克，鲜竹叶心9克。

加味：如果有呕吐恶心、便溏泄泻情况，加藿香9克、黄连6克、厚朴6克。如果伴有口渴较重，则加天花粉9克、芦根9克、知母9克。

（2）中成药

与暑湿郁遏肌表型用药相同。

注：也可用新癀片，每次2～4片，配合藿香正气丸正常用量服用，用新癀片可加强清解热毒的治疗效果。

（三）暑湿困迫胃肠型

1.表现

暑湿困迫胃肠型是中暑病情进展至暑湿之邪均侵袭体内的阶段。湿邪黏滞，易侵袭困阻肠胃，出现胃肠道症状。此阶段主症为呕吐、腹痛腹泻、排便急迫、粪便黏腻恶臭、小便短赤，同时还伴有中暑的其他主要症状。

暑湿困迫胃肠型的病人舌体发红，舌苔黄白相间并且厚而腻，脉象濡数或滑数。

2.治疗原则

清暑利湿，行气止泻。与暑湿初起的治疗思路相同，祛除体内的暑湿之邪，"邪去而正自安"，通过祛除邪气来恢复机体的正常状态。同时根据消化道的病变状态进行针对性治疗，祛除困阻肠胃湿邪的同时强健脾胃，用行气的药物增强"脾主运化"的功能，加强对食物、水谷精微的消化运化功能，改善病变状态。

3.治疗方式

（1）经方 蚕矢汤

治疗暑湿困迫胃肠型中暑选用王孟英《霍乱论》中的蚕矢汤做主方，并根据病情适当加味。

本方组成：蚕砂15克，薏苡仁12克，大豆黄卷12克，陈木瓜9克，川黄连9克，黄芩3克，栀子4.5克，通草3克，吴茱萸1克，制半夏3克。

加味：如果腹泻症状较重，出现排便急、便出不畅、便量少、便后肛门灼痛而自觉仍有便未排出的里急后重症状，可加白头翁12克、马齿苋15克。如果有呕吐频发的症状，则加竹茹12克、藿香9克、苏梗9克。

（2）中成药

①六合定中丸，每次9克，每日3次。

②复方黄连素片（盐酸小檗碱），每次4片，每日2～3次。

注：六合定中丸治疗更偏重于消食作用，可在消化道症状较为明显时使用。当六合定中丸丸剂过大时不可整丸吞服，可以分份服用或者嚼服。

（四）暑湿伤气型

1.表现

暑湿病重，侵入身体后日久耗伤气和津液，致使体内的精微物质受到损耗，以身体发热、自汗、心烦口渴、胸闷气短、神疲、四肢无力、小便短赤、大便溏薄为主要表现。

暑湿伤气型患者舌淡红，舌苔腻、黄色或者白色，脉象中空或无力。

2.治疗原则

清暑化湿，培元和中。此类型的中暑依然以祛除暑邪和湿邪为主要治疗目标，同时要用药物培元和中，用益气药物让受伤的气机得以补充。

3.治疗方式

经方　李氏清暑益气汤

治疗暑湿伤气型中暑选《内外伤辨惑论》中的李氏清暑益气汤进行治疗。

本方组成：黄芪4.5克，苍术4.5克，升麻3克，人参2克，泽泻2克，陈皮2克，白术2克，神曲2克，麦冬2克，当归2克，炙甘草2克，黄柏2克，青皮2克，葛根2克，五味子9枚（2克）。

加味：若恶心呕吐、不欲饮食，则去升麻、葛根，另加藿香6克。

四、其他疗法

（一）其他药物

暑湿郁遏肌表型可以常备清凉油、十滴水、清凉含片等药物，中暑时根据药品说明书使用。

（二）穴位按摩

暑湿伤气时取阴陵泉、内关二穴反复揉搓按摩，直到该穴位局部有热感。

（三）食疗方法

中暑时饮食宜清淡不宜油腻，暑湿郁遏肌表可做荷叶冬瓜汤食用。取鲜荷叶2张，鲜冬瓜500克，油、盐适量调味，可加适量肉熬汤。

治疗暑湿困迫肠胃时可以用藿香泡茶适量饮用，利湿醒脾。将藿香15～20克用开水冲泡，可配合白砂糖、蜂蜜等服用。但茶饮仅可用于辅助治疗。

（四）刮痧疗法

治疗湿邪郁表，暑热在里型时可用刮痧疗法。用边缘光滑的瓷器蘸取适量食用油或清水在胸背部单向刮动，注意在刮动过程中反复加水加油，避免刮伤。当局部皮肤出现轻微的紫红色刮痕或斑点时可停止刮动。适度的刮痧可以畅通气血，使侵袭身体的暑湿之邪外泄。

（五）生活保健

注意避暑的同时调理脾胃功能。常备藿香正气丸、复方香薷水等药物，并按照说明服用以及时缓解胃肠道症状并化除湿气、醒脾和胃。生活中暑季注意不要过于贪凉、过食生冷，要常开窗通风，调节湿度。但洗头洗澡后要注意避免风吹而使湿气趁机入体化为邪气。

第二节 急性支气管炎

急性支气管炎是由生物、物理、化学刺激或过敏等因素引起的支气管黏膜炎症。病毒感染是最常见的病因，患病后多以咳嗽和咳痰为主要症状。当外界天气变化急骤而频繁或机体的防御功能下降时均可导致，咳嗽的病变主脏在肺，明·张介宾指出："咳证虽多，无非肺病。"咳嗽根据病因的不同，在中医中被分为"外感咳嗽"和"内伤咳嗽"。此病也可由急性上呼吸道感染即"上感"发病日久，迁延不愈而导致。因此病以咳嗽为主要发病表现，急性支气管炎在中医中也称为"暴咳""咳嗽"。

一、致病机理

急性支气管炎及"咳嗽"多因外界因素，引起从口鼻、皮毛感受外来邪气而影响肺的正常宣发肃降功能，此时邪气侵犯肺卫，导致身体的正常功能受损。急性支气管炎一般病程较短，邪气侵袭身体程度较浅，人体正气未伤，病症易在短时间内被治愈。此外也可因为生活因素而痰浊内生，"五脏六腑皆令人咳，非独肺也"（《素问》），进而影响肺的正常生理功能。"内伤咳嗽"为内伤久病，病程较长，多有正虚的表现。

二、诊断要点

第一，急性支气管炎即"咳嗽"，任何分型都以咳嗽为主要症状。

第二，自我诊断时需要注意，咳嗽也可为其他肺系疾病的伴随症状，需要确定咳嗽不是由其他疾病引起的才可按"咳嗽""急性支气管炎"进行治疗。

第三，此病可有胸闷、气短甚至咳血的伴随症状。"外感咳嗽"还会伴随外感表实如恶寒、发热等症状。

三、证型及治疗

（一）风寒袭肺型

1. 表现

由于风寒之邪侵袭肌表，在外束缚肌表的气机，在内闭郁肺脏，影响肺的宣发肃降功能，导致肺卫失宣。风寒影响肺的正常生理功能，导致肺气不能宣发，进而出现咳嗽、咳声重、咽喉瘙痒的表现。外感咳嗽多以风寒袭肺居多，"六气皆令人咳，风寒为主"（《景岳全书·咳嗽》）。风寒封闭肌表的气机，而有发热、恶寒、无汗、身体疼痛的风寒表证表现。

风寒袭肺类型的病人舌常淡红，舌苔薄白，脉象浮紧。

2. 治疗原则

疏风散寒，宣肺止咳。用性味辛温的药物解除附在体表的风寒之邪，用药物帮助肺卫恢复正常的宣发肃降功能，用理气药物宣通肺气，起到宣肺止咳的效果。

3. 治疗方式

（1）经方 三拗汤合止嗽散合方

治疗风寒袭肺用三拗汤合止嗽散

合方。三拗汤由张仲景《伤寒论》麻杏石甘汤去石膏而来，由《太平惠民和剂局方》收录。止嗽散源自《医学心悟》。三拗汤宣肺散寒，止嗽散疏风润肺。

本方组成：麻黄6克，杏仁6克，甘草6克，紫菀12克，百部12克，陈皮6克，桔梗12克，荆芥穗12克，白前12克。用生姜水煎煮服用。

加味：如果有风寒袭肺的表证表现，并伴有内有痰湿的咳痰黏腻证候，则加法半夏6克、厚朴9克、茯苓9克。如果感受风寒并伴有内生肺热的咽喉肿痛等症状，则加生石膏9克、桑白皮9克、黄芩9克。

（2）中成药

①通宣理肺丸，每次10克，每日2~3次。

②杏苏止咳糖浆，每次10~15毫升，每日3次。

③小青龙合剂，每次10~20毫升，每日3次。

注：平素身体无恙的患者，在感受风寒后才有咳嗽症状，应用通宣理肺丸。平素有慢性咳嗽的患者感受外邪而咳嗽加重，则应用小青龙合剂。正常情况的咳嗽均可应用杏苏止咳糖浆。

（二）风热犯肺型

1. 表现

风热之邪从口鼻而入，在体内损伤肺的正常生理功能。由于热邪的火热性质，发病之后多以咳嗽、咳声高亢、咳嗽剧烈为主要表现。同时伴有上呼吸道病变，如鼻塞、鼻流黄涕、声音嘶哑、咽喉肿痛、咳痰不畅且咳出黏稠黄痰的表现，还有口渴、头痛、身热、恶风的全身状态表现。

风热犯肺类型的病人舌体红，舌苔薄而黄，脉象浮数或浮滑。

2. 治疗原则

疏风清热，宣肺止咳。治疗原则与风寒犯肺型基本相同，区别在于要用药物驱散体表的风热邪气。

3. 治疗方式

（1）经方　桑菊饮

治疗风热首选吴鞠通《温病条辨》中桑菊饮做主方，并根据病情适当加味。

本方组成：桑叶7.5克，菊花3克，杏仁6克，连翘5克，薄荷2.5克，苦桔梗6克，甘草2.5克，芦根6克。

加味：如果身体发热症状较为严重，但怕风表现不明显，较为口渴，总想喝水时，加黄芩9克、知母9克。当上呼吸道症状较为明显，咽喉肿痛严重，加射干6克、山豆根6克、锦灯笼9克、赤芍9克。

（2）中成药

①急支糖浆，每次20~30毫升，每日3~4次。

②夏桑菊颗粒，每次10~20克，每日3次。

③蛇胆川贝液，每次10毫升，每日2~3次。

④京都念慈庵蜜炼川贝枇杷膏，每次15毫升，每日3次。

注：蛇胆川贝液和蜜炼川贝枇杷膏均用于风热咳嗽较重、久咳不止的患者。当咳痰较多、咳痰不爽时用急支糖浆化痰除痰效果较好。夏桑菊颗粒的疏风散热效果较好，主要用于风热邪气较重、表证如目赤头痛、咽喉肿痛症状较为明显的患者。此外，夏桑菊颗粒也可用作清凉饮料，但注意用量，参照药品说明

书服用。

（三）风燥伤肺型

1.表现

外感燥邪侵袭肺脏，肺部干燥，燥邪伤害津液，肺部失去津液的润养，进而在内表现为咽喉干痛、口唇鼻部干燥、干咳少痰，在外表现为身热、头痛、微微恶寒的风燥伤肺表证。

风燥伤肺型的病人舌质红，舌体发干缺少津液，舌苔薄白或薄黄，脉象浮。

2.治疗原则

疏风清肺，润燥止咳。针对燥邪用润燥的药物温润肺脏，滋养阴液，并用药疏散外来风邪。

3.治疗方式

（1）经方 桑杏汤

治疗风燥伤肺选用吴鞠通《温病条辨》中的桑杏汤做主方，并根据病情适当加味。

本方组成：桑叶3克，杏仁4.5克，北沙参6克，浙贝母3克，栀子3克，淡豆豉3克，梨皮3克。

加味：如果燥热侵袭机体程度较较深，津液受损严重，舌质干红而舌苔较少或没有，加南沙参9克、麦冬9克。如果痰中带血，则加白茅根9克、侧柏叶12克。当燥热症状严重，可加瓜蒌9克、麦冬9克、苇茎12克。

风燥分为温燥和凉燥。温燥伤肺，重症者表现为身热头痛、干咳无痰、咽干鼻燥，此时用清燥救肺汤。清燥救肺汤组成为：桑叶9克，石膏9克，甘草9克，火麻仁9克，阿胶3克，枇杷叶6克，麦冬12克，北沙参12克，杏仁6克。

凉燥伤肺时选用吴鞠通《温病条辨》中的杏苏散加减。杏苏散组成：紫苏叶9克，法半夏9克，茯苓9克，前胡9克，杏仁9克，苦桔梗6克，枳壳6克，橘皮6克，甘草6克，生姜3片，大枣3枚。当干咳明显时加百部6克、紫菀6克。

（2）中成药

①二母宁嗽丸，每次9克，每日2~3次。

②京都念慈庵蜜炼川贝枇杷膏，每次15毫升，每日3次。

③杏苏止咳糖浆，每次10~15毫升，每日3次。

注：二母宁嗽丸用治温燥蕴肺而导致的咳嗽，同时润燥止咳。二母宁嗽丸注意用治燥热型的风燥犯肺，且大丸剂不可吞服，可以嚼服。杏苏止咳糖浆适用于风寒咳嗽，当寒气较重、外感寒邪表现较为明显时用本药。

（四）痰湿蕴肺型

1.表现

该证型的咳嗽主要由于过食生冷、入里生邪导致在内伤及脾胃，脾胃的运化功能由此受损，进而内生痰浊，伤及肺的宣发肃降功能，引起咳嗽。所以痰湿证候的咳嗽因痰而咳，咳嗽声音重浊并且咳嗽反复发作，常常咳出大量白色痰液，严重时咳出的痰黏腻稠厚或聚结成块，当痰咳出时咳嗽症状有所缓解。生活中还可表现为清晨痰液积聚，需要大量排痰，胸闷、食欲不振，有时伴有便溏的症状。

痰湿蕴肺型的病人舌苔白而腻，脉象濡滑。

2.治疗原则

燥湿化痰，理气止咳。通过用药来

处理发病的根本因素，祛除痰湿之邪来终止痰液的不断产生，同时用理气药物帮助肺部恢复正常的宣发肃降功能。

3. 治疗方式

（1）经方　二陈平胃散合三子养亲汤

治疗本病选用合方。其中二陈平胃散出自《太平惠民和剂局方》，三子养亲汤出自《韩氏医通》。

本方组成：法半夏（洗7次）15克，橘红15克，茯苓9克，甘草4.5克，紫苏子9克，白芥子9克，莱菔子9克。

加味：如果寒邪较为严重，咳出的痰液白色黏稠有泡沫，身体怕冷严重，后背发凉，则加干姜9克、细辛3克。如果病程较长，患病时间久，脾胃虚弱，在身体上表现为精神不振、身体乏力，则加黄芪18克、党参18克、白术12克。

（2）中成药

①苏子降气丸，每次6克，每日2～3次。

②二陈丸，每次4～6克，每日3次。

注：苏子降气丸更适用于上盛下虚证候，表现为上呼吸道症状严重，有肺气上逆、痰涎壅盛的咳嗽喘息症状，在下有胸腹之间气息不畅、气机闭塞、有胀闷的感觉。

（五）痰热郁肺型

1. 表现

由于患者本身有痰湿之邪在内，同时外感邪气影响而化为热邪，痰热邪气伤及肺的宣发肃降功能，引起咳嗽。此时咳痰多有火热证候的表现，如痰多黏稠、咳出的痰液多呈黄色甚至咳痰带血、痰有腥味、咳痰伴有胸痛。身体上表现为胸胁疼痛、面色发红、身体发热、口

唇发绀、口中发渴欲饮水。

痰热郁肺型的病人舌质红，舌苔薄而黄腻，脉象滑而数。

2. 治疗原则

清热化痰，肃肺止咳。针对体内的湿热之邪进行治疗，化除痰热之邪。火热邪气易导致肺气上逆，故用肃降的药物将肺气调节至正常状态。

3. 治疗方式

（1）经方　清金化痰汤

此方来自《杂病广要》引《医学统旨》，根据病情适量加减。

本方组成：桑白皮6克，黄芩9克，栀子9克，知母6克，浙贝母9克，瓜蒌子6克，桔梗6克，橘红9克，茯苓9克，麦冬9克，甘草10克。

加味：如果痰热证候表现较重，咳出的痰液黄稠浓厚，有腥味，可加鱼腥草15克、薏苡仁9克、冬瓜子9克。如果痰热的证候伴有便秘的表现，加葶苈子10克、大黄6克、芒硝6克。如果患者舌质红、津液不足、口干的证候明显，加北沙参10克、麦冬10克、天花粉10克。

（2）中成药

①复方鲜竹沥液，每次20毫升，每日2～3次。

②橘红丸，每次6～8克，每日2次。

③除痰止嗽丸，每次2丸，每日2次。

④止咳橘红颗粒，每次6～8克，每日2～3次。

⑤清金止嗽化痰丸，每次6克，每日2～3次。

四、其他疗法

（一）针灸

外感咳嗽可以选取肺俞、合谷、列缺进行毫针刺。注意区别风寒与风热不同的针刺补泻手法。风寒可留针治疗，风热咳嗽可加强刺激程度。

（二）食疗方法

风寒型的咳嗽可以在日常饮食中适量加入温热性的食物，如蒜苗、蒜薹、米制品、面制品、香菜、南瓜、萝卜、桃子、大枣、龙眼肉等。及时补充营养和水分，患病期间避免食用生冷、黏腻的食物。也可用款冬花膏辅助治疗，款冬花、冰糖各9克，用热水冲泡，坚持饮用。

风热型可以在日常饮食中适量加入润肺化痰的食物，如冬瓜、萝卜、枇杷、丝瓜、竹笋、西瓜、各种多叶蔬菜等。生活中也要注意多饮水，注意口腔清洁，帮助体内外邪的排出。

鱼腥草煲猪肺汤：鱼腥草30克，猪肺250克，红枣4枚，加入少许油盐调味。风热和痰热咳嗽均可饮用。

（三）生活方面

"五脏六腑皆令人咳"，在生活中要注意，各个脏腑引起的咳嗽都要戒烟，避免吸烟产生的烟尘对呼吸道产生刺激，同时注意疾病的发展程度，防止疾病传变加重，进一步危害身体健康。

第四节　慢性支气管炎

慢性支气管炎是指气管、支气管黏膜及周围组织的慢性非特异性炎症。慢性支气管炎以咳嗽、咳痰或伴有喘息并反复发作为特征，每年发病持续3个月，连续两年或以上。此病常常并发阻塞性肺气肿、慢性阻塞性肺病（COPD），甚至肺源性心脏病，在中老年人群中较为常见。慢性支气管炎在中医学中多属于"喘证"和"痰饮"的范畴，与肺、脾、肾三脏关系密切。

慢性支气管炎一般有三个分期：急性加重期、慢性迁延期和临床缓解期。"急性加重期"即在一周内咳、痰、喘的症状加重，"慢性迁延期"指迁延一个月以上不同程度的咳、痰、喘症状，"临床缓解期"指症状明显缓解或基本消失两个月及以上的阶段。

一、致病机理

中医学认为慢性支气管炎的发生和发展多因为外邪侵袭、脏腑亏损而导致肺失宣降。外感六淫之邪侵袭肌表，侵袭肺脏，肺气不能正常宣降，进而痰浊滋生，堵塞气道而咳嗽、咳喘。同时因为咳嗽日久而进一步损伤肺脏，肺气不足，易受外邪侵袭。

"脾为生痰之源，肺为贮痰之器"。在内常因久病脾虚，脾的运化功能失司，水谷不能化生成人体的精微物质而化生痰浊，聚湿成痰，继而产生痰浊壅塞气道，导致咳嗽、咳痰症状加重。在内还可由肾的功能受损而生咳，"肾主纳气"，肾气虚弱时，吸入的自然之气不能经过肺下纳于肾，未被收纳的肺气便向上逆行，表现为咳嗽喘促。久病还会使疾病进一步加重，伤及肾阴，阴液亏耗，肺失滋润而咳。

二、诊断要点

第一，慢性支气管炎常有长期吸烟或长期吸入刺激性气体并反复上呼吸道感染的病史。

第二，本病常有随时间逐渐加重的表现，最主要的特点是咳嗽、咳痰、喘息长期反复发作，每年发病持续2个月以上，连续两年或两年以上。

第三，判断自身疾病为慢性支气管炎时，应注意排除其他具有相似或相同症状更严重的疾病。

三、证型及治疗

（一）风寒犯肺型

此证型可参考急性支气管炎风寒袭肺型治疗。

（二）风热犯肺型

此证型可参考急性支气管炎风热犯肺型治疗。

（三）痰湿蕴肺型

此证型可参考急性支气管炎痰湿蕴肺型治疗。

（四）痰热郁肺型

此证型可参考急性支气管炎痰热郁肺型治疗。

（五）寒饮伏肺型

1. 表现

此类型表现为咳嗽、喘息而不能平卧，平卧时不适感加重，或呼吸不畅、大量咳吐清稀的泡沫样白痰。如果生活中受凉或气候骤冷，则症状加重，甚至出现四肢及头面部浮肿，伴有微微发热、四肢发凉怕冷的表现。

寒饮伏肺证的病人一般舌质正常，舌苔为白色，质滑或腻，脉象弦紧。

2. 治疗原则

温肺化饮，散寒止咳。对于寒饮伏肺证的病人，内在素有寒邪，治疗上应该在内散除寒邪，解表药治疗在外复感

的寒邪，并温养肺脏，缓解咳嗽咳痰的表现。

3. 治疗方式

（1）经方　小青龙汤

治疗本病选用《伤寒论》中的小青龙汤做主方，并根据病情适当加味。

本方组成：麻黄9克，桂枝9克，干姜6克，细辛3克，法半夏9克，甘草6克，芍药9克，五味子9克。

加味：如果患者痰涎壅盛，甚至导致换气受阻，在方中配伍白芥子9克、莱菔子9克。如果外在的寒邪较少，外感寒邪表证不明显，没有发热、恶寒、水肿等表现，则可加葶苈子9克、茯苓12克、白术6克。

（2）中成药

①小青龙颗粒，每次13克，每日3次。

②千金止咳丸，每次3克，每日2次。

（六）肺气虚型

1. 表现

肺气虚主要表现为咳嗽时呼吸不畅、气短、咳出痰涎清稀，容易反复发作。伴有气虚的表现，如神疲乏力、倦怠懒言、说话声音低、面色㿠白、自汗、怕风。

此类型患者舌质颜色浅淡，红少白多，舌苔白，脉象细小，跳动无力微弱。

2. 治疗原则

补肺益气，化痰止咳。主要病因为肺气虚，所以用补益肺气的药物，并且益气固表止汗。

3. 治疗方式

（1）经方　玉屏风散

此方来自《究原方》。

本方组成：防风 15 克，黄芪 30 克，白术 30 克。

加味：如果有畏寒严重、四肢发冷的表现，则肺气虚伴有寒邪在里，方中应加干姜 12 克、细辛 3 克温中散寒。

（2）中成药

①玉屏风口服液，每次 10 毫升，每日 3 次。

②润肺膏，每次 15 克，每日 2 次。

③人参保肺丸，每次 12～18 克，每日 2～3 次。

④如意定喘片，每次 2～4 克，每日 3 次。

注：人参保肺丸重在补气，可用于肺气虚弱、虚劳久咳的情况，润肺膏与玉屏风颗粒均可随证使用。如意定喘片兼有益肾作用，可用治肺肾两虚的证候。

（七）肺脾气虚型

1. 表现

呼吸道表现为咳嗽气短、倦怠乏力、咳痰量较多、面色㿠白，与气虚型表现相似。但是还伴有消化道的表现，如食后腹胀不消化、大便溏薄不成形或饭后就有便排出等。

此类型患者舌体胖大，舌边有齿痕，舌苔薄白或薄白腻，脉象细而搏动较弱。

2. 治疗原则

补肺健脾，止咳化痰。此型为久病脾虚引起的咳嗽，治疗上要"治病必求于本"，针对脾病进行治疗。

3. 治疗方式

（1）经方　补肺汤配合苓桂术甘汤

补肺汤源自《永类钤方》，补益肺气，止咳平喘。苓桂术甘汤源自《金匮

要略》，温阳化饮，健脾利湿，填补中焦之阳。

本方组成：人参 9 克，黄芪 24 克，熟地 24 克，五味子 6 克，紫菀 9 克，桑白皮 9 克，茯苓 12 克，桂枝 9 克，白术 9 克，甘草 6 克。

（2）中成药

参芪花粉片，每次 5 片，每日 2 次（对花粉过敏者忌用）。

（八）肺肾气阴两虚型

1. 表现

肺肾气阴两虚型的病人主要表现为咳嗽喘息较为急促，且该症状随着身体运动加剧。咳痰量较少、难以咳出，咳出的痰液较黏。自觉口干咽干、四肢潮热、手足心热、睡眠时有汗出异常（盗汗）、心情烦躁、面色红赤、腰酸疼痛、有时有耳鸣。

此类型患者舌质偏红，舌苔薄而黄，脉象细小，跳动快数。

2. 治疗原则

滋阴补肾，润肺止咳。气阴两虚证的患者因为疾病时间长，日久伤阴，耗伤阴精，产生四肢潮热、盗汗等典型表现，治疗上要抓住疾病的主要矛盾，以滋阴补肾为主，同时用药润肺止咳。

3. 治疗方式

（1）经方　沙参麦冬汤合六味地黄丸加减

沙参麦冬汤出自《温病条辨》，清养肺胃、生津润燥。六味地黄丸源自张仲景《金匮要略》中的肾气丸，经宋代名医钱乙《小儿药证直诀》化裁而成。现常用六味地黄丸中成药。

本方组成：沙参 9 克，玉竹 6 克，甘草 3 克，桑叶 4.5 克，麦冬 9 克，扁

豆 4.5 克，天花粉 4.5 克。

六味地黄丸由熟地黄 24 克，山茱萸 12 克，山药 12 克，牡丹皮 9 克，茯苓 9 克，泽泻 9 克组成。用药治疗时可购买六味地黄丸中成药，按照药品说明书配合汤药服用。

加味：如果有喘息急、呼吸气促，加五味子 6 克、诃子 9 克。如果气虚证严重，倦怠乏力、少气懒言，则加党参 15 克、五味子 6 克。

（2）中成药

①桂附地黄丸，每次 6 克，每日 2 次。

②七味都气丸，每次 9 克，每日 2 次。

③蛤蚧定喘丸，每次 4～6 克，每日 2 次。

注：以上三种药物均有补肾纳气的作用。如果久咳而咽干气短，肾精亏耗严重而有遗精盗汗的表现，用七味都气丸。蛤蚧定喘丸用于虚劳咳嗽，多见于中老年人气短、自汗盗汗、不欲饮食。

四、其他疗法

（一）食疗方法

可自调姜汁饮品，适用于风寒和虚寒咳嗽，新咳和咳嗽日久均可使用。生姜 30 克捣烂取姜汁，配适量温开水隔水加热数分钟即可饮用，可加入适量蜂蜜或红糖拌匀。也可选择红糖姜茶饮品饮用。

（二）生活方面

慢性支气管炎病因复杂，是多种因素长期相互作用的结果。首先远离吸烟的环境，吸烟是本病最重要的环境发病因素；其次远离职业粉尘和化学物质，接触时间过长，接触浓度过高，均可能引起发病。

有慢性支气管炎的患者生活中要注意气候变化，防止受凉，内伤因素较为重要的患者应加强防寒保暖，防止因为外感因素诱发支气管炎。饮食不宜过食生冷、肥甘厚味。在保证营养供给的基础上选择较为清淡的饮食。

第二章

循环系统常见疾病

第一节　高血压

当高血压单独作为疾病理解时，一般称为"原发性高血压"。高血压的定义为：在未使用降压药物的情况下，非同日3次测量血压，收缩压均≥140mmHg和（或）≥90mmHg。本病是以血压升高为主要临床表现并有可能伴有多种心血管危险因素的综合征，简称高血压。高血压是多种心、脑血管疾病的重要病因和危险因素，影响人体重要的器官如心、脑、肾的结构与功能，随着病情进展，最终会导致人体器官的功能衰竭，高血压是心血管疾病患者死亡的主要原因之一。在中医中，本病可归为"眩晕""中风"等范畴。

一、致病机理

现代医学总结，高血压多由遗传因素、环境因素、身体因素和药物因素等引发。

高血压有明显的家族聚集性，遗传因素是高血压的重要发病因素之一。当父母均有高血压时，子女的发病率高达46%，约60%的高血压病人有高血压家族史。

在生活中饮食、吸烟、精神等因素均可以导致高血压发病率升高。饮食方面，不同地区人群血压水平、高血压患

病率与钠盐平均摄入量显著正相关。且高蛋白质、高饱和脂肪酸的摄入也属于升压因素。精神方面，城市中脑力劳动者高血压患病率高于体力劳动者，从事精神紧张度高的职业者患高血压的可能性更高，另外长期生活在噪音环境中患高血压的可能性也会增加。精神方面引发的高血压可以通过休息和改善生活环境有所缓解。吸烟也是导致高血压的重要原因之一。

体重增加，腹型肥胖的患者容易发生高血压。阻塞性睡眠呼吸暂停低通气综合征（OSAHS）指睡眠期间反复发作性呼吸暂停。OSAHS病人中50%有高血压，血压升高程度与OSAHS的发病程度相关。此外服用避孕药物的妇女也易发生高血压，口服避孕药引起的高血压可以在终止服药3~6月后恢复正常。

中医认为本病因情志不调、饮食不节、久病过劳和先天禀赋不足等导致人体出现虚弱而又有邪在体内的状态（本虚标实）。病及肝、肾、脾等脏腑，肝肾阴虚为本，痰浊内蕴为标。

二、诊断要点

第一，本病多起病缓慢，缺少特殊的临床表现。约1/5的患者无症状，仅在测量血压或发生并发症时才被发现。

第二，一般的常见症状有头痛、头

晕、颈项强直、疲劳、心悸等。本病的症状一般持续较轻，可以自行缓解；重症时会出现视物模糊、鼻出血等，还会有典型的高血压头痛随着血压下降后消失的表现。

第三，诊断本病时需要结合尿常规、血糖、血脂、心电图、24小时动态血压监测等项目进行确诊。

三、证型及治疗

（一）肝阳上亢型

1. 表现

肝阳上亢型高血压患者主要表现为头晕头痛、口干口苦、眩晕耳鸣、肢体麻木、失眠多梦、面红目赤的身体症状。患者急躁易怒，大便秘结，小便发黄。

此类型病人舌质红，舌苔发黄，脉象弦。

2. 治疗原则

平肝潜阳。平息向上鼓动的肝阳，缓解相关症状。

3. 治疗方式

（1）经方　天麻钩藤饮

天麻钩藤饮出自《中医内科杂病证治新义》，根据病情适当加味。

本方组成：天麻9克，钩藤（后下）12克，生决明子（先煎）18克，山栀子9克，黄芩9克，川牛膝12克，杜仲9克，益母草9克，桑寄生9克，夜交藤9克，茯神9克。

加味：肝阳上亢化风，有肢体震颤麻木的现象，加羚羊角粉1克、珍珠母10克。如果便秘，小便短赤症状严重，加山栀子6克、大黄3克。

（2）中成药

①天麻钩藤颗粒，每次5克，每日3次。

②牛黄降压丸，每次1.3～2.6克，每日1次。

③安宫降压丸，每次3～6克，每日2次。

（二）痰湿内盛型

1. 表现

此证型患者头痛头晕，头部自觉沉重，困倦乏力，肢体沉重，精神不振，胸闷，恶心，不欲饮食，食少泄泻。部分患者还会有高热神昏、烦躁谵语的表现。

痰湿内盛型的病人舌体胖大，舌苔厚腻，脉象濡滑。

2. 治疗原则

祛痰降浊。

3. 治疗方式

（1）经方　半夏白术天麻汤

半夏白术天麻汤选自《医学心悟》，根据病情适当加味。

本方组成：半夏9克，天麻6克，茯苓6克，橘红6克，白术18克，甘草3克。

加味：痰热邪气较盛，郁结于内，有发热、出汗等表现，则加天竺黄9克、黄连4克。如果脾虚症状严重，不欲饮食、胸胁胀满，加砂仁6克、藿香6克、焦神曲6克。

（2）中成药

①安脑丸，每次3～6克，每日2次。

②陈夏六君子丸，每次6克，每日2～3次。

（三）瘀血阻窍型

1. 表现

中医认为"不通则痛"。当气血瘀阻时，机体运行不畅，进而有头痛表现，且头痛处固定不移，头痛阵发，甚至出现半身麻木的症状。瘀血阻窍型还有胸闷、心口疼痛、口唇发紫的表现。

此类型的病人舌色发紫，脉象弦细而涩。

2. 治疗原则

活血化瘀。用活血药物化除瘀滞的气血，缓解症状。

3. 治疗方式

（1）经方　通窍活血汤

通窍活血汤选自《医林改错》。

本方组成：赤芍3克，川芎3克，桃仁9克，红花9克，老葱6克，鲜姜9克，红枣5克，麝香0.15克，黄酒250克。药物煎煮后，将麝香兑入酒中，再煎，睡前服用。

加味：如果气虚明显，患者少气懒言、身体乏力、运动后气短表现严重，则加黄芪9克、党参9克。如果患者阴虚火旺，身体潮热、手足心热，加龟板9克、鳖甲9克。

（2）中成药

①正天丸，每次6克，每日2～3次。

②心血宁胶囊，每次1克，每日3次。

③心可舒胶囊，每次1克，每日3次。

（四）肝肾阴虚型

1. 表现

此类型患者肾虚表现严重，常常头晕耳鸣，眼睛发涩，咽喉干燥，手脚心及胸口烦热。盗汗，睡眠不佳、不易入睡、入睡后睡眠质量不好且多梦，腰膝酸软，大便秘结，小便短赤。

肝肾阴虚型心脏病病人舌质红，舌苔较少，脉细数或弦细。

2. 治疗原则

滋补肝肾，平肝潜阳。

3. 治疗方式

（1）经方　杞菊地黄丸

杞菊地黄丸即六味地黄丸加菊花、枸杞子，源自《麻疹全书》。

本方组成：菊花9克，枸杞子9克，熟地黄24克，山萸肉12克，山药12克，泽泻9克，茯苓9克，牡丹皮9克。

加味：如果心肾不交，有心悸失眠、面红潮热的表现，加阿胶9克、酸枣仁12克、柏子仁9克。

（2）中成药

①杜仲平压片，每次2片，每日2～3次。

②滋阴补肾丸，每次5克，每日2次。

③杞菊地黄丸，每次6克，每日2次。

（五）肾阳虚衰型

1. 表现

肾阳虚衰患者多有头晕眼花、头痛耳鸣的表现。因阳气虚衰，身体常常怕冷，腰膝酸软，夜尿多，大便溏薄。

肾阳虚的病人舌质淡胖，脉象沉，脉搏跳动微弱。

2. 治疗原则

温补肾阳。针对肾阳虚衰的证候进行治疗，补益虚损的肾阳，恢复肾脏的正常生理功能。

3.治疗方式

（1）经方　济生肾气丸

治疗肾阳虚衰型高血压用《张氏医通》中济生肾气丸主方，并根据病情适当加减味。

本方组成：肉桂12克，附子6克，牛膝12克，熟地黄24克，山萸肉12克，山药12克，泽泻9克，茯苓9克，牡丹皮9克，车前子9克。

加味：如果患者心悸、耳鸣严重，加煅龙骨10克、牡蛎10克。

（2）中成药

龟鹿补肾丸，每次4.5～9克，每日2次。

四、其他疗法

（一）预防方法

针对高血压患者的治疗，现代医学同样有着丰富的降压药物。在确诊后应遵照医嘱服用药物控制血压，避免高血压的急性发作。

高血压及其并发症目前居于疾病死亡原因的首位，因而要尽早发现、尽早治疗、坚持用药，避免疾病发展损伤人体器官。

高血压的预防分为三级：一级预防针对高危人群和整个人群，高血压易感人群宜减轻体重、改善饮食结构、戒烟、限酒、多进行户外体育运动，来预防高血压的产生；二级预防在疾病临床前期早发现，早诊断，早治疗，控制疾病的发展和恶化；三级预防针对已确诊的患者，采取及时有效的治疗措施，终止疾病的发展、恶化。

因此，在日常生活中应尽量保证健康的生活方式，保持充足睡眠、早睡早起，不可纵欲过度，少吃高油高盐的食物。高血压患者在家庭中或工作地应常备便携式血压仪，辅助监控测量血压，如有血压升高的倾向应尽早遵医嘱治疗。工作中劳逸结合，避免过度劳累，保持乐观的精神状态。

（二）针灸疗法

肝阳上亢型患者高血压急性发作时可针刺太冲、风池、行间、侠溪等穴位。

肝肾均阴虚的患者可用补法刺肝俞、肾俞。

痰湿内盛的患者针刺内关、丰隆、解溪等穴位。

如患者在家自行治疗可按压揉捏对应穴位，避免针刺时伤害身体。如症状加重，还需到正规医疗机构进行治疗。

（三）食疗方法

血虚眩晕的患者可以用五月艾50克，黑豆30克，鸡蛋2个，加水煮熟服用。

罗布麻煎：罗布麻叶4～6克，用温开水冲泡做茶饮，可预防及辅助治疗原发性高血压。

第二节　心绞痛

当心绞痛单独作为疾病理解时，被认为是冠状动脉供血不足，心肌急剧地、暂时地缺血与缺氧所导致的临床综合征。

表现为：①胸部胸骨体（即胸口）上段有压迫窒息感、胀闷感，有剧烈的灼烧样疼痛，一般持续1～5分钟，较长时可达15分钟，可以自行缓解。②疼痛可波及左肩、左臂前内侧至小指与无名指。③当进行过重的体力活动、受到过度的精神刺激、气候环境突然变化等，心脏负担加重会诱发心绞痛，可在舌下含服硝酸甘油缓解。④当疼痛发作时也会伴有头疼头晕、呼吸急促等症状。

在中医中本病可归为"心痛""胸痹"等范畴。由于身体上部阳气不足，下部阴寒气盛，进而导致心脉闭阻引发心绞痛。

一、致病机理

当多种因素综合作用引起冠状动脉的供血和心脏需血间不匹配，冠状动脉血流量不能满足心脏代谢的需求，进而心肌短暂缺血缺氧时，即可发生心绞痛。

中医认为本病由寒邪入侵、饮食失调、情志不遂、过于疲劳内伤以及年迈体虚等原因引起。本病病机有虚实两方面，因气滞血瘀、寒气外侵、痰浊瘀滞等原因而导致心脉闭阻，是本病实证。因气虚，阳衰，肝、脾、肾亏虚等因素导致心脉失养，是本病虚证。两种致病因素可以互相影响，共同导致心绞痛产生。

二、诊断要点

第一，心电图是诊断本病最常用的检查方法，可到正规医疗机构进行相关检查便于确诊。

第二，本病以胸部闷痛为主要的发作表现，一般持续几秒到几十分钟，在休息和用药后可以缓解。发作时可见心前区（胸口）的憋闷疼痛波及咽喉、左肩背部、胃部、左上臂内侧等部位，并且反复发作。发作时还可伴有心悸、气短等表现。

第三，本病常常突然发病，且反复发作。严重者可见面色苍白、唇甲青紫，甚至猝死。

第四，一般有心脏病史的中老年人受到外界因素影响时，容易产生心绞痛。

第五，心绞痛一般分为四级：

Ⅰ级：一般体力活动不受限，仅在强、快或长时间劳动时发生心绞痛。

Ⅱ级：一般体力活动轻度受限，快步、饭后、精神刺激等因素均可以引起心绞痛。

Ⅲ级：一般体力活动明显受限，步行 200 米、上楼均可引起心绞痛。

Ⅳ级：一切体力活动均可引起不适，平静时也可引发心绞痛。

三、证型及治疗

（一）心血瘀阻型

1. 表现

此类型患者心胸疼痛且疼痛剧烈、痛有定处，在夜间疼痛更为严重。症状严重的患者甚至出现心痛彻背、背痛彻心的表现。情志不畅、过度劳累等因素也可能加重症状。

此类型病人舌质紫暗，有瘀斑，舌苔薄，脉象弦而涩。

2. 治疗原则

活血化瘀，通脉止痛。此证型多因情志内伤，导致气郁化火，酿生痰浊。治疗上要祛除堵滞心脉的血，"不通则痛"，通畅心脉之后疼痛就会缓解。

3. 治疗方式

（1）经方 血府逐瘀汤

血府逐瘀汤出自《医林改错》，根据病情适当加味。

本方组成：桃仁 12 克，红花 9 克，当归 9 克，生地 9 克，川芎 4.5 克，赤芍 6 克，牛膝 9 克，桔梗 4.5 克，柴胡 3 克，枳壳 6 克，甘草 6 克。

加味：胸痛剧烈时，可加乳香3克、没药3克、郁金6克、降香9克、丹参6克。如果还有气滞、胸闷疼痛的表现，加沉香3克、檀香3克、荜茇2克。如果有寒证表现，患者怕冷、四肢发凉，可加桂枝9克、细辛3克、高良姜6克、薤白6克。

（2）中成药

①血府逐瘀丸，每次9～18克，每日2次。

②丹参胶囊，每次1克，每日3次。

③速效救心丸，每次4～6丸，每日3次，急性发作时，一次10～15丸。

④银杏叶胶囊，每次2丸，每日3次。

（二）气滞心胸型

1.表现

此类型的心绞痛与患者情志关系较为密切，情志不遂更易导致气郁，进而诱发心绞痛。气滞心胸类型的患者心胸满闷、疼痛阵发，胸部也有胀闷的感觉，在打嗝或者排气后症状缓解。

气滞心胸型的病人舌苔薄或薄腻，脉象弦而细。

2.治疗原则

疏肝理气，活血通络。

3.治疗方式

（1）经方　柴胡疏肝散

此方选自《证治准绳》，治疗时根据病情随症加减。

本方组成：陈皮6克，柴胡6克，川芎4.5克，枳壳4.5克，芍药4.5克，甘草1.5克，香附4.5克。

加味：如果胸闷明显，气滞血瘀，合用失笑散。如果气郁日久化热，患者心烦易怒，口干便秘，舌红苔黄，用加味逍遥散。

失笑散组成：蒲黄6克，五灵脂6克。（《太平惠民和剂局方》）

加味逍遥散组成：当归3克，芍药3克，茯苓3克，白术3克，柴胡3克，牡丹皮1.5克，山栀子1.5克，甘草1.5克。（《内科摘要》）

（2）中成药

①复方丹参片，每次1克，每日3次。

②心可舒片，每次2片，每日3次。

③麝香保心丸，每次1～2丸，每日3次。

（三）痰浊闭阻型

1.表现

此类型患者感觉到的疼痛更为沉闷，患者自觉闷痛，上肢沉重、身体肥胖。生活中常自觉痰多气短，倦怠乏力，痰涎壅盛，不欲饮食，大便稀溏。

痰浊闭阻型的病人舌体胖大，舌苔浊而腻或者白滑，脉象滑。

2.治疗原则

通阳泄浊，豁痰宣痹。用药振奋胸阳，开豁阻滞气机的痰浊。

3.治疗方式

（1）经方　瓜蒌薤白半夏汤合涤痰汤

瓜蒌薤白半夏汤选自《金匮要略》。涤痰汤选自《奇效良方》。

本方组成：瓜蒌24克，薤白9克，半夏12克，胆南星7.5克，枳实6克，茯苓6克，橘红4.5克，石菖蒲3克，人参3克，竹茹2克，甘草1.5克。

加味：如果痰浊兼有郁火，咳出黏稠黄痰，加海浮石6克、海蛤壳6克、栀子9克、天竺黄6克、竹沥3克。如

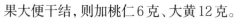

果大便干结,则加桃仁6克、大黄12克。

（2）中成药

①二陈丸,每次 12 ~ 16 丸,每日 2 ~ 3 次。

②瓜蒌皮注射液,肌内注射,每次 4 毫升,每日 1 ~ 2 次。

（四）寒凝心脉型

1. 表现

寒凝型的心绞痛常常猝然心痛,心痛彻背,喘息不得平卧。此类型因感受寒邪而发病,感受风寒或气候变冷等因素常导致发病。同时,又有手足发凉、冒冷汗、心悸、面色苍白的身体表现。

此类型心绞痛病人舌苔薄而白,脉象沉紧或沉细。

2. 治疗原则

辛温散寒,宣通心阳。

3. 治疗方式

（1）经方 枳实薤白桂枝汤合当归四逆汤

枳实薤白桂枝汤源自《金匮要略》。当归四逆汤源自《伤寒论》。

本方组成:枳实12克,厚朴12克,薤白9克,桂枝3克,瓜蒌24克,当归9克,桂枝9克,芍药9克,细辛3克,甘草6克,通草6克,大枣8枚。

加味:如果疼痛剧烈,身出冷汗,则舌下含服苏合香丸或麝香保心丸。

（2）中成药

①参桂胶囊,每次1.2克,每日3次。

②苏合香丸,每次 1 丸,每日 1 ~ 2 次。

③麝香保心丸,每次 1 ~ 2 丸,每日 3 次,或发作时服用。

（五）气阴两虚型

1. 表现

因气阴两虚,心失所养而发病。所以虚证表现较为严重,胸痛也常常表现为隐痛,间歇性发作。患者还有心悸气短并伴随运动加重、倦怠乏力、声音低微、面色㿠白、容易出汗的表现。

气阴两虚型的病人舌质淡红,舌体胖大有齿痕,舌苔薄白,脉象虚弱,跳动细缓或结代。

2. 治疗原则

益气养阴,活血通脉。患者常年老久病,肾气肾阴亏虚,治疗上补益肾气和肾阴,濡养心脉。

3. 治疗方式

（1）经方 生脉散合人参养荣汤

生脉散源自《医学启源》,人参养荣汤源自《三因极一病证方论》,也可配中成药人参养荣丸服用。

本方组成:生脉散由麦冬9克,人参9克,五味子6克组成。人参养荣汤由人参9克,熟地黄9克,白术9克,茯苓6克,白芍9克,麦门冬2克,五味子2克,甘草6克,陈皮4.5克,当归6克,远志6克,桂心6克,黄芪6克组成。

加味:如果有痰浊较重的表现,则倍用茯苓、白术,加白蔻仁9克。

（2）中成药

西洋参胶囊,每次3粒,每日2次。

（六）心肾阴虚型

1. 表现

此类型患者阴虚表现严重,疼痛呈憋痛感,常有心悸盗汗、腰膝酸软、头晕耳鸣、口干便秘。

心肾阴虚型心绞痛病人舌质红且

缺少津液，舌苔薄，脉细数或弦细。

2. 治疗原则

滋阴清火，养心和络。患者常年老久病，肾阴心阴耗伤，心阳不能振奋，治疗上以滋阴为主，帮助气血正常运行。

3. 治疗方式

（1）经方　天王补心丹合炙甘草汤

天王补心丹出自《校注妇人良方》。炙甘草汤出自《伤寒论》。

本方组成：人参 5 克，茯苓 5 克，玄参 5 克，丹参 5 克，桔梗 5 克，远志 5 克，当归 9 克，五味子 9 克，麦门冬 9 克，天门冬 9 克，柏子仁 9 克，酸枣仁 9 克，生地黄 12 克，炙甘草 12 克，生姜 9 克，桂枝 9 克，阿胶 6 克，麻仁 10 克，大枣 10 枚。

加味：如果阴虚风动，有心神不宁的表现，加珍珠母 16 克、磁石 16 克、石决明 8 克、琥珀 6 克。

（2）中成药

①左归丸，每次 9 克，每日 2 次。
②杞菊地黄丸，每次 6 克，每日 2 次。
③心元胶囊，每次 3 ~ 4 粒，每日 3 次。

（七）心肾阳虚型

1. 表现

此类型患者常心痛伴有心悸，且有阳虚的胸闷气短表现，运动后胸闷表现更为严重。患者还有面色㿠白、自汗、怕冷、四肢发凉或肿胀的表现。

心肾阳虚型病人舌质较淡，舌体胖大且有齿痕，舌苔白或腻，脉沉细。

2. 治疗原则

温补阳气，振奋心阳。年老久病，肾阳虚衰，"肾为先天之本"，需要补益肾阳来鼓舞五脏之阳。

3. 治疗方式

（1）经方　参附汤合右归丸

参附汤出自《正体类要》，右归丸出自《景岳全书》。

本方组成：人参 12 克，附子 9 克，熟地黄 24 克，山药 12 克，山茱萸 9 克，枸杞子 12 克，菟丝子 12 克，鹿角胶 12 克，杜仲 12 克，肉桂 3 克，当归 9 克。

（2）中成药

心宝丸，根据心功能不全分级服用，一级每次 2 丸，二级每次 4 丸，三级每次 6 丸，均每日 3 次。

（八）正虚阳脱型

1. 表现

因正气虚弱，机体抗御外邪能力弱，肌表之气固摄能力较低，故常常大汗淋漓、面色苍白、呼吸不畅、胸痛伴有憋闷感或窒息感。正虚阳脱症状严重时，患者可能会昏迷、四肢厥冷、手不能握、二便失禁。此证型属于危重症候，患者有相应的表现时还应及时寻求正规医疗机构的帮助。

此类型病人脉象疾数无力或者脉微欲绝。

2. 治疗原则

回阳救逆，益气固脱。

3. 治疗方式

（1）经方　四逆加人参汤

四逆加人参汤出自《伤寒论》。

本方组成：甘草 6 克，干姜 6 克，附子 15 克，人参 6 克，干姜 9 克。

注：本病发病严重，可急用独参汤灌胃或者鼻饲，或者急用参附注射液 50 毫升直接推注。当本病发生时一般为危重症候，请寻求正规医疗机构及时治疗。

（2）中成药

速效救心丸，每次 4～6 丸，每日 3 次，急性发作时，一次 10～15 丸。

四、其他疗法

（一）预防方法

本病主要与精神息息相关，在生活中要注意保持心情愉快，劳逸结合，避免过于激动、过喜过悲或劳作过度影响生活质量，进而导致疾病的发生。此外，温度等因素也会导致本病的发生，尤其在换季时应注意防寒保暖，增减衣物，生活中还要注意开窗通风。注重身体锻炼，适当活动，能够增强机体的抵抗能力。已有本病的患者更要注意平时对疾病和不适症状的监控。

（二）穴位按摩

按摩上、中、下脘，气海，关元，神阙，心俞，厥阴俞等穴位，反复揉捏按摩至局部微微发热。

（三）食疗方法

本病患者也要注意，不要过食高油高盐的食物，保持饮食的清淡，过辣过冷的食物也要尽量控制，也不要一顿吃得过饱。不健康的饮食可能不会直接导致心绞痛发生，但可能导致本病发病因素的产生。

人参三七炖鸡，人参 20 克，三七 10 克，配适量鸡肉，适量油盐调味，炖后喝汤。适用于阳气虚衰的患者。

（四）西医治疗

发作时立即休息，在停止活动后症状可以消除。发作较重时，可以舌下含服 0.5 毫克硝酸甘油。

第三章

消化系统常见疾病

第一节 慢性胃炎

慢性胃炎是指多种疾病发作引起的胃黏膜慢性炎症。慢性胃炎主要症状是上腹疼痛和不适、腹胀、打嗝、恶心、消化不良等。在中医中本病称为"胃痛""痞满"等。

一、致病机理

现代医学总结，慢性胃炎多由幽门螺旋杆菌感染、自身免疫力低下、生活饮食不规律、嗜烟嗜酒等因素引发，其中幽门螺旋杆菌感染是最主要的病因。

中医认为本病主要由寒邪客胃、饮食伤胃、脾胃虚弱、肝气犯胃等引起。饮食不节，外感寒邪，内在的肝气犯胃，自身的脾胃虚弱均可以引起胃的生理功能失常。本病病位在胃，与肝、脾关系密切，常因"不通则痛""不荣则痛"而产生慢性胃炎的胃痛。

二、诊断要点

第一，本病以胃脘部疼痛为主要症状。

第二，本病发病与情志不畅、饮食不节、外感风寒、自身脾胃虚弱有关。

第三，慢性胃炎常没有明显症状，发病较重时有上腹部胀满不适的感觉，并隐隐疼痛、打嗝、泛酸、食欲不佳。主要疼痛表现在上腹部。

第四，本病必须依靠胃镜等正规检查才能确诊，定期进行幽门螺杆菌检测可以作为辅助诊断。

三、证型及治疗

（一）肝胃不和型

1. 表现

肝胃不和病人的胃部疼痛性质为胀痛，或波及两侧胸胁，因病位在肝，情志不畅时会导致病情加重，在打嗝后或心情好转后病情会有所缓解。

此类型病人舌质淡红，舌苔薄而白，脉象弦。

2. 治疗原则

疏肝理气，和胃止痛。

3. 治疗方式

（1）经方 柴胡疏肝散

柴胡疏肝散出自《证治准绳》，根据病情适当加味。

本方组成：陈皮6克，柴胡6克，川芎4.5克，枳壳4.5克，芍药4.5克，甘草1.5克，香附4.5克。

加味：因气机郁滞、疼痛加重的患者，可以加延胡索9克、川楝子9克。

（2）中成药

①舒肝和胃丸，每次6克，每日2次。

②金佛止痛丸，每次5～10克，每日2～3次。

③胃苏颗粒，每次5克，每日3次。

④加味左金丸，每次6克，每日2次。

注：肝寒犯胃和体虚的患者不可以服用加味左金丸，在家自己使用中成药治疗时务必对照自身症状和药物适应证，并根据药品说明书指导服用。

（二）脾胃虚弱型

1. 表现

此证型患者胃脘部隐隐疼痛，按压后有所缓解。饭后胃部会有胀满不适的感觉，生活中还有食欲不佳、大便稀溏、神疲乏力气短的表现。

脾胃虚弱型的病人舌质淡红，舌苔薄白，脉象沉而细。

2. 治疗原则

健脾益气，温中和胃。

3. 治疗方式

（1）经方　四君子汤加减

四君子汤选自《太平惠民和剂局方》，根据病情适当加味。

本方组成：人参9克，白术9克，茯苓9克，甘草6克。

加味：如果患者气虚表现严重，神疲乏力，少气懒言，加用黄芪9克。如果患者有虚寒的表现，怕冷，想喝热饮，可以合用理中丸。理中丸组成：人参9克，干姜9克，白术9克，甘草9克，或购买成药服用。

（2）中成药

①理中丸，每次9克，每日2次。

②香砂养胃颗粒，每次5克，每日2次。

③香砂六君丸，每次4.5克，每日3次。

④消食养胃片，每次8片，每日2次。

（三）脾胃湿热型

1. 表现

湿热证的患者胃痛有灼热感，胃部不适，胃部嘈杂（指自觉胃中空虚，有隐约的饥饿感、痛感、灼热辣感，且这种感觉时有时无），自觉口干口苦。患者虽有口苦，但不想喝水，表现为身体沉重、四肢乏力、尿黄。

此类型的病人舌质红，舌苔黄腻，脉象滑。

2. 治疗原则

清利湿热，醒脾化浊。

3. 治疗方式

（1）经方　三仁汤

三仁汤选自《温病条辨》。

本方组成：杏仁15克，飞滑石18克，白通草6克，白蔻仁6克，竹叶6克，厚朴6克，生薏苡仁18克，半夏15克。

加味：如果湿气较重，甚至出现午后发热的表现，加藿香3克、佩兰6克芳香化浊。如果热邪较重，胃痛时有灼热感，或者有其他的热证表现，加黄连4.5克、山栀子6克清热。

（2）中成药

平溃散，每次6克，每日3次。

注：当脾胃湿热严重导致消化性溃疡时，可用平溃散。

（四）胃阴不足型

1. 表现

胃阴不足的患者胃痛也表现为隐隐作痛、胃胀、泛酸、胃部嘈杂、打嗝等症状。患者口干咽干，胃阴不足而手脚心、胸口发热，排便干燥。

胃阴不足型病人舌质红而缺少津液，脉象细。

2.治疗原则

养阴益胃，和中止痛。

3.治疗方式

（1）经方　益胃汤加减

益胃汤选自《温病条辨》。

本方组成：沙参 9 克，麦冬 15 克，冰糖 3 克，生地 15 克，玉竹 4.5 克。

加味：如果阴亏证候明显，口干表现严重，有盗汗、手足心热的表现，加生地黄 18 克、白芍 12 克、石斛 12 克养胃阴。

（2）中成药

①珍珠层粉，每次 1 克，每日 3 次。

②阴虚胃痛胶囊，每次 4 粒，每日 3 次。

（五）胃络瘀阻型

1.表现

此类型的患者胃部疼痛感觉较为严重，常呈针刺样疼痛，痛有定处，按压时疼痛更剧烈，拒按，在夜间疼痛加重。患者有时可有便血的表现。

胃络瘀阻的病人舌质暗红或紫暗，脉象弦而涩。

2.治疗原则

化瘀通络，和胃止痛。

3.治疗方式

（1）经方　失笑散合丹参饮加减

失笑散选自《太平惠民和剂局方》，丹参饮选自《时方歌括》。

本方组成：蒲黄 6 克，五灵脂 6 克，丹参 30 克，檀香 4.5 克，砂仁 4.5 克。

加味：如果患者伴有便血的表现，可加白及 15 克、三七 9 克活血止血。

（2）中成药

胃康灵胶囊，每次 4 粒，每日 3 次。

四、其他疗法

（一）贴敷疗法

生姜片 30 克，葱切片 30 克，捣烂炒热，温热时敷贴痛处。

食盐包裹生姜，用布包好烧热，温热时敷贴痛处。

（二）针灸疗法

可以针刺内关、中脘、足三里。

如患者在家自行治疗可按压揉捏对应穴位，以穴位微微发热为宜。如症状加重，还需到正规医疗机构进行治疗。

（三）预防方法

针对情志方面，应适时休息，避免烦恼、工作过度，保持乐观心态。

饮食方面防止暴饮暴食，少吃生冷、过硬、过辣的刺激性食物。

（四）西医疗法

首先要根除幽门螺杆菌。胃脘自觉饱胀的患者可根据医师指导服用胃动力药物。患者胃痛明显，在确诊后可以使用抑制胃酸分泌的药物。常年胃病患者、出血症状明显的患者，可以使用胃黏膜保护药。

（五）食疗方法

针对胃阴亏虚的患者，可以调百合糯米粥，用百合 30 克、糯米 60 克煲粥，可加适量蜂蜜或白糖调味，煮熟后饮用。

第二节·便秘

便秘是以大便排出困难、排便周期长（超过 3 天未能大便）、排便干燥坚硬，或排便不畅为主要表现的病症。"便秘"病名首先见于《黄帝内经》，并在书中指出便秘与脾胃、小肠、肾有关。

近年来，随着社会因素的影响和饮

食结构的改变，便秘的发病率开始逐年上升，尤其是老年人患病率更高，且便秘是急性心肌梗死、脑血管意外等疾病的重要诱因之一。生活中，便秘还伴有腹胀、腹痛、肛门胀痛、便血甚至脱肛等表现。

一、致病机理

现代医学认为便秘是多种病因引起的常见病症，并总结便秘多由肠道分泌功能不足、肠道肌肉运动无力、肠道蠕动减弱、局部黏膜神经功能障碍等引起。神经性疾病、慢性消耗性疾病、药物作用、精神因素等也有继发便秘的表现。单纯性的便秘一般分为两种情况，包括一时性便秘和习惯性便秘。

东汉时期，张仲景便称便秘为"阴结""阳结""脾约"等，认为便秘发病与寒、热、气滞等因素有关，并根据便秘的寒、热、虚、实设立了不同的方药疗法。《诸病源候论》中也指出："大便难者，由五脏不调，阴阳偏有虚实，谓三焦不和则冷热并结故也。"指出引起大便困难的因素很多，与五脏不调、寒热虚实均有关系。"一时性便秘"多为急性便秘，属于实证病症；"习惯性便秘"属于慢性便秘，虚证与实证均有，需要根据症状进行判断再进行治疗。

中医总结便秘由外感寒热之邪、内伤饮食情志、病后体虚、气血阴阳不足等因素引起。

二、诊断要点

第一，主要表现为大便次数减少，或者排便间隔时间过长。多数患者常超过3天未能大便，或7~8天才大便一次。部分排便时间正常的患者有粪便干结、排出困难的表现。

第二，部分患者还伴有腹痛、腹胀、食欲不振、睡眠质量不佳等表现。

三、证型及治疗

（一）实秘——热秘

1. 表现

热秘的患者大便干结，腹胀腹痛，口干或有口臭，面部因热证而发红，胸口烦热或身体发热，小便量少色黄。

患者常舌质红，舌苔黄而干燥，脉象滑而数。

2. 治疗原则

泻热导滞，润肠通便。实证的便秘一般都与外邪因素相关，治疗原则均以祛除对应的外邪为准，并配用润肠通便的药物。

3. 治疗方式

（1）经方 麻子仁丸

麻子仁丸又名脾约丸，出自《伤寒论》。

本方组成：火麻仁20克，芍药9克，枳实9克，大黄12克，厚朴9克，杏仁10克。将药物研磨成末，混合均匀，用蜜搓成药丸，每次9克，每日1~2次，也可作汤剂自行水煎服。

加味：如果患者津液受伤，口干口渴症状严重，加生地10克、玄参9克、麦冬9克。如果患者兼有便血、痔疮，则加槐花10克、地榆15克。如果患者热势较盛，燥热的症状较重，肠道部位按压坚硬，大便不通日久或排便干燥，可用大承气汤。

大承气汤组成：大黄12克，厚朴24克，枳实12克，芒硝9克。

（2）中成药

①牛黄上清丸，每次6克，每日2次。

②麻仁滋脾丸，每次1丸，每日2次。

③牛黄解毒片，每次2片，每日2～3次。

④清宁丸，每次6克，每日1～2次。

（二）实秘——气秘

1.表现

气秘患者常大便干结，或有想排便但排不出的感觉，或便后肠中不舒服、有肠鸣排气的表现，频繁打嗝，腹部疼痛累及胸胁部，疼痛多为胀痛。

患者常舌苔薄而腻，脉象弦。

2.治疗原则

顺气导滞，降逆通便。

3.治疗方式

（1）经方　六磨汤

六磨汤出自《世医得效方》。

本方组成：槟榔6克，沉香6克，木香6克，乌药6克，枳壳6克，大黄6克。

加味：如果腹部胀痛严重，加厚朴9克、柴胡9克、莱菔子9克。如果患者气郁化火，舌红苔黄，便秘腹痛，加黄芪18克、栀子6克、龙胆草6克。如果患者因情志不畅导致气郁，进而有便秘的表现，加白芍12克、柴胡9克、合欢皮12克。

（2）中成药

①麻仁丸，每次6克，每日1～2次。

②枳实导滞丸，每次6～9克，每日2次。

③木香顺气丸，每次6～9克，每日2～3次。

（三）实秘——冷秘

1.表现

冷秘患者多大便艰难，腹部拘急疼痛且波及胁下，腹部胀满不舒服，按压时疼痛感觉加重，不喜按压，四肢发凉甚至出现打嗝、呕吐的表现。

此类型患者舌苔常白腻，脉象弦而紧。

2.治疗原则

温里散寒，通便止痛。

3.治疗方式

（1）经方　温脾汤合半硫丸

温脾汤出自《备急千金要方》，主治寒冷积聚脾胃。半硫丸出自《太平惠民和剂局方》。

本方组成：温脾汤由大黄12克，附子12克，干姜6克，人参6克，甘草6克组成。半硫丸由半夏、硫黄等分，用生姜汁熬好后搓成小丸，每次用生姜汤送服15～20丸。当两者合方做汤剂时，可在温脾汤中加半夏1.5克、硫黄1.5克。

加味：如果手脚发凉，加高良姜3克、小茴香3克。

（2）中成药

半硫丸，用法用量按说明书服用。

（四）虚秘——气虚秘

1.表现

气虚便秘患者主要由于气虚的因素，导致肠道蠕动无力进而排便困难，因此气虚类型的患者大便可干可不干。主要有排便困难、用力排便会出汗、便后乏力、神情疲倦、面色发白的表现。

此类型患者舌质淡，舌苔白，脉象较弱。

2.治疗原则

补脾益肺，润肠通便。"脾为后天之本，气血生化之源"，气虚一般与脾脏相关，通过补脾益肺恢复肠道的动力，使肠道内容物排出。

3.治疗方式

（1）经方 黄芪汤

黄芪汤出自《金匮翼》。

本方组成：黄芪18克，陈皮9克，白蜜18克，火麻仁18克。

加味：如果患者乏力、出汗表现较重，加白术6克、党参12克。如果患者腹部胀满，舌苔白而腻，可加白扁豆9克、生薏苡仁18克。如果患者食欲下降，不欲饮食，消化不良，可加炒麦芽12克、砂仁3克。

（2）中成药

①便秘通，每次20毫升，每日早晚各1次。

②补中益气丸，每次3克，每日3次。

③胃肠复元膏，每次10～20克，每日2次。

④枳术宽中胶囊，每次3粒，每日3次。

（五）虚秘——血虚秘

1.表现

血虚便秘患者常数日不便，大便干燥。血虚严重时还有头晕目眩、心悸气短、多梦健忘、失眠、口唇颜色较淡的表现。

血虚患者舌质淡，舌苔较少，脉象细。

2.治疗原则

养血滋阴，润燥通便。血能濡养滋润全身，在消化道表现为营养的供给。

血的生成不足和过度消耗会导致濡养作用减弱，进而使肠道失去濡润，变得干燥。因此应养血滋阴，让肠道恢复动力。

3.治疗方式

（1）经方 润肠丸

润肠丸出自李杲的《脾胃论》。

本方组成：当归15克，大黄15克，羌活15克，桃仁30克，火麻仁30克。

加味：如果患者面色发白，有剧烈眩晕的感觉，加么参9克、何首乌3克、枸杞子12克。如果患者有手足心热、午后身体潮热等阴虚症状，可加知母12克、黄连2克。

（2）中成药

①桑葚膏，每次10克，每日2次。

②麻仁滋脾丸，每次1丸，每日2次。

注：桑葚膏主要用于治疗肝肾精血亏虚，可以配合治疗便秘，主要配合其他主治便秘的药物使用。

（六）虚秘——阴虚秘

1.表现

阴虚便秘患者大便干燥，大便形状如羊屎豆，患者还有形体消瘦、手脚心潮热、头晕耳鸣、面部潮红的阴虚表现。

阴虚患者舌质红，舌苔较少，脉象细数。

2.治疗原则

养血滋阴，润燥通便。

3.治疗方式

（1）经方 增液汤

增液汤出自《温病条辨》。

本方组成：玄参30克，麦冬24克，生地24克。

加味：如果患者口干，面色发红，心中烦躁，夜晚睡眠有盗汗现象，可加芍药 12 克、玉竹 12 克。如果此类型患者排便干燥，如羊屎豆状，加火麻仁 15 克、柏子仁 6 克、瓜蒌仁 9 克。如果患者肾阴不足，有腰膝酸软的表现，可加六味地黄丸。如果患者身体燥热，燥热伤及津液，阴亏症状明显，口唇干燥，舌红苔黄，用增液承气汤。

增液承气汤组成：玄参 30 克，麦冬 24 克，生地 24 克，大黄 9 克，芒硝 4.5 克。

（2）中成药

①便秘通，每次 20 毫升，每日早晚各 1 次。

②搜风顺气丸，每次 9 克，每日 1 ~ 2 次。

（七）虚秘——阳虚秘

1. 表现

阳虚便秘患者大便可干或不干，排便困难，小便尿量多且没有颜色。患者常面色㿠白，四肢发凉，腹部发凉疼痛，腰膝部也有酸冷疼痛的表现。

阳虚患者舌质淡，舌苔白，脉象沉而迟。

2. 治疗原则

补肾温阳，润肠通便。

3. 治疗方式

（1）经方 济川煎

此方来自《景岳全书》，根据病情适量加减。

本方组成：当归 9 克，牛膝 6 克，肉苁蓉 6 克，泽泻 4.5 克，升麻 1.5 克，枳壳 3 克。

加味：患者腹痛症状严重，有寒凝腹中拘急疼痛的表现，加肉桂 5 克、木香 3 克。如果患者胃气不和，有恶心呕吐的症状，加半夏 3 克、砂仁 3 克。

（2）中成药

苁蓉通便口服液，每次 10 ~ 20 毫升，每日 1 次，睡前或清晨服用。

四、其他疗法

（一）针灸

可以围绕大肠俞、天枢、支沟等穴位进行治疗。冷秘的患者可在该位置艾灸，热秘可加刺合谷、曲池，气滞的患者可刺中脘、行间。

（二）经验方治疗

（1）加味理胃承气汤

本方组成：党参 60 克，杏仁 15 克，芒硝（后下）15 克，大黄 7 克，甘草 7 克。每剂煎后分两次口服。便秘症状缓解后可改用党参 60 克，杏仁 10 克，芒硝 6 克，大黄 5 克，甘草 6 克，服用 3 ~ 5 剂，巩固疗效。

注：本方益气通便，主治老年性便秘，可增强肠道动力，加速肠道内容物排空速度。

（2）白术煎

本方组成：生白术 60 克，生地黄 30 克，升麻 3 克。水煎 2 次，分开服用。服用 1 ~ 2 剂奏效。

注：本方补气益阴，润肠通便，主治各种类型的便秘。

（3）三仁通便煎

本方组成：黄芪 15 克，桃仁 12 克，瓜蒌仁 12 克，火麻仁 15 克，肉苁蓉 12 克，苍术 12 克，当归 12 克，白芍 12 克，生地黄 1 克，槟榔 1 克，莱菔子 1 克，炙甘草 6 克。水煎 2 次，每日早晚服用。

注：本方润肠通便，主治习惯性便秘。

（三）食疗方法

参杞冲剂，玄参、麦冬各9克，枸杞子12克，用开水冲泡，于三餐后饮用。参杞冲剂滋阴润燥，口干舌燥、舌苔干燥的患者可以饮用辅助治疗。

蜂蜜甘蔗汁，蜂蜜、甘蔗汁各一小杯，每早温开水空腹冲服，适用于热秘的患者。

（四）生活方面

饮食方面，避免过食辛辣、油腻、生冷，少饮酒，可多吃蔬菜，多喝水。

生活起居上要注意避免久坐，要多活动，促进气血流通，并养成定时排便的习惯，保持心情舒畅。

此外还要注意不可以乱用药物，避免加重便秘。热病后对于进食较少的病人，只需扶养胃气，饮食增多后大便自然正常。年老体弱和便秘日久的患者，可以用中药灌肠等外治法进行治疗，将相应的口服方剂煎成150～200毫升，去渣，温度控制在37℃左右，把导管插入肛门内约15cm，缓慢推注药液，保留20分钟后，即可排出大便。

第三节 腹泻

腹泻一般分为急性腹泻和慢性腹泻。慢性腹泻是指病程较长（超过两个月），反复发作，发作时有大便稀或呈水样、便中夹杂着未完全消化的食物残渣、大便次数及便意失控的表现。急性腹泻则起病急骤，每天排便次数多，便量多而稀溏，排便时伴有肠鸣、腹部绞痛、里急后重等现象。

慢性腹泻是消化系统疾病的常见症状，也会见于慢性结肠炎、肠易激综合征、药物性肠炎、菌群失调综合征等

疾病。急性腹泻则一般与急性中毒、急性胃肠病、急性全身感染等感染因素相关，在中医中腹泻可归为"泄泻"的范畴。

一、致病机理

现代医学认为，胃肠道的分泌、消化吸收和运动功能障碍，会导致粪便稀薄，排便次数增加，进而产生腹泻的病变。中医认为，负责消化、运化水谷的脾胃功能减弱，会导致排便时便不成形、粪便稀溏。急性腹泻又称"暴泻"，慢性腹泻又称"久泻"。"泄泻"多由感受外邪、饮食所伤、七情不和、脾肾虚弱、年老体弱或先天禀赋不足等因素引起。泄泻病性也有虚实之分，实证多因湿邪亢盛伤脾或饮食伤及脾胃，多表现为急性腹泻。虚证见于劳倦内伤，大病久病之后，虚证腹泻也与肝、肾的功能密切相关，虚证多表现为慢性腹泻。一些急性腹泻因失治误治等因素导致疾病迁延日久，可由实转虚，转为慢性腹泻。

需要注意，痢疾也常常有腹痛、大便稀溏、排便次数多的表现，还有排赤白脓血便，排便量少，腹痛伴有里急后重（排便前便意较重、排便时排便量少且排便难、便后感觉粪便未完全排空且肛门灼热疼痛）感明显。居家诊断时要注意两者的区别，且痢疾一般由细菌病毒感染引起，可能具有传染性，需要到传染病医院进行诊断治疗。

二、诊断要点

第一，腹泻最主要表现为大便稀薄或如水样，大便次数增加（每日3次以上），伴有腹痛、肠鸣、饭量减少等。

第二，急性腹泻起病急骤，病程较

短。多由暴饮暴食、饮食不节、食物过期、腹部受凉等因素引起。

第三，慢性腹泻病程较长，且常常反复发作，有时腹泻程度较轻，有时较重。多由情志不遂、劳累过度、进食过多、生活不规律等因素引起。

三、证型及治疗

（一）暴泻——寒湿内盛型

1. 表现

寒湿内盛的患者常泄泻清稀甚至有水样便表现，常常腹痛肠鸣，食欲不振，兼有怕冷、身体发热、头痛、肢体酸痛的表现。

患者常舌苔白或白腻，脉象濡而缓。

2. 治疗原则

芳香化湿，解表散寒。

3. 治疗方式

（1）经方　藿香正气散

藿香正气散出自《太平惠民和剂局方》。

本方组成：大腹皮 3 克，白芷 3 克，紫苏 3 克，茯苓 3 克，半夏曲 6 克，白术 6 克，陈皮 6 克，厚朴 6 克，桔梗 6 克，藿香 9 克，甘草 6 克。

加味：如果患者身体疼痛，恶寒发热，表邪偏重，加荆芥 5 克、防风 5 克，或用荆防败毒散。如果患者湿邪偏重，腹部胀满，肠鸣，小便不利，可加苍术 12 克、泽泻 12 克、薏苡仁 20 克。

荆防败毒散组成：羌活 4.5 克，独活 4.5 克，柴胡 4.5 克，前胡 4.5 克，枳壳 4.5 克，茯苓 4.5 克，荆芥 4.5 克，防风 4.5 克，桔梗 4.5 克，川芎 4.5 克，甘草 1.5 克。

（2）中成药

①藿香正气丸，每次 3 克，每日 3 次。

②六合定中丸，每次 1 丸，每日 3 次。

（二）暴泻——湿热中阻型

1. 表现

湿热中阻的患者常有腹痛，泻下急迫，排泄不畅快，排出粪便为黄褐色、味道臭秽，便后肛门灼热等症状。此类型患者一般还伴有身体烦热，口渴较重，小便量少色黄。

患者常舌质红，舌苔黄腻，脉象滑数或濡数。

2. 治疗原则

清热燥湿，分消止泻。

3. 治疗方式

（1）经方　葛根芩连汤

葛根芩连汤出自《伤寒论》，根据病情适量加减。

本方组成：葛根 20 克，黄芩 12 克，黄连 10 克，甘草 6 克。

加味：如果患者湿邪偏重，胸胁胀满不舒服，加薏苡仁 12 克、厚朴 9 克。如果伴有消化不良，饮食积滞，加神曲 6 克、山楂 18 克、麦芽 12 克。

（2）中成药

①腹可安片，每次 4 片，每日 3 次。

②复方黄连素片，每次 4 片，每日 3 次。

③穿心莲片，每次 1～2 片，每日 3 次。

④香连丸，每次 3～6 克，每日 2～3 次。

⑤葛根芩连丸，每次 3 克，每日 3 次。

注：葛根芩连丸除利湿止泻外还有解表的效果，适用于湿热泄泻兼有表证的患者。香连丸等均可治疗湿热中阻的泄泻。

（三）暴泻——食滞肠胃型

1. 表现

此类型患者多由于饮食积滞，积聚腹中，进而导致腹痛肠鸣，泻下的粪便有臭鸡蛋味，便后腹部疼痛减弱。生活中患者常有口臭，打嗝反酸味，不欲饮食的症状。

食滞肠胃的患者舌苔有垢，苔浑浊厚腻，脉象滑。

2. 治疗原则

消食导滞，和中止泻。

3. 治疗方式

（1）经方　保和丸

保和丸出自《丹溪心法》。

本方组成：山楂18克，神曲6克，半夏9克，茯苓9克，陈皮3克，连翘3克，莱菔子3克。

加味：如果饮食积滞较重，腹部胀满感较重，可以因势利导，"通因通用"，用枳实导滞丸。

枳实导滞丸组成：大黄30克，枳实15克，神曲15克，茯苓9克，黄芩9克，黄连9克，白术9克，泽泻6克。

（2）中成药

①保和丸，每次1～2丸，每日2次。

②保济丸，每次1袋（4克），每日3次。

③沉香化滞丸，每次6克，每日2次。

④加味保和丸，每次6克，每日2次。

注：保和丸和加味保和丸均可消食导滞，但加味保和丸还可行气除胀。沉香化滞丸行气导滞，药效较强。保济丸适用于暑湿感冒、发热头痛腹泻。

（四）久泻——肝气乘脾型

1. 表现

肝气盛的患者平时心情抑郁或急躁易怒，当因抑郁、恼怒、情绪紧张时引发泄泻，伴有胸胁胀闷感、打嗝较多、不欲饮食的表现。急性发作时还有腹痛、肠鸣、排气的症状。

此类型患者舌质淡红，脉象弦。

2. 治疗原则

益肝扶脾。

3. 治疗方式

（1）经方　痛泻要方

痛泻要方源自《丹溪心法》。

本方组成：炒白术9克，芍药6克，陈皮4.5克，防风3克。

加味：如果患者面色苍白，有血虚证候，加川芎。肝气郁滞，有胸胁胀痛的表现，则加枳壳9克、香附6克、元胡3克、川楝子6克。如果泻下时间久，加乌梅12克、诃子6克、石榴皮6克。

（2）中成药

①越鞠保和丸，每次6克，每日1～2次。

②加味逍遥丸，每次6克，每日2次。

（五）久泻——脾胃虚弱型

1. 表现

脾胃虚弱的患者泄泻时有时粪便稀溏，有时泻下较重，病情迁延反复，常常因进食油腻食物而导致泄泻加重，导致大便稀溏、次数增加或排泄物中有未完全消化的食物。此类型患者伴有不欲饮食、食量较少、面色萎黄、身体倦怠乏力的表现。

脾胃虚弱的患者舌质淡，舌苔白，脉象细数。

2. 治疗原则

健脾益气，化湿止泻。

3. 治疗方式

（1）经方 参苓白术散

参苓白术散出自《太平惠民和剂局方》。

本方组成：莲子肉9克，薏苡仁9克，砂仁6克，桔梗6克，白扁豆12克，白茯苓15克，人参15克，甘草10克，白术15克，山药15克。

（2）中成药

①参苓白术散，每次6～9克，每日2～3次。

②香砂六君丸，每次12丸，每日3次。

③人参健脾丸，每次12丸，每日2次。

④四神丸，每次9克，每日1～2次。

⑤补脾益肠丸，每次6克，每日3次。

注：参苓白术散和香砂六君丸均适用于脾胃虚弱的泄泻。人参健脾丸适用于伴有饮食积滞脾胃虚弱的泄泻。四神丸温补脾肾，用治脾肾虚寒引起的久泻。补脾益肠丸治疗脾胃虚弱的同时兼有行气和血的作用。

（六）久泻——肾阳虚衰型

1. 表现

肾阳虚衰患者常在黎明前腹部疼痛，伴有肠鸣泄泻，排便后疼痛减弱，排出未完全消化的食物。此类患者腹部喜暖喜按，热敷后疼痛有所缓解，身体发冷，腰膝酸软。

肾阳虚衰患者舌质淡，舌苔白，脉象沉细。

2. 治疗原则

温肾健脾，固涩止泻。

3. 治疗方式

（1）经方 附子理中丸合四神丸

附子理中丸出自《太平惠民和剂局方》，四神丸出自《证治准绳》。

本方组成：附子9克，人参9克，干姜9克，甘草9克，白术9克，肉豆蔻6克，补骨脂12克，五味子6克，吴茱萸3克。本方可将药物捣碎成末，用蜜和成丸服用，或煎成汤剂服用。

加味：如果患者年老体衰、中气下陷、久泻不止，加黄芪18克、升麻3克、柴胡9克。

（2）中成药

①四神丸，每次9克，每日1～2次。

②附子理中丸，每次8～12丸，每日3次。

四、其他疗法

（一）针灸

急性腹泻的患者可针刺上巨虚、天枢、足三里等穴位。

慢性腹泻的患者可艾灸或隔姜灸上脘、天枢、气海、关元、足三里、神阙等穴位。

（二）食疗方法

姜茶饮：干姜9克，绿茶3克，用开水冲泡，代茶饮。适用于寒湿内盛型患者。

炒扁豆山药粥：炒扁豆30克，山药30克，粳米100克，煮粥服用。适用于脾胃虚弱型患者。

莱菔陈皮粥：莱菔子 10 克，陈皮 15 克，粳米 100 克，煮粥服用。适用于食滞肠胃型患者。

金樱子粥：金樱子 30 克，粳米 60 克，煮粥服用。适用于肾阳虚衰型患者。

（三）生活方面

生活中要针对本病的发病因素进行预防调护，注重保暖，避免风寒外邪的侵袭，保持健康的起居作息，保持心情的条畅愉快；饮食方面注意卫生，不暴饮暴食，不吃腐败变质的食物，忌食生冷油腻、肥甘厚味。某些食物进食后会引起泄泻，应禁食。

对于暴泻的患者，要减少饮食量，可多喝米粥养护胃气。虚寒的患者可喝姜茶饮辅助治疗。若暴泻严重，每日排便十次以上，应及时就医，防止疾病传变，病情加重。

久泻的患者，平时应避免受风寒侵袭，勿食生冷。可用相应的食疗方法煮粥服用，配合药物调摄饮食，帮助身体恢复。平素加强身体锻炼，增强体质。

第四节　呕吐

呕吐单独作为疾病论治时，是由于胃的正常生理功能受损，胃失和降，进而气逆于上，胃内容物从口而出。"有物有声谓之呕，有物无声谓之吐，无物有声谓之干呕"，生活中呕与吐往往同时发生，且有相近的发病原因，故统称呕吐，分型论治。呕吐还可以见于多种急慢性疾病的并发症状，此时除了治疗呕吐的症状还要积极治疗原发病。许多疾病都能引发呕吐，如急性胃炎、贲门痉挛、胰腺炎、胆囊炎等。

一、致病机理

"呕吐"病名最早见于《黄帝内经》，书中指出外邪侵袭、内生火热、饮食积滞、肝胆气逆犯胃均可以导致呕吐。胃居中焦，是中医认识中的"仓廪之官"，主受纳和腐熟水谷，当诸多病因影响胃的正常生理功能，扰动胃腑或胃失和降，气逆于上而呕吐。

呕吐病位在胃，与肝、脾关系密切，基本病机为胃失和降，胃气上逆。呕吐的病情可虚实之间相互转化或相互夹杂，如实证呕吐剧烈，津液耗伤，水谷不能化生精微，进而转为虚证。或虚证呕吐又遇外感邪气影响，急性发作为实证表现。

在生活中要注意与中医中的"反胃"相鉴别，"反胃"也常表现为呕吐，但有"朝食暮吐、暮食朝吐"的特征表现。"反胃"是由于脾胃虚寒，胃中无火，消化功能失调，食物进入胃中后不能消化，一段时间后从口中吐出未完全消化的食物。其主要病因为情志、饮食等因素导致胃气受损，消化功能失调。

二、诊断要点

第一，本病以呕吐为最主要表现，以饮食、水液等胃内容物从胃中上涌，从口而出为主症。也有干呕，没有内容物吐出的患者。

第二，呕吐常伴有胃脘部胀满疼痛、恶心、不欲饮食、胃内嘈杂（指自觉胃中空虚，有隐约的饥饿感、痛感、灼热辣感，且这种感觉时有时无）、泛酸等其他全身表现。

第三，单纯呕吐常常由于饮食不节、情志失调、寒热失调、受到烟味及其他异味刺激等因素引起。

三、证型及治疗

（一）外邪犯胃型

1. 表现

此类型呕吐的患者多在感受外邪后突然呕吐，发病较为突然，呕吐剧烈频发，来势急促，患者多伴有发热、心中烦闷、恶寒发热、头部和身体都会疼痛的表现。

外邪犯胃的患者常因感受寒邪而引起呕吐，故舌苔薄白，脉象濡。

2. 治疗原则

解表祛邪，化浊和中，降逆止呕。

3. 治疗方式

（1）经方　藿香正气散

藿香正气散出自《太平惠民和剂局方》。

本方组成：大腹皮3克，白芷3克，紫苏3克，茯苓3克，半夏曲6克，白术6克，陈皮6克，厚朴6克，桔梗6克，藿香9克，甘草6克。

加味：如果患者身体发热程度较重（39℃以上），还有口渴、便秘、小便黄的表现，加黄芩6克、黄连3克、栀子6克。

（2）中成药

①藿香正气丸，每次3克，每日3次。

②六合定中丸，每次1丸，每日3次。

注：藿香正气丸主要调养脾胃，同时解表化湿、和胃止呕。六合定中丸通过理气消食健脾起到止呕效果。

（二）饮食停滞型

1. 表现

饮食停滞型的患者呕吐物酸臭、有腐烂物的异味，或者吐出未消化的食物，感觉有气体向上窜动，饭后呕吐情况加重。生活中此类型患者常打嗝频繁，不欲饮食，大便秘结或稀溏。

患者常舌苔厚腻，脉象滑而有力。

2. 治疗原则

消食化滞，和胃降逆。

3. 治疗方式

（1）经方　保和丸

保和丸出自《丹溪心法》。

本方组成：山楂18克，神曲6克，半夏9克，茯苓9克，陈皮3克，连翘3克，莱菔子3克。

加味：如果患者因肉食而呕吐情况加重，重用山楂，用量30克。如果因米食而呕吐，加谷芽12克。因面食而呕吐，用莱菔子6克，加麦芽12克。因酒食而呕吐，加白蔻仁6克、葛花6克，用神曲12克。因鱼虾、蟹类而呕吐，加苏叶9克、生姜9克。

（2）中成药

①保和丸，每次1～2丸，每日2次。

②加味保和丸，每次6克，每日2次。

注：保和丸和加味保和丸均可消食导滞，但加味保和丸还可行气除胀。

（三）痰饮内停型

1. 表现

痰饮类型的呕吐常表现为呕吐清水痰涎，或胃部膨大，如囊裹水。患者平素身体肥胖，患病时还表现为不欲饮食、胸脘胀满、头晕、心悸或逐渐消瘦、肠鸣等。

痰饮内停型的患者舌苔白滑而腻，脉象沉弦而滑。

2.治疗原则

温化痰饮，和胃降逆。

3.治疗方式

（1）经方　小半夏汤合苓桂术甘汤

小半夏汤、苓桂术甘汤均出自《金匮要略》，两方合用根据病情适量加减。

本方组成：半夏18克，生姜15克，茯苓12克，白术9克，桂枝9克，甘草6克。

加味：如果患者口苦、失眠、心烦、恶心呕吐，则去桂枝，加黄连3克、陈皮9克。如果患者胸脘胀闷，不欲饮食，加白蔻仁6克、砂仁3克。

（2）中成药

①香砂六君丸，每次4.5克，每日3次。

②枳术宽中胶囊，每次3粒，每日3次。

③舒肝平胃丸，每次4.5克，每日2次。

④香砂平胃丸，每次6克，每日1～2次。

注：香砂六君丸适用于脾胃虚弱兼有痰湿内盛的呕吐。枳术宽中胶囊适用于脾虚气滞，有呕吐、反胃、泛酸等表现的患者。舒肝平胃丸适用于湿邪阻滞脾胃的呕吐。香砂平胃丸除治疗脾虚湿盛的证候，还可治疗宿食停滞导致的呕吐。

（四）肝气犯胃型

1.表现

肝气犯胃的患者呕吐时有吐酸水的表现，也有酸水下咽的感觉，或者表现为干呕恶心，胸腔和腹腔都会有胀满烦闷的感觉，打嗝频繁。当情志不遂、心情不畅快时呕吐发作或加重。

此类型患者舌边红，舌苔微黄发腻，脉象弦。

2.治疗原则

舒肝和胃，降逆止呕。

3.治疗方式

（1）经方　四七汤

四七汤出自《三因极一病证方论》。

本方组成：半夏15克，厚朴9克，茯苓12克，紫苏叶6克，生姜6克，大枣4枚。

加味：如果患者呕吐酸水，心烦口渴，加山栀子6克、黄连3克。如果患者舌体有瘀斑，胸胁刺痛，呕吐不止，加桃仁5克、红花3克。

（2）中成药

①越鞠丸，每次6～9克，每日2次。

②舒肝丸，每次6克，每日2～3次。

（五）脾胃虚寒型

1.表现

脾胃虚寒型的患者进食稍多或劳作过度便会引起呕吐，呕吐日久，时发时止，常伴有消化不良。身体上常表现为不思饮食，面色㿠白，倦怠乏力，四肢发凉，口干却不想喝水，大便稀溏等。

脾胃虚寒的患者舌质淡，舌苔薄白，脉象濡弱或沉细而搏动无力。

2.治疗原则

温中健脾，和胃降逆。

3.治疗方式

（1）经方　理中丸

理中丸出自《伤寒论》。

本方组成：人参9克，干姜9克，白术9克，甘草9克。

加味：如果患者呕吐程度较重，加砂仁3克、半夏3克。如果患者呕吐清水，可加生姜9克、吴茱萸3克。如果患者呕吐病史较长，呕吐出未完全消化的食物，腰膝酸软，舌质淡胖，可加制附子6克、肉桂2克。

（2）中成药

①香砂养胃颗粒，每次5克，每日2次。

②香砂六君丸，每次4.5克，每日3次。

注：香砂养胃颗粒偏重于健脾益气，脾胃虚弱且有气短乏力、气虚气滞症状的患者可以使用。香砂六君丸重在祛邪外出，寒证较重、面色㿠白、四肢发凉症状严重的患者可以使用。

（六）胃阴亏虚型

1. 表现

胃阴亏虚的患者常表现为呕吐反复发作，或有时干呕、恶心、胃内嘈杂、饥饿而不想吃饭。

此类型患者舌体红，缺少津液而干燥，舌苔少，脉象细数。

2. 治疗原则

滋养胃阴，和胃降逆。

3. 治疗方式

（1）经方　麦门冬汤

麦门冬汤出自《金匮要略》。

本方组成：麦门冬42克，半夏6克，人参9克，甘草6克，粳米6克，大枣4枚。

加味：如果患者呕吐剧烈，加竹茹6克、枇杷叶9克。如果患者舌红口干，热势较盛，可加黄连3克。患者呕吐伴有大便干结，加瓜蒌仁12克、郁李仁6克、火麻仁12克。

（2）中成药

①参梅养胃颗粒，每次16克，每日3～4次。

②阴虚胃痛颗粒，每次10克，每日3次。

（七）反胃——脾胃虚寒

1. 表现

反胃患者最主要的症状是朝食暮吐、暮食朝吐，饭后脘腹胀满疼痛，呕吐后胀满感减弱。全身表现有神疲乏力，面色苍白，手足发凉，大便稀溏量少等。

反胃患者舌质淡，舌苔白而腻，脉象细缓而无力。

2. 治疗原则

温中健脾，降逆和胃。

3. 治疗方式

（1）经方　附子理中丸

附子理中丸出自《太平惠民和剂局方》。

本方组成：附子9克，人参9克，干姜9克，甘草9克，白术9克，肉豆蔻6克，补骨脂12克，五味子6克，吴茱萸3克。本方可将药物捣碎成末，用蜜和成丸服用，或煎成汤剂服用。

加味：如果患者年老体衰，中气下陷，久泻不止，加黄芪18克、升麻3克、柴胡9克。

（2）中成药

保和丸，每次1～2丸，每日2次。

四、其他疗法

（一）穴位按摩

呕吐的患者可以自行选择阴陵泉、阳陵泉、中脘、足三里、丰隆等穴位按摩，直到局部有酸胀感。

（二）食疗方法

苏子粥：苏子30克，大米50克，

先将苏子煎煮出汁，用汁配合大米煮粥服用。

薏米粥：薏米50克，大米50克，共同煮粥服用。

茯苓水：取茯苓粉10克左右，温开水冲服，每天2次。

注：以上三种食疗方法均可辅助治疗各种呕吐，减轻胃部负担，帮助恢复胃的正常生理功能。

（三）生活方面

大病、久病后的患者常脾胃虚弱，饮食要定时定量，注意饮食卫生，不可暴饮暴食，且要以易消化的食物为主，少食肥甘厚味，避免加重脾胃的负担。呕吐不止的患者应当卧床休息，严重时及时前往正规医疗机构进行治疗。此外，呕吐的患者多有胃气虚损，服药应注意每次少量多服，减轻胃部的负担。

在生活中也要注意生活作息的规律，早睡早起，调理生物钟，保证身体内部的阴阳平衡，并注意做好情志调护，情志不畅的患者可以寻求必要的心理疏导。

第五节 噎膈

噎膈是由于食管干涩或食管狭窄导致吞咽食物时有阻塞感，饮食难下，或饭后未消化的食物从口中吐出的疾病。噎膈的症状可表现为"噎"和"膈"，"噎"是指吞咽时哽咽不顺，"膈"为格拒，指饮食不下，其中"噎"可单独出现，又可以是"膈"的前期症状，故统称"噎膈"。西医的食道病变如食管炎、胃食管反流病、食管狭窄等疾病出现"噎膈"的表现，也可进行相关治疗。

一、致病机理

噎膈病位在食管，消化道由胃所主，与肝、脾、肾密切相关，主要由于七情内伤、酒食不节、年老久病等因素，导致人体气滞、痰凝、血瘀等病机相互交结，进而津气耗伤、胃失和降。隋代巢元方在《诸病源候论》中指出，精神因素对噎膈的影响较为重要。

本病在初起阶段病情较轻，多因为痰气交结而阻滞食管。当病情进展，瘀血阻滞体内，气滞、痰凝、血瘀三者交结，甚至化热伤阴，导致病情加重。当疾病晚期，津液耗伤，胃的功能损伤严重，出现虚实夹杂的证候。

二、诊断要点

第一，本病最主要表现为吞咽食物时，自觉胸骨前后有食物梗塞难下。

第二，患者日久不愈导致形体消瘦，不欲饮食或者饭后即吐出。

第三，噎膈也常伴随其他食管病变产生，对于其他食管病变继发的噎膈原发疾病也要积极治疗。

三、证型及治疗

（一）痰气交阻型

1.表现

此类型患者多吞咽困难，口干咽燥，不适感随情绪的变化而变化，情绪舒畅时不适感会稍微减弱，情志抑郁时病情加重。此外，痰气交阻的患者还可能有大便秘结、打嗝、恶心等生理表现。

痰气交阻的患者舌质红，舌苔薄而腻，脉象弦滑。

2.治疗原则

开郁化痰，润燥降气。

3. 治疗方式

（1）经方　启膈散

启膈散出自《医学心悟》，根据病情适量加减。

本方组成：沙参15克，丹参15克，茯苓9克，川贝母4.5克，郁金3克，砂仁3克，荷叶3克，杵头糠2克。

加味：如果患者打嗝症状较重，加旋覆花3克、代赭石9克。呕吐清稀痰液较多时，加半夏3克、陈皮9克。如果气郁化火，患者心烦口渴，加山豆根3克、栀子6克。

（2）中成药

珍香胶囊，每次6粒，每日3次。

（二）津亏热结型

1. 表现

津亏热结的患者吞咽时伴有疼痛的感觉，固体的食物难以下咽，较软的食物或汤水可以下咽，症状严重的患者甚至水饮难下。此类型患者还有五心烦热、形体消瘦、小便量少而黄、大便干结如羊屎豆的表现。

此类型患者舌质光滑发红，舌体干燥缺少津液，脉象细数。

2. 治疗原则

滋阴清热，润燥生津。

3. 治疗方式

经方　沙参麦冬汤

沙参麦冬汤出自《温病条辨》。

本方组成：沙参9克，玉竹6克，生甘草3克，冬桑叶4.5克，麦冬9克，生扁豆4.5克，天花粉4.5克。

加味：如果患者胃火偏盛，小便短赤，或有齿龈疼痛的表现，加栀子6克、黄连3克。如果肠腑内津液匮乏，大便干燥如羊屎豆，加火麻仁12克、瓜蒌

12克。

（三）瘀血内结型

1. 表现

瘀血内结的患者饮食梗阻，固体食物难以下咽，食入即吐，呕吐物有赤豆汁的颜色。生活中患者身体消瘦，胸膈疼痛且痛处固定不移，面色晦暗，皮肤角质化严重，状如鱼鳞。

此类型患者舌质紫暗，脉象细而涩。

2. 治疗原则

破结行瘀，滋阴养血。

3. 治疗方式

经方　通幽汤

通幽汤出自《脾胃论》，又名导滞通幽汤。

本方组成：桃仁10克，红花10克，生地黄5克，熟地黄5克，当归10克，升麻10克，炙甘草10克。

加味：如果患者饮食难下，胸脘不适明显，加三棱6克、莪术6克。如果患者呕吐痰涎较多，加海蛤粉6克、法半夏3克、瓜蒌10克。

（四）气虚阳微型

1. 表现

气虚阳微患者饮食不下的症状更严重，水饮不下，吐出涎沫，还常伴有面部足部浮肿、面色㿠白、气短乏力、身体发冷、精神疲倦的表现。

此类型患者舌质淡，舌苔白，脉象细弱。

2. 治疗原则

温补脾肾。

3. 治疗方式

（1）经方　补气运脾汤

补气运脾汤出自《医学统旨》。

本方组成：黄芪20克，党参30克，

白术12克，茯苓15克，甘草6克，陈皮6克，砂仁3克，法半夏12克，生姜9克，大枣6克。

加味：如果患者胃虚气逆，呕吐不止，加旋覆花3克、代赭石6克。如果患者口干咽燥，形体消瘦，大便干燥，加石斛6克、沙参12克、麦冬12克。如果患者呕吐白沫，加吴茱萸2克、丁香5克、白蔻仁6克。

（2）中成药

桂附理中丸，每次1丸，每日2次。

四、其他疗法

（一）穴位按摩

噎膈的患者均可以选择天鼎、中脘、足三里、内关、督俞、膈俞、肝俞、胆俞、脾俞等穴位针刺治疗或自行按摩缓解症状。

（二）食疗方法

雪梨汁：取雪梨、生姜及其他水果适量榨汁，用温开水冲服，可加适量蜂蜜调味。适用于各种类型的噎膈。

（三）生活方面

噎膈的病因及疾病分型虽然较多，但多以吞咽困难、食而复出为主要表现，且发病主要与情志不节、饮食失调等因素相关。因此生活中要养成良好的饮食习惯，戒烟戒酒，避免吃饭太快，不吃过烫的食物，避免食用发霉的食物，多吃新鲜水果增加营养。避免经常性的情志刺激，避免暴怒忧思等情志导致气血瘀滞、痰浊内生。还应注意身体锻炼，增强体质。

本病也需要早诊断、早治疗，避免食管的慢性疾病迁延不愈导致癌变。患者要注意饮食的清淡，少吃不易消化的食物，少吃辛辣、刺激、油腻的食物，饭后可适量喝温开水冲洗口腔，保证口腔的清洁。平素情志不畅的患者要积极进行心理疏导，克服不良情绪，积极进行治疗。

第四章

泌尿系统常见疾病

尿路感染是由各种病原体入侵泌尿系统而引起的尿路炎症。本病可发生于所有人群，多见于育龄期妇女、老年人、免疫力低下及尿路畸形人群，女性患者约为男性的10倍，育龄期妇女最为多见。细菌是尿路感染中最多见的病原体，其中大肠杆菌最为常见，其他如病毒、支原体、寄生虫等也可引起尿路感染。尿路感染可根据感染部位分为上尿路感染和下尿路感染，前者为肾盂肾炎，后者主要为膀胱炎。

本病在中医中可归为"淋证""腰痛"等范畴。

一、致病机理

现代医学总结尿路感染主要由革兰氏阴性菌进入膀胱后感染引起，但细菌进入膀胱后并非都引起尿路感染，在尿路通畅时尿液可以将绝大部分细菌冲走，在易感因素如尿路梗阻、尿路畸形、机体抵抗力下降、女性尿路特点等因素影响下，会导致细菌感染尿道，产生尿路感染。

中医认为尿路感染主要与湿热毒邪蕴结膀胱及脏腑功能失调有关，其发生也与日常饮食、情绪、劳倦等密切相关。患者外阴不洁，邪气自外入侵膀胱；饮食不节，损伤脾胃，蕴湿生热；年老体弱，禀赋不足，久淋不愈导致脾肾亏虚均可以导致尿路感染。

本病病位在肾和膀胱，与肝、脾两脏相关，以肾虚为本，膀胱湿热为标，早期多为实证。主要由于湿热蕴结下焦，肾与膀胱气化不利而生病。

二、诊断要点

第一，小便频数、淋漓涩痛、小腹拘急疼痛为本病主要症状，也是尿路感染的主要症状。

第二，尿路感染发病日久或反复发作后，会有全身发热、腰痛、小腹坠胀等症状。

第三，本病多见于已婚女性或老年人，常因疲劳、情志变化或房事不节等因素诱发。

三、证型及治疗

（一）膀胱湿热型

1.表现

膀胱湿热型尿路感染一般属于中医淋证中的"热淋"。此类型尿路感染一般表现为小便频数但排出不畅、点滴而下、量少色黄，小便时尿道灼热刺痛，还伴有疼痛波及小腹部和腰部、小腹拘急胀痛、腰部疼痛拒按的表现。患者还可见身体发热、怕冷、口苦、大便秘结的表现。

膀胱湿热型的病人舌质红，舌苔薄

而黄腻，脉象滑数。

2. 治疗原则

清热利湿通淋。

3. 治疗方式

（1）经方　八正散

八正散出自《太平惠民和剂局方》，治疗时根据病情适当加味。

本方组成：车前子9克，瞿麦9克，萹蓄9克，滑石9克，山栀子9克，甘草9克，木通9克，大黄9克。

加味：如果患者便秘证候严重，加枳实6克，大黄改用12克。如果患者小便发红，加茜草6克、小蓟12克、地榆炭9克。如果患者小腹部有坠胀感，加乌药6克、川楝子6克。

（2）中成药

①金钱草片，每次4～8片，每日3次。

②分清五淋丸，每次6克，每日2～3次。

③八正合剂，每次15～20毫升，每日3次。

注：分清五淋丸和八正合剂均有清热利湿通淋作用。金钱草片还有排石的功能，可适用于尿路结石患者。

（二）肝胆郁热型

1. 表现

肝胆郁热的患者见小便不畅，小便时灼热刺痛甚至尿中带血，疼痛波及下腹，可见下腹胀满疼痛。生活中患者还可见烦躁易怒、口苦口黏、身体自觉发热和发凉交替出现的表现。

身体有肝胆郁热的患者舌质暗红，舌体有紫色瘀点，脉象弦。

2. 治疗原则

疏肝理气，清热通淋。

3. 治疗方式

（1）经方　丹栀逍遥散合石韦散

丹栀逍遥散为经方逍遥散加丹参、栀子组成，石韦散出自《外台秘要》。

本方组成：当归9克，茯苓9克，芍药9克，白术9克，柴胡9克，甘草4.5克，丹参9克，山栀子6克，石韦6克，瞿麦3克，滑石15克，车前子9克，冬葵子6克。

加味：如果患者卜腹胀满，疼痛感较重，加川楝子、枳实。如果患者有尿中带血的表现，加小蓟12克、茅根18克。如果患者身体虚弱，尿色清稀，排尿时不甚困难但难以排尽，可加补中益气汤。

补中益气汤组成：黄芪18克，甘草9克，人参6克，当归3克，橘皮6克，升麻6克，柴胡6克，白术9克（作为原方的加味即加黄芪18克、人参6克、橘皮6克、升麻6克）。

（2）中成药

复方石韦片，每次5片，每日3次。

（三）脾肾亏虚，湿热屡犯型

1. 表现

此类型的尿路感染一般属于中医淋证中的"劳淋"，发作具有时作时止、小便时淋沥滴下、尿热尿痛、病程较长、常在劳累后发作或加重的特征。患者表现为面色无华、神疲乏力、少气懒言、腰膝酸软、不欲饮食等症状。

脾肾亏虚的患者舌质淡，舌苔薄白，脉象沉而细。

2. 治疗原则

健脾补肾。

3. 治疗方式

（1）经方　无比山药丸加减

无比山药丸出自《太平惠民和剂局方》，治疗时根据病情适当加味。

本方组成：山药 15 克，茯苓 12 克，泽泻 9 克，熟地黄 15 克，山茱萸 12 克，肉苁蓉 15 克，菟丝子 15 克，杜仲 15 克，巴戟天 12 克，五味子 6 克，赤石脂 12 克，牛膝 12 克。

加味：如果患者脾虚气陷，肛门下坠，加人参 6 克、黄芪 9 克、白术 9 克、甘草 3 克、升麻 3 克、柴胡 6 克。若患者面色苍白，四肢发冷，腰膝酸软，舌质淡，舌苔白，加附子 3 克、肉桂 3 克。

（2）中成药

①无比山药丸，每次 9 克，每日 2 次。

②萆薢分清丸，每次 6～9 克，每日 2 次。

③附子理中丸，每次 3 克，每日 3 次。

（四）肾阴不足，湿热留恋型

1. 表现

肾阴不足，湿热留恋的患者常小便频数，排尿时有滞涩疼痛感，尿色发黄而浑浊，有腰膝酸软、手足心热、头晕耳鸣、四肢乏力、口干口渴等阴虚的表现。

此类型患者舌质红而舌苔较少，脉象细数。

2. 治疗原则

滋阴益肾，清热通淋。

3. 治疗方式

（1）经方　知柏地黄丸加减

知柏地黄丸出自《医方考》，为六味地黄丸加知母、黄柏组成。

本方组成：熟地黄 24 克，山萸肉 12 克，山药 12 克，茯苓 9 克，泽泻 9 克，牡丹皮 9 克，知母 6 克，黄柏 6 克。将药物研磨成细末，用蜜和成丸剂，每次 6 克，温开水送服。

加味：如果小便刺痛灼热，加萹蓄 9 克、瞿麦 9 克、滑石 12 克。如果患者久病阴虚严重，入夜身体潮热，盗汗心烦，加青蒿 6 克、鳖甲 12 克。如果患者气虚严重，全身乏力，加人参 3 克、白术 6 克。

（2）中成药

①知柏地黄丸，每次 9 克，每日 2 次。

②复肾宁胶囊，每次 6 粒，每日 3 次。

四、其他疗法

（一）西医治疗

西医对本病的一般治疗为保持良好的休息，生活中多喝水，勤排尿，并针对感染因素嘱患者服用药物，进行抗感染治疗。部分患者有无症状性菌尿，是否治疗目前有争议，一般认为对于妊娠期女性、学龄前儿童、曾有有症状尿路感染的无症状性菌尿患者应当进行治疗，一般选取抗生素治疗。

（二）生活方面

生活中要注意外阴的清洁，不憋尿，多饮水，每 2 小时左右排尿一次，房事后立即排尿，防止外邪上犯膀胱，避免细菌等感染。妇女在月经期、妊娠期、产后更应该注意卫生，此时身体虚脱，更容易受到外邪的侵袭。

已经有尿路感染的患者应多饮水，注意饮食清淡，避免过食辛辣，并忌房事，保证充足的休息。

发生，可伴有肾炎的急性发作。

第二节 慢性肾小球肾炎

慢性肾小球肾炎是多种原因引起、由不同病理类型组成的原发于肾小球的一组疾病。慢性肾小球肾炎起病方式各异、病情迁延、病变进展缓慢、病程较长。生活中本病常以蛋白尿、血尿、高血压为基本表现，且常发生于青壮年男性。根据发病症状，其可归属为中医学中的"虚劳""腰痛""尿血"等范畴。

一、致病机理

部分急性链球菌感染后肾炎迁延不愈，病程较长超过一年的患者可转化为慢性肾炎，但大部分慢性肾炎主要由其他细菌和病毒（如乙型肝炎病毒）感染引起。中医认为慢性肾炎主要由于先天禀赋不足、劳倦过度、饮食不节等因素引起肺、脾、肾虚损，进而在内引起气血阴阳不足，同时在外外感风、寒、湿、热邪气而发病。本病在内外病因的共同作用下，导致气血运行失常、水道受阻，进而内生湿热和瘀血邪气影响机体的正常生理功能，内生邪气成为新的致病因素而损伤脏腑，病情缠绵难愈。辨证治疗时分为本虚证和标实证。

二、诊断要点

第一，慢性肾小球肾炎起病缓慢，病情迁延不愈，疾病表现时轻时重。当疾病迁延日久，可有肾功能减退、电解质紊乱等表现。

第二，慢性肾小球肾炎常表现为水肿、水肿较重导致的轻度贫血、高血压、蛋白尿、血尿等症状。

第三，本病发病过程中如果有感染

三、证型及治疗

（一）本虚证——脾肾气虚型

1.表现

脾肾气虚的患者常腰膝酸软，身体乏力，或身体有浮肿，不欲饮食，腹部胀满，大便稀溏不成形，夜尿多且尿频。

此类型患者舌质淡，舌体有齿痕，舌苔薄而白，脉象细。

2.治疗原则

补气健脾益肾。本病起于肾阳不足，脾虚失去正常的运化功能，故须补益脾肾之气，恢复其正常生理功能。

3.治疗方式

（1）经方 异功散

异功散出自《小儿药证直诀》，治疗脾胃气虚兼有气滞证。

本方组成：人参6克，茯苓6克，白术6克，陈皮6克，甘草6克。

加味：使用时可加杜仲6克、续断9克、菟丝子6克加强补肾的效果。如果患者不欲饮食，脘腹胀满，加苍术3克、藿香3克、佩兰6克、陈皮9克以化湿健脾。如果患者水肿明显，加车前子9克、猪苓6克利水消肿。如果大便稀溏程度较重，便不成形，加炒扁豆9克、炒芡实9克增强脾胃功能。

（2）中成药

夏荔芪胶囊，每次3粒，每日3次。

（二）本虚证——肺肾气虚型

1.表现

肺肾气虚型患者主要表现为腰膝酸软，常常自汗怕风，易于感冒，且本病常反复发作。其余表现有颜面浮肿，肢体肿胀，身体乏力，面色萎黄，小便短少等。

此类型患者舌质淡，舌苔白，脉象细弱。

2.治疗原则

补益肺肾。因本病肺气不足，更容易导致感冒及其他外感疾病，治疗时更要侧重治疗。肾气虚也是本病的重要内在因素，故应以补益肺肾为基本治疗原则。

3.治疗方式

（1）经方　玉屏风散合金匮肾气丸

玉屏风散出自《究原方》，金匮肾气丸出自《金匮要略》，又称"肾气丸""崔氏八味丸"。

本方组成：防风15克，黄芪30克，白术30克，干地黄24克，山药12克，山茱萸12克，泽泻9克，茯苓9克，牡丹皮9克，桂枝3克，附子3克。

加味：当患者气虚合并外感疾病时，应当先治疗外感疾病，如合并感冒，参考感冒一节治疗。如果患者尿中带有少量泡沫，可加芡实9克、金樱子12克。如果体检出现尿中红细胞增多或有尿中带血的表现，可加墨旱莲6克、白茅根9克、茜草6克养血止血。

（2）中成药

①金水宝片，每次4片，每日3次。

②百令胶囊，每次4粒，每日3次。

③补中益气丸，每次1丸，每日2～3次。

（三）本虚证——脾肾阳虚型

1.表现

脾肾阳虚型与脾肾气虚型区别重在阳虚，阳虚导致浮肿症状更重甚至全身浮肿，面色苍白，身体怕冷，四肢发凉甚至腰脊冷痛。且由于脾肾均阳虚，

患者还会有神疲乏力、不欲饮食、大便不成形、遗精、阳痿、早泄或月经失调的表现。

此类型病人舌质嫩，舌体淡胖，舌边有齿痕，脉象沉细或沉迟无力。

2.治疗原则

温补脾肾。

3.治疗方式

（1）经方　附子理中丸或济生肾气丸加减

附子理中丸出自《太平惠民和剂局方》，济生肾气丸出自《济生方》。

本方组成：

附子理中丸：附子9克，人参9克，干姜9克，甘草9克，白术9克。本方可用蜜和丸，每次饭前服用6克。

济生肾气丸：附子15克，茯苓30克，泽泻30克，山茱萸30克，山药30克，车前子30克，牡丹皮30克，官桂15克，川牛膝15克，熟地黄15克。本方可用蜜和丸，服用水蜜丸一次6克，小蜜丸一次9克，大蜜丸一次1丸。

两方均可以用于治脾肾阳虚型的肾炎，但两者侧重有所不同。当患者有水肿表现时可用济生肾气丸，患者四肢发凉、不欲饮食甚至恶心呕吐可用附子理中丸。

加味：如果患者有身体发冷、大便稀溏明显的肾阳虚表现，加淫羊藿6克、补骨脂6克。如果水肿较重，或出现胸水、腹水等现象，应当及时前往正规医疗机构进行治疗。

（2）中成药

①肾炎舒片，每次6片，每日3次。

②金匮肾气丸，每次4克，每日2次。

（四）本虚证——肝肾阴虚型

1.表现

肝肾阴虚的患者除了泌尿系统的表现外，还有特征性的目睛干涩、视物模糊、头晕耳鸣。患者全身表现有五心烦热，手足心热，口干咽燥，腰膝酸痛和月经失调等。

肝肾阴虚的患者舌质红，舌体缺少津液而干燥，舌苔较少，脉象弦细或细数。

2.治疗原则

滋养肝肾。

3.治疗方式

（1）经方　杞菊地黄丸加减

杞菊地黄丸出自《麻疹全书》，即六味地黄丸加枸杞子、菊花。

本方组成：枸杞子9克，菊花9克，熟地黄24克，山药12克，山萸肉12克，茯苓9克，泽泻9克，牡丹皮9克。

加味：如果患者头部症状如目睛干涩、头晕耳鸣等较重，加当归6克、白芍6克增强养肝的效果。如果患者有心烦、虚热内扰等心阴虚表现，可加柏子仁9克、炒枣仁12克、五味子3克养心安神。如果患者大便干结，可加生大黄6克泻热通便。

（2）中成药

①左归丸，每次9克，每日2次。

②杞菊地黄丸，每次6克，每日2次。

③大补阴丸，每次6克，每日2～3次。

（五）本虚证——气阴两虚型

1.表现

气阴两虚的患者常面色萎黄无华，身体倦怠乏力，容易感冒，且有特征性的午后低热、畏寒而手足心热的表现。此外，此类型的肾病也会导致腰酸疼痛、身体浮肿、手足心热、口干咽燥的症状。

气阴两虚的患者舌质红，舌苔较少，脉象细或弱。

2.治疗原则

益气养阴。

3.治疗方式

经方　参芪地黄汤加减

此方来自《杂病犀烛》。

本方组成：人参6克，黄芪15克，熟地黄24克，山药12克，山萸肉12克，茯苓9克，泽泻9克，牡丹皮9克。

加味：如果患者大便干，可加玄参9克、柏子仁3克、生大黄6克清热润肠通便。如果伴有咽喉疼痛日久的表现，可加沙参12克、麦冬12克、桃仁6克、赤芍6克。如果患者不欲饮食、腹部胀满，可加砂仁3克、木香3克理气和胃。

（六）标实证——水湿型

1.表现

水湿型患者水液泛溢肌肤，肺脾肾三脏功能失调，可见全身浮肿，甚至伴有腹水、胸水的表现。根据其他三脏的受累程度不同，可见恶心、腹胀、便溏、小便量少等表现。

此类型患者一般舌苔白或白腻，脉象缓或沉缓。

2.治疗原则

利水消肿。

3.治疗方式

（1）经方　五苓散合五皮饮

五苓散出自《伤寒论》，五皮饮又称五皮散，出自《中藏经》。

本方组成：猪苓9克，茯苓9克，泽泻15克，白术9克，桂枝6克，生姜皮9克，桑白皮9克，陈皮9克，大腹皮9克，茯苓皮9克。

加味：腰以上水肿较重的患者可加防风6克、羌活6克，腰以下水肿较重的患者可以加汉防己6克、薏苡仁18克。

（2）中成药

①五苓散，每次6～9克，每日2次。

②肾炎利水片，每次4～5片，每日3次。

（七）标实证——湿热型

1.表现

湿热型患者常因湿热阻滞中焦，脾失健运，水湿内停而有面部和肢体浮肿、小便黄而量少、纳差、腹部胀满、口干但不欲饮水的表现。此外因患者内有郁热，身体多发热，汗多，并有胸脘部不畅快的感觉。

此类型患者舌质红，舌苔黄腻，脉象滑而数。

2.治疗原则

清热利湿。

3.治疗方式

（1）经方　三仁汤加减

三仁汤出自《温病条辨》。

本方组成：杏仁15克，白蔻仁6克，薏苡仁18克，飞滑石18克，通草6克，竹叶6克，厚朴6克，半夏15克。

加味：如果患者见咳黄痰，可加用杏仁滑石汤。如果患者以痞满腹胀为主要症状，可加用黄连温胆汤。如果患者热结在喉咙，咽喉肿痛明显，可用银翘散。

杏仁滑石汤组成：杏仁9克，滑石9克，黄芩6克，橘红4.5克，郁金6克，通草3克，厚朴6克，半夏9克。

黄连温胆汤组成：黄连6克，竹茹12克，枳实6克，半夏6克，陈皮6克，甘草3克，生姜6克，茯苓9克。

银翘散组成：金银花30克，连翘30克，薄荷18克，牛蒡子18克，苦桔梗18克，芦根15克，竹叶12克，甘草15克，淡豆豉15克，荆芥12克。

（2）中成药

①黄葵胶囊，每次5粒，每日3次。

②尿毒清颗粒，每次5克，每日4次，详情根据药品说明书服用。

③肾衰宁颗粒，每次5克，每日3～4次。

④三金片，每次3片，每日3～4次。

（八）标实证——血瘀型

1.表现

血瘀证是慢性肾脏病的常见证候，表现为特征性的唇甲紫暗、面色晦暗、肌肤甲错（皮肤干燥粗糙，角化过度，状如鱼鳞）、腰部有固定位置的刺痛等。

血瘀型患者舌质紫暗或有瘀斑、瘀点，脉象细涩。

2.治疗原则

活血化瘀。

3.治疗方式

（1）经方　血府逐瘀汤加减

血府逐瘀汤出自《医林改错》。

本方组成：桃仁12克，红花9克，当归9克，生地9克，川芎4.5克，赤芍6克，牛膝9克，桔梗4.5克，柴胡3克，枳壳6克，甘草6克。

（2）中成药

①活血通脉胶囊，每次5粒，每日3～4次。

②血府逐瘀丸，每次1～2丸，每

日2次。

（九）标实证——湿浊型

1.表现

湿浊之邪黏腻，更易阻滞一身气机，影响身体功能，故湿浊证的患者常因水湿内停而有浮肿、尿少、口中黏腻、不欲饮食甚至恶心呕吐等表现。生活中此类型患者常精神萎靡，身体沉重，困倦乏力。

此类型患者舌苔腻，脉象沉细或沉缓。

2.治疗原则

健脾化湿泄浊。

3.治疗方式

（1）经方　胃苓汤加减

胃苓汤出自《世医得效方》。

本方组成：胃苓汤由五苓散（猪苓、茯苓、泽泻、桂枝、白术）和平胃散（苍术、厚朴、橘皮、甘草）两方各6克组成，用乌梅、紫苏汤煎服。

加味：如果患者恶心呕吐症状加重，可加生姜9克、竹茹9克以和胃降逆。如果患者便秘，可加大黄12克、茜草6克化湿泄浊。

（2）中成药

海昆肾喜胶囊，每次2粒，每日3次。

四、其他疗法

（一）西医治疗

现代医学通过各种手段控制身体各项指标来保持肾炎患者的健康，一般通过服用延缓病情进展速度、保护肾功能的降血压药物进行治疗。在用药时尽量避免肾损伤的药物。

（二）食疗方法

黄芪粥：糯米60克，黄芪60克，薏苡仁30克，赤小豆15克，鸡内金末9克，用水泡后先煎煮黄芪，后加入其他成分煮粥服用。此食疗主要用于肾气虚的慢性肾小球肾炎的辅助治疗。

第三节　泌尿系结石

泌尿系结石是泌尿系统常见的疾病之一，本病可包括肾结石、输尿管结石、膀胱结石和尿道结石。根据结石位置分类，肾结石与输尿管结石属于上尿路结石，膀胱结石和尿道结石属于下尿路结石。

中医根据泌尿系结石的临床表现和起病原因，将本病归为"石淋""血淋""腰痛"等范畴。治疗时常常根据结石的大小判断治疗方法，如果结石较小，小于0.8厘米，并没有明显的梗阻感，可中医保守治疗；结石较大，可在碎石后使用中医疗法配合将碎石排出。

一、致病机理

泌尿系结石发病原因尚不明确，一般认为与遗传、代谢、饮食等因素相关，且本病好发于青壮年男性，男女患病比例为3:1。身体的代谢异常、尿路梗阻、感染和药物的使用均是结石产生的常见病因。中医认为本病多由下焦湿热、气滞、血瘀或肾气不足等因素引起，病位在肾、膀胱，常常由于机体内在肾虚，并由湿热、气滞、血瘀等因素诱发。

二、诊断要点

第一，本病根据结石的不同位置有不同的临床表现。

上尿路结石：包括肾和输尿管结

石，以腰痛和肉眼血尿为主要特征性表现，疼痛多突然发作或有腰腹部绞痛。

膀胱结石：膀胱结石的典型症状为排尿中断，并引起疼痛，疼痛放射至阴茎头和远端尿道。

尿道结石：尿道结石主要表现为排尿困难、排尿费力，排尿呈点滴状滴下，或出现尿流中断，排尿时疼痛明显。

第二，本病需要到正规医疗机构，通过各项辅助检查如B超检查、尿常规检查确诊。

三、证型及治疗

（一）湿热蕴结型

1.表现

湿热蕴结的患者常腰痛或小腹痛，且疼痛较为持续，排尿时，除了尿流突然中断，还有尿频、尿急、尿痛、小便红甚至血尿的表现。有时患者还有口干想喝水的表现。

此类型患者舌质红，舌苔黄腻，脉象弦数或滑数。

2.治疗原则

清热利湿，通淋排石。患者常因饮食不节，过食肥甘厚味，嗜酒太过而酿生湿热蕴结下焦，使尿中杂质堆积成石。故在治疗上应疏散郁热，化解湿浊，通淋排石。

3.治疗方式

（1）经方　三金排石汤

本方组成：海金沙20克，金钱草60克，鸡内金30克，木通10克，萹蓄15克，滑石15克，瞿麦15克，车前子15克。

加味：如果患者尿中带血，加琥珀粉15克、三七粉9克。疼痛症状严重

的患者加延胡索3克、乳香3克、没药3克。

（2）中成药

①金钱草片，每次4~8片，每日3次。

②排石颗粒，每次20克，每日3次。

③复方石韦片，每次5片，每日3次。

④金砂五淋丸，每次6克，每日2~3次。

（二）气血瘀滞型

1.表现

气血瘀滞的患者常发病急骤，表现为腰腹部胀痛或绞痛，疼痛可向外阴部放射，且疼痛感阵发性加剧。患者小便频，尿急，尿色黄或黄赤。

气血瘀滞的患者舌体暗红或有瘀斑，脉象弦或弦数。

2.治疗原则

理气活血，通淋排石。本病因砂石阻塞尿路，气血不通，"不通则痛"导致腰腹部胀痛或绞痛，治疗时应当理气活血，同时排出砂石。

3.治疗方式

（1）经方　金铃子散合石韦散

金铃子散出自《太平圣惠方》，石韦散出自《外台秘要》。

本方组成：金铃子9克，延胡索9克，石韦6克，瞿麦3克，滑石15克，车前子9克，冬葵子9克，牛膝6克，赤芍6克。

加味：若患者疼痛症状较重，加乳香3克、没药3克、桃仁9克。血尿较重的患者，加琥珀粉15克、三七粉9克。

（2）中成药

①琥珀消石颗粒，每次15克，每

日2次。

②肾石通片，每次4片，每日2次。

（三）肾气不足型

1. 表现

肾气不足的患者常因结石日久而导致腰部胀痛、疼痛时作时止、身体乏力，且在过度劳累后症状加重。患者尿量少或尿频数，有时面部有轻度浮肿。

患者常舌质淡，舌苔薄，脉象细而无力。

2. 治疗原则

补肾益气，通淋排石。

3. 治疗方式

（1）经方　济生肾气丸加减

济生肾气丸出自《济生方》。

本方组成：附子15克，茯苓30克，泽泻30克，山茱萸30克，山药30克，车前子30克，牡丹皮30克，肉桂15克，川牛膝15克，熟地黄15克。本方可用蜜和丸，水蜜丸一次6克，小蜜丸一次9克，大蜜丸一次1丸。也可直接用药煎煮汤剂服用。

加味：如果患者全身症状较重，加白术12克、玉米须30克、白茅根12克。

（2）中成药

①萆薢分清丸，每次6～9克，每日2次。

②六味地黄丸，每次8丸，每日3次。

四、其他疗法

（一）尿路结石的总攻疗法

7:00 排石中药煎300毫升，口服。

7:30 氢氯噻嗪50毫克，口服。

8:30 饮水500～1000毫升。

9:00 饮水500～1000毫升。

9:30 排石中药再煎300毫升，口服。

10:30 上尿路结石的患者按摩肾俞、膀胱俞、水道，下尿路结石的患者按摩关元、三阴交。先缓慢按摩，后稍用力揉捏，至局部皮肤胀痛发热，按摩20分钟左右。

11:00 原地跳跃或跳绳以促进砂石排出。

总攻疗法每隔1天进行一次，7次为一个疗程。

（二）食疗方法

生活中可用金钱草、玉米须泡水代茶饮，有助于细小结石排出和预防结石生成。

（三）生活方面

检查出体内有小结石的患者，可每天饮水2000毫升左右，并注意及时排尿，防止尿液存留，杂质堆积。生活饮食方面要注意减少食用钙含量高的食物，菠菜、豆腐、竹笋等草酸含量高的蔬菜也应该减少食用。

第五章

神经系统常见疾病

第一节 失眠

失眠亦称不寐，是以经常不能获得正常睡眠为特征的一类病症，主要表现为睡眠时间、深度的不足，是最常见的睡眠障碍。轻症患者入睡困难或睡眠质量不好，时寐时醒，醒后难以再睡，重症患者甚至彻夜不眠。睡眠是人类不可缺少的一项生理活动，长期失眠会导致患者白天不能完成需要精神高度集中、需要清晰逻辑思维的工作。此外，失眠还会影响患者的生活质量，且失眠是多种恶性疾病的重要因素之一，因此出现此病时应及时进行治疗，并注意养成良好的生活习惯，有助于更好地改善睡眠质量。

现代医学中，神经官能症、更年期综合征等疾病以"不寐"为主要临床表现时，均可按照失眠进行治疗，如由原发病引发的失眠，则应积极治疗原发病。

一、致病机理

"不寐"在《黄帝内经》中称为"不得卧""目不瞑"，是由于饮食不节、情志失常、劳倦、忧思、病后、年迈体虚等因素，导致邪气客于脏腑，卫气行于阳，而不能入阴，心神失养或心神不宁。

失眠病位主要在心，与肝、脾、肾关系密切。"心主神明"，故神安则寐，神不安则不寐。其病理变化主要由于"阴虚不能纳阳，阳盛不得入阴"导致，阳不入阴而发病。

二、诊断要点

第一，本病常伴有头疼、头晕、心悸、健忘、神疲乏力等表现。

第二，失眠轻症患者表现为入睡困难或睡眠质量差，醒后不易再睡，且持续 3 周以上，重症患者彻夜难眠。

第三，生活中失眠患者多因饮食不节、情志失常、病后体虚、忧思过度等因素而发病。

三、证型及治疗

（一）肝火扰心型

1. 表现

肝火扰心的患者不寐，即使能够入睡也会整夜做梦，甚则彻夜不寐，因肝火上炎而有急躁易怒、情绪容易激动、头晕头胀、目睛胀痛红赤、口干而苦、不欲饮食、小便发黄、大便秘结等表现。

此类型患者舌质红，舌苔黄，脉象弦数。

2. 治疗原则

疏肝泄热，镇心安神。

3. 治疗方式

（1）经方　龙胆泻肝汤

龙胆泻肝汤出自《医方集解》。

本方组成：龙胆草 6 克，黄芩 9 克，栀子 9 克，泽泻 12 克，木通 6 克，车前子9克，当归3克，生地黄9克，柴胡6克，甘草6克。

加味：如果患者肝气不舒，常常叹气，胸闷胁胀，加香附6克、郁金6克、佛手3克。如果肝火上炎出现重症反应，患者头痛欲裂、大便秘结，可用当归龙荟丸。

当归龙荟丸组成：当归30克，龙胆草30克，栀子30克，黄连30克，黄柏30克，黄芩30克，大黄15克，芦荟15克，青黛15克，木香0.3克，麝香1.5克，用蜜和成丸，每次6克。

（2）中成药

①泻肝安神丸，每次6克，每日2次。

②龙胆泻肝丸，每次8丸，每日2次。

③百乐眠胶囊，每次4粒，每日2次。

④疏肝解郁胶囊，每次2粒，每日2次。

注：如果患者肝气郁滞，食少纳呆、胸闷、身体乏力症状较严重，多用百乐眠胶囊和疏肝解郁胶囊。

（二）痰热扰心型

1.表现

痰热扰心的患者因痰热邪气郁滞，而有失眠伴心烦的现象，一般睡眠较浅、胸闷、还有较重的头部症状，如头重脚轻、目眩等。

此类型患者舌质偏红，舌苔黄腻，脉象滑数。

2.治疗原则

清热化痰，和中安神。

3.治疗方式

（1）经方 黄连温胆汤

黄连温胆汤出自《六因条辨》，由《三因极一病证方论》中的温胆汤化裁而来，并根据病情适当加味。

本方组成：黄连6克，竹茹6克，枳实6克，半夏6克，陈皮9克，茯苓4.5克，甘草3克，生姜6克，大枣6克。

加味：如果患者心神不宁，容易受惊，可加琥珀15克、珍珠母15克、朱砂0.3克。如患者痰热较盛，在上痰火上扰心神而彻夜不寐，在下大便秘结不通，可加大黄3克或用礞石滚痰丸。

（2）中成药

①礞石滚痰丸，每次6~12克，每日1次。

②珍珠层粉，每次1~2克，每日3次。

③清脑安神丸，每次10粒，每日2次。

注：礞石滚痰丸主要配合痰热邪气较重、彻夜不寐、大便秘结的患者驱逐痰邪使用。珍珠层粉和清脑安神丸均可用于治疗火热扰心的患者。

（三）心脾两虚型

1.表现

心脾两虚的患者常因营血不足，不能奉养心神，进而导致心神不安，不易入睡，且多梦易醒。患者气血亏虚，不能上奉于脑，清阳不升，脑失所养。因此生活中此类型患者大多心悸健忘、不欲饮食、头晕目眩、面色无华、四肢无力、腹部胀满、大便稀溏。

心脾两虚的患者舌质淡，舌苔薄而白，脉象细弱。

2.治疗原则

补益心脾，养血安神。

3.治疗方式

（1）经方 归脾汤

治疗心脾两虚型失眠首选《济生方》中的归脾汤，并根据病情适当加味。

本方组成：白术18克，茯苓18克，黄芪18克，龙眼肉18克，酸枣仁18克，人参9克，木香9克，甘草6克，当归3克，远志3克。

加味：如果患者不寐症状较重，加柏子仁6克、五味子3克、夜交藤12克、合欢皮6克。如果患者夜梦较多，加肉桂2克、黄连2克。如果患者有腹泻的症状，加苍术9克、白术6克。

（2）中成药

①归脾丸，每次3克，每日3次。

②柏子养心丸，每次6克，每日2次。

③参芪五味子片，每次3～5片，每日3次。

④益心宁神片，每次3片，每日3次。

注：益心宁神片重在补气生津，养心安神，若患者气虚较重，有心悸气短、多梦失眠的表现时可用此药。归脾丸、柏子养心丸、参芪五味子片均可用于治疗心脾两虚、气血不足的患者。

（四）心肾不交型

1.表现

心肾不交的患者常因为心火亢盛、肾阴不足导致阳盛不得入阴，表现为入睡困难、心悸多梦，甚至彻夜不眠。此类患者还有阴虚所引起的失眠健忘，头晕耳鸣，潮热盗汗，腰膝酸软，男性梦遗、女性月经不调，甚至五心烦热的表现。

心肾不交的患者舌尖红，舌体少苔，脉象细。

2.治疗原则

滋阴降火，交通心肾。

3.治疗方式

（1）经方 六味地黄丸合用交泰丸

六味地黄丸出自《小儿药证直诀》，交泰丸出自《韩氏医通》。

本方组成：熟地黄24克，山药12克，山萸肉12克，茯苓9克，泽泻9克，牡丹皮9克，川黄连15克，肉桂1.5克。

加味：如果患者心烦不寐，彻夜不眠，可加朱砂0.2克、磁石9克、龙骨12克、龙齿9克。

（2）中成药

①天王补心丹，每次1丸，每日3次。

②安神健脑液，每次1支，每日3次。

③乌灵胶囊，每次3粒，每日3次。

④五味子糖浆，每次10毫升，每日3次。

（五）心胆气虚型

1.表现

心胆气虚的患者因心神失养则不安、胆气不足则志不宁的病机，导致心悸胆怯、不易入睡的特征性表现，且生活中易受惊、气短倦怠、身体自汗无力。

此类型患者舌质淡，舌苔白，脉象弦细。

2.治疗原则

益气镇惊，安神定志。

3.治疗方式

经方 安神定志丸合酸枣仁汤

治疗心胆气虚由《金匮要略》中酸枣仁汤和《医学心悟》中安神定志丸合用治疗。

本方组成：酸枣仁汤由酸枣仁15克，甘草3克，知母6克，茯苓6克，川芎6克组成。安神定志丸由茯苓30克，茯神30克，人参30克，远志30克，石菖蒲15克，龙齿15克组成，服用时用蜜和成药丸，每次服用6克。安神定志丸也可按比例配6克与酸枣仁汤共同煎煮服用。

加味：如果患者常常受惊，自汗，重用人参45克，加白芍6克、当归6克、黄芪9克。如果患者不欲饮食，腹部胀满，胸闷不舒，可加柴胡6克、陈皮9克、山药18克、白术6克。如果患者常惊悸不安，可加生龙骨12克、生牡蛎12克、朱砂0.2克。

四、其他疗法

（一）穴位按摩

肝火扰心型：可以在阳陵泉、太冲穴处来回按摩揉捏，至按摩部位感到温热，或有热感沿脊柱传导。或用拇指在手臂外关穴处点按或揉捏，至局部有温热感或胀感。

痰热扰心型：可以在丰隆、风池处同时揉按几分钟，至穴位有酸胀感。

心脾两虚型：可以在身体两侧阴陵泉处按摩，在按压的同时摩擦穴位，使部位微微发热。

心肾不交型：在心俞、肾俞按摩，在按压的同时摩擦穴位，使部位微微发热。

（二）食疗方法

百合莲子汤：用百合40克，莲子20克，生地10克，煲汤服用，心肾不交、阴虚火旺型患者可服用，同时配合药物治疗。

夏枯草茶：夏枯草15克，菊花15克，用开水冲，可加冰糖、蜂蜜等调味，代茶饮，肝郁化火的患者可饮用，同时配合药物治疗。

（三）贴敷疗法

可用吴茱萸9克，捣烂后用醋调成糊状，贴敷在两足心涌泉穴，适时取下。

（四）生活方面

失眠多属心神病变，生活中也要重视精神调摄和讲究睡眠卫生。

要积极进行心理情志的调整，克服过度紧张、兴奋、焦虑、抑郁等情绪，保持精神舒畅；有睡眠不佳的患者要以平常心对待失眠，将精神过度集中于睡眠本身反而会影响睡眠质量。可以配合放松疗法辅助治疗，每晚睡前调节呼吸，保持均匀、深而长的呼吸10～20分钟，减轻亢奋的精神状态。

要养成良好的生活和睡眠习惯，定时就寝和定时起床，形成健康的生物钟。在周末和假期也要注意避免赖床，养成早起习惯，假期的过量睡眠并不能补偿平时的睡眠不足，不规律的睡眠反而影响身体健康。

第二节 神经官能症

神经官能症是由于大脑机能活动失调引起的精神性疾病，同时也可包括心理方面的神经系统病变，如强迫症、焦虑症、抑郁症、神经衰弱等，一般表现为头痛、焦虑、失眠、抑郁、精神不佳等。在中医中，本病属于"百合病""梅核气""脏躁"等疾病。因神经官能症的发病因素与病型较多，本节主要就常见的"百合病"类型进行论述治疗。

本病一般有精神恍惚、口苦、食欲

时好时差、"欲卧不能卧""欲行不能行"等症状。"百合病者，百脉一宗，悉致其病也"，因人体百脉同出一源，源病则百脉皆病，故有类似症状的神经系疾病统称百合病。

一、致病机理

百合病多数发生于外感热病之后，由于热邪未完全祛除，导致余热留恋人体。又由于机体本身心肺阴虚、情志不遂、忧思抑郁，外因与内因共同作用，正虚邪恋，导致耗损阴血，心脉失养而成。

百合病临床表现较为复杂多变，但一般有精神恍惚、坐卧不宁、饮食不能自主等特征性表现。治疗上多用百合为主药，用百合地黄汤为主方，这也是本病被称为"百合病"的原因之一。

二、诊断要点

第一，《金匮要略·百合狐惑阴阳毒病证治》："百合病者，百脉一宗，悉致其病也。意欲食复不能食，常默默；欲卧不能卧，欲行不能行；欲饮食，或有羹时，或有不用，闻食臭；时如寒无寒，如热无热；口苦，小便赤；诸药不能治，得药则剧吐利。如有神灵者，身形如和，其脉微数。"

第二，《金匮要略》指出了百合病的主要临床表现，即精神恍惚不安、食欲时好时差、坐卧与行动均不能自主、身体有时发热有时发冷、口苦、小便量少发黄等。

第三，当神经官能症作为中医"百合病"治疗时，其多发于急性热病之后，或较长时间的情志失常。

第四，当诊断患者为神经官能症时，要注意判断失眠、精神不佳等症状是否由本病引起，再进行治疗。

三、证型及治疗

（一）阴虚内热型

1. 表现

精神、饮食、行动均失常，有沉默寡言、精神恍惚不安、食欲时好时差、坐卧与行动均不能自主、身体有时发热有时发冷的典型表现。严重时有精神恍惚、自言自语的表现。

此类型患者舌质红，脉象微弱而数。

2. 治疗原则

清心润肺。

3. 治疗方式

经方　百合地黄汤

百合地黄汤出自《金匮要略》，根据病情适量加减用药。

本方组成：百合24克，生地黄24克，瓜蒌15克，牡蛎15克，浮小麦30克，甘草6克。

加味：如果患者余热较重，有发热的表现，可加滑石粉12克。

（二）痰热内扰型

1. 表现

精神、饮食、行动均失常，有百合病的典型表现。此类型的神经官能症伴有头痛头胀、心烦、情志不畅、脸部发红的表现。

此类型患者舌尖红，舌苔薄而黄腻，脉象滑数。

2. 治疗原则

清化痰热。

3. 治疗方式

（1）经方　黄连温胆汤

黄连温胆汤出自《六因条辨》，由《三因极一病证方论》中温胆汤化裁而来，并根据病情适当加味。

本方组成：黄连6克，竹茹6克，枳实6克，半夏6克，陈皮9克，茯苓4.5克，甘草3克，生姜6克，大枣6克。

加味：如果患者心神不宁，容易受惊，可加琥珀15克、珍珠母15克、朱砂0.2克。如患者痰热较盛，在上痰火上扰心神而彻夜不寐，在下大便秘结不通，可加大黄3克或用礞石滚痰丸。头痛的患者可加菊花12克。当患者热势较盛，有发热神昏的表现，可加百合20克、生地黄20克。

（2）中成药

①礞石滚痰丸，每次6～12克，每日1次。

②珍珠层粉，每次1～2克，每日3次。

③清脑安神丸，每次10粒，每日2次。

注：礞石滚痰丸主要配合痰热邪气较重、彻夜不寐、大便秘结的患者驱逐痰邪使用。珍珠层粉和清脑安神丸均可用治火热扰心的患者。

（三）心肺气虚型

1. 表现

精神、饮食、行动均失常，有百合病的典型表现。此类型的神经官能症伴有因气虚而自汗、乏力、睡不解乏、少寐或多寐的现象。

心肺气虚的患者舌质淡白，舌边有齿痕，脉象细弱。

2. 治疗原则

益气安神。

3. 治疗方式

经方 甘麦大枣汤合生脉散

甘麦大枣汤出自《金匮要略》，生脉散出自《医学启源》。

本方组成：甘草9克，小麦15克，大枣10枚，麦冬9克，五味子6克，人参9克。

四、其他疗法

（一）食疗方法

糯米小麦粥：糯米50克，小麦50克，煲粥服用，适用于各种类型百合病的辅助治疗。

（二）生活方面

百合病的发病因素较多，在治疗中用药和自我调节缺一不可，如不改变病态的生活状态，会导致病邪留恋，从而导致用药治疗效果不佳。因此，用药治疗本病时也要着重改善不良的生活习惯。

如患者平素就身体虚弱，可以选择补益身体的食物进行辅助治疗，如糯米、香菇、肉类、牛奶、核桃、杏仁等，但注意不能吃过于油腻的食物，在食用肉类时也要注意适量。

如果患者生活质量不佳，常常感觉疲劳，可以放松休息，缓解疲劳。要注意同时进行身体和心理的放松调节。要养成规律的生活习惯，有规律的睡眠和进食可以帮助身体恢复正常的生理状态。休息并非是长时间无所事事，过于放松只会打乱生活的节奏，并不能让身体很好地休息。因此要进行适当的体育锻炼，使紧绷的精神得到有效的放松。在心理调节上，需要形成良好的心态，工作、生活压力过大时可以进行郊游、野餐等活动改变生活方式，放松心情，有意识地休息，改善生活节奏。

第三节　头痛

头痛是一种日常生活中常见的症状，是以自觉头部疼痛为特征的一种病症，可单独出现，也可出现于多种急慢性疾病中。由于痛处不定，所以有不同的治疗方法，一般有痛在脑后、痛在前额、痛在头两侧、痛在巅顶以及全头痛等不同的头痛类型。导致疼痛的因素很多，主要是由于物理、化学或机械性的因素刺激头部的神经末梢，通过相应的神经传导通路传到大脑皮层而产生。

头痛可见于内、外、神经等各科疾病中，血管性头痛、紧张性头痛、高血压性头痛、外伤后头痛、神经官能症等疾病均可以引起头痛。头痛在中医中又称为"头风""脑风"等。

一、致病机理

金元时期，李东垣在《兰室秘藏》中将头痛分为外感和内伤两类。现治疗头痛一般也将头痛分为外感和内伤。在外感受风、寒、湿等六淫邪气，邪气向上侵袭头部；在内各种内伤疾病导致脏腑功能失调，气血逆乱；或久病体虚，气血瘀滞或气血亏虚，脑脉失养，在内外因素的共同作用下，"不通则痛"，导致头痛的发生。

头痛的病位在脑，病机上常常涉及肝、脾、肾等脏腑。外感头痛一般起病较急，多属实证；内伤头痛多因脏腑功能失调引起，起病较慢，病程较长，病机较为复杂。外感头痛多因感受外邪而诱发，内伤头痛则常因情志、饮食等因素诱发。常头痛的患者通过避免接触诱发因素，可防止头痛的发生。

二、诊断要点

第一，头痛以头部疼痛为主要症状，可发生在枕部、前额、巅顶或全头部位，头痛较重的患者还有恶心、呕吐、烦躁的表现。

第二，外感头痛，发病较急，常伴有发热、恶寒等外感表证的表现。

第三，内伤头痛，常表现为头痛反复发作，病势较缓，且头痛时作时止。

三、证型及治疗

（一）外感——风寒头痛

1. 表现

风寒头痛发作时，疼痛阵阵发作，且疼痛剧烈，像针扎一样，有时头痛会波及项背部。还伴有外感风寒的怕冷、喜温、口不渴的表现。

此类型患者舌质淡红，脉象浮或浮紧。

2. 治疗原则

疏风散寒止痛。

3. 治疗方式

（1）经方　川芎茶调散

川芎茶调散出自《太平惠民和剂局方》。

本方组成：薄荷叶 12 克，川芎 12 克，荆芥 12 克，细辛 3 克，防风 4.5 克，白芷 6 克，羌活 6 克，甘草 6 克。服药时配合清茶同饮。

加味：如果患者头痛、恶寒症状明显，加麻黄 6 克、桂枝 6 克、制川乌 1.5 克祛除外邪。如果患者头痛在巅顶，有四肢发冷的表现，用吴茱萸汤，去人参，加藁本、川芎、细辛、半夏。

吴茱萸汤（加减）组成：吴茱萸 9 克，生姜 18 克，大枣 4 枚，藁本 6 克，川芎9克，细辛2克，半夏2克。

（2）中成药

①川芎茶调散，每次3～6克，每日2次。

②都梁丸，每次1丸，每日3次。

注：两者均可治疗风寒头痛，川芎茶调散祛风止痛效果较强，都梁丸除祛风散寒外还能活血通络，治疗风寒瘀血阻滞脉络而导致的头痛效果较强。

（二）外感——风热头痛

1.表现

风热头痛的主要特征是头部发热发胀，甚至有额部胀痛如同要裂开的感觉，有时还有头部血管跳动的感受。此类型患者有时还伴有全身性疼痛、身体发热、怕风、脸部和眼睛发红、口渴欲饮、大便秘结、小便量少色黄的表现。

此类型患者舌尖红，舌苔薄黄，脉象浮数。

2.治疗原则

疏风清热和络。

3.治疗方式

（1）经方　芎芷石膏汤

芎芷石膏汤出自《医宗金鉴》。

本方组成：川芎9克，白芷12克，菊花15克，石膏30克，羌活10克，桑叶12克，藁本12克，甘草6克。

加味：如果患者口渴症状较重，舌体红，缺少津液而干燥，可重用石膏45克，加知母12克、天花粉12克、芦根18克。如果患者风热症状较重，鼻流浊涕，涕色如脓，可加苍耳子9克、辛夷3克、鱼腥草18克。如果患者有口舌生疮、大便秘结的表现，可合用黄连上清丸。

（2）中成药

①黄连上清丸，每次1～2丸，每日2次。

②清眩丸，每次1～2丸，每日2次。

③芎菊上清片，每次4片，每日2次。

（三）外感——风湿头痛

1.表现

风湿头痛的患者"头痛如裹"，头痛发作时头部像被包裹住一般，昏昏沉沉，发胀且不舒服。此类型的患者肢体乏力、身体沉重、胸闷，同时还有小便不利、大便不成形的表现。

风湿型头痛的患者舌质淡，舌苔白腻，脉象濡。

2.治疗原则

祛风散湿通窍。

3.治疗方式

（1）经方　羌活胜湿汤

羌活胜湿汤出自《脾胃论》。

本方组成：羌活6克，独活6克，藁本3克，防风3克，甘草3克，蔓荆子2克，川芎1.5克。

加味：如果患者胸部胀满不舒，大便溏薄，可加苍术9克、陈皮9克、砂仁3克。有恶心症状的患者，可加半夏2克、生姜9克、竹茹9克。不欲饮食的患者可加"三仙"，焦山楂9克、神曲9克、麦芽12克。如果此病发于夏季，感受暑湿邪气，有身体发热、出汗较少的表现，可加藿香3克、佩兰6克、荷叶6克。

（2）中成药

九味羌活丸，每次6～9克，每日2～3次。姜葱汤中温开水送服。

（四）内伤——肝阳头痛

1.表现

肝阳头痛的患者常头部胀痛，有抽

掣疼痛伴有眩晕，疼痛部位主要为头的两侧颞部。生活中此类型患者有心烦易怒、口苦、面部发红、胁肋疼痛的表现。

此类型患者舌质红，舌苔薄黄且舌苔较少，脉象弦或细数。

2. 治疗原则

平肝潜阳。

3. 治疗方式

（1）经方　天麻钩藤饮

天麻钩藤饮出自《中医内科杂病证治新义》。

本方组成：天麻9克，钩藤12克，生决明18克，山栀子9克，黄芩9克，川牛膝12克，杜仲9克，益母草9克，桑寄生9克，夜交藤9克，茯神9克。

加味：如果患者头痛剧烈，急躁易怒，有大便秘结、小便色黄的表现，加龙胆草6克、夏枯草12克、大黄6克。如果患者头痛伴有头晕目眩、腰膝酸软的表现，可加生地黄12克、何首乌6克、枸杞子6克。

（2）中成药

①天麻钩藤颗粒，每次5克，每日3次。

②清脑降压片，每次4～6片，每日3次。

③脑立清片，每次5片，每日2次。

注：天麻钩藤颗粒对伴有眩晕的肝阳头痛效果更好，脑立清片与清脑降压片还有降压效果，对肝风内动而导致头痛的患者效果较好。

（五）内伤——血虚头痛

1. 表现

血虚类型的头痛常有眩晕的表现，且疼痛隐隐，绵绵不休。此类患者还有心悸、乏力、面色苍白的表现。

血虚头痛的患者舌质淡，舌苔薄白，脉象细弱。

2. 治疗原则

滋阴养血。

3. 治疗方式

（1）经方　加味四物汤

加味四物汤出自尤在泾《金匮翼》，由《仙授理伤续断秘方》中的四物汤化裁而来。

本方组成：当归9克，熟地黄12克，白芍9克，川芎6克，菊花12克，蔓荆子12克，党参9克，何首乌9克，甘草6克。

加味：对神疲乏力且头痛遇劳加重的患者，可加黄芪12克、党参12克、白术6克。如患者虚证较重，有头晕耳鸣、腰膝酸软的表现，可加五味子2克、山茱萸9克。

（2）中成药

①归脾丸，每次3克，每日3次。

②当归补血丸，每次6克，每日2次。

（六）内伤——气虚头痛

1. 表现

气虚头痛的患者有着头部疼痛隐隐，有时疼痛有时不痛，且劳动后头痛加重的特征性表现，伴头晕、疲倦乏力、气短不欲说话，甚至自汗的表现。

此类型患者舌质淡，舌苔薄白，脉象细弱。

2. 治疗原则

益气升清。

3. 治疗方式

（1）经方　益气聪明汤

益气聪明汤出自《医方集解》。

本方组成：黄芪15克，人参15克，升麻4.5克，葛根9克，蔓荆子9克，白芍 6 克，黄柏 6 克，甘草 3 克。

加味：如果患者头痛绵绵不绝，且心悸失眠，加当归 12 克、熟地黄 12 克、何首乌 3 克。对于怕冷、手足发凉的患者，加附子 3 克、肉桂 3 克、葱白 9 克。

（2）中成药

脑络通胶囊，每次 1 ~ 2 粒，每日 3 次。

（七）内伤——痰浊头痛

1.表现

痰浊头痛的患者有头痛伴昏沉的自觉感受，胸部有胀满发闷的感觉，常常喉中有痰，伴有恶心、干呕、胃部不舒服的表现。

此类型患者舌质淡，舌苔白腻，脉象滑或弦滑。

2.治疗原则

化痰降逆。

3.治疗方式

（1）经方　半夏白术天麻汤

半夏白术天麻汤出自《医学心悟》。

本方组成：半夏 9 克，白术 18 克，天麻 6 克，茯苓 6 克，橘红 6 克，甘草 3 克。

加味：如果患者口苦，大便不畅，舌苔黄腻，则去白术，加黄连 3 克、枳实 9 克、竹茹 9 克。

（2）中成药

①半夏天麻丸，每次 6 克，每日 2 ~ 3 次。

②眩晕宁颗粒，每次 8 克，每日 3 ~ 4 次。

注：半夏天麻丸还有消食和胃、益气健脾的效果，痰浊头痛伴有消化不良、腹部胀满的患者用半夏天麻丸治疗效果更好。

（八）内伤——肾虚头痛

1.表现

肾虚头痛的患者自觉头痛且有空荡感，且有肾气虚的眩晕耳鸣、腰膝酸软、神疲乏力、健忘等特征性表现。

此类患者舌质红，舌苔少，脉象无力。

2.治疗原则

补肾填精。

3.治疗方式

（1）经方　大补元煎

大补元煎出自《景岳全书》。

本方组成：人参 6 克，山药 6 克，熟地黄 9 克，杜仲 6 克，枸杞子 9 克，当归 9 克，山茱萸 3 克，甘草 3 克。

加味：如果患者头痛发晕，面颊发红，可去人参，加墨旱莲 6 克、知母 9 克、黄柏 9 克。对恶寒、身体发凉、四肢发冷、腰膝酸软的患者，可加鹿角 9 克、附子 3 克。

（2）中成药

①杞菊地黄丸，每次 6 克，每日 2 次。

②巴戟补肾丸，每次 9 克，每日 2 次。

（九）内伤——瘀血头痛

1.表现

瘀血头痛的患者头晕头痛，痛处固定，且疼痛呈针刺样，持续时间较长。有头部外伤史的患者更易有此类型的头痛发生。此类型患者有健忘、心慌等症状。

瘀血头痛的患者舌质紫暗，可见瘀斑或瘀点，舌苔薄而白，脉象细。

2.治疗原则

活血化瘀。

3.治疗方式

（1）经方　通窍活血汤

通窍活血汤出自《医林改错》。

本方组成：赤芍3克，川芎3克，桃仁9克，红花9克，鲜姜9克，老葱6克，麝香0.15克，红枣5克。

加味：如果患者头痛剧烈，可加全蝎3克、蜈蚣3克、土鳖虫3克。如果病程较长，患者脉象细弱无力，可加黄芪9克、党参9克、当归6克。患者若有外感疾病的畏寒表现，可加桂枝9克、细辛3克、附子3克。

（2）中成药

①血府逐瘀丸，每次1～2丸，每日2次。

②丹七片，每次3～5片，每日3次。

③正天丸，每次6克，每日2～3次。

④通天口服液，具体根据药品说明书服用。

注：对于外伤或经期血瘀头痛，丹七片治疗效果较好；通天口服液可用于治疗瘀血头痛且伴有偏头痛表现的患者。

四、其他疗法

（一）穴位按摩

外感型头痛：可按摩风门、风池、百会等穴位治疗。

内伤型头痛：可选择太阳、印堂、阴陵泉、丰隆等穴位按摩治疗。

（二）食疗方法

菊花茶：菊花15克，绿茶5克，用热水冲泡饮用，可加冰糖、蜂蜜适量调味。适用于风热型患者的辅助治疗。

苍耳子粥：苍耳子10克，粳米50克，将两者共同煮粥服用。可作为风湿型患者的辅助治疗。

（三）偏头痛的治疗

部分患者有头痛仅在头部一侧发生的情况，疼痛较重，来势剧烈，痛感可波及眼部、口齿部。偏头痛多发生于青春期女性，临床治疗时可用柴胡、川芎、全蝎做引经药。可以用散偏汤进行治疗。

散偏汤组成：川芎15克，白芍12克，白芥子12克，香附10克，郁李仁9克，柴胡9克，白芷6克，甘草6克。

散偏汤主治偏头痛，可疏肝散风、行气和血止痛。成药有治偏痛胶囊。

（四）生活方面

头痛患者需要注意休息，并保持周围环境安静。如果患者头痛的程度较轻，一般不需要治疗，可以选择安静的房间休息小憩，光线不宜过强，要注意睡眠时间不应过长，避免睡多后反而出现头痛。

外感头痛的患者病因是外邪侵袭，故在生活中更应该注意四季气候变化，注意抵御外邪侵袭。外感寒邪而风寒头痛的患者，要保持身体温暖，适时添加衣物，同时补充营养补益正气，避免头痛加重。风热型的患者则要注意解除外部的热邪，保持身体的凉爽，避免体温过热导致出现反射性头痛。

内伤头痛的患者多由肝、脾、肾功能失调导致身体功能异常，因此要注意通过体育锻炼，如登山、跑步、做保健操等增强身体素质，促进身体功能的恢复。此外还要注意情绪的调节，中医认为情志是很多疾病的诱发因素，因此要避免过激情绪与过大压力影响身体的正常生理机能。

肝阳头痛的患者，禁食肥甘厚味，不可过食油腻、辛辣刺激的食物。如果火热邪气较重，有发热头痛的表现，注意使用物理降温，用冷毛巾敷头部辅助治疗。痰浊头痛的患者尤其注意饮食清淡，避免助长湿热邪气，酿生痰浊。肾虚、气虚、血虚的患者要从饮食调理入手，多食用蜂蜜、牛奶等滋补效果较强的食物。所有头痛的患者均应该戒烟戒酒，避免对神经的强刺激，从而减轻头痛。

如果患者头痛较重，或有原发疾病导致的头痛，或头痛伴有视力障碍等严重症状，若病情加重，应该及时前往正规医疗机构就诊，避免延误病情。

第四节 眩晕

眩晕是以目眩与头晕为主要表现的病症。目眩指眼花或眼前发黑，视物模糊不清；头晕是指自觉身体旋转或外界景物旋转，自己站立不稳。因两种症状常常同时出现，故统称为眩晕。轻症患者在闭眼休息一段时间后眩晕感会有所缓解；重症患者自觉如坐舟船，伴有恶心、呕吐、不能站立的症状。现代医学中的位置性眩晕、高血压、贫血、神经衰弱、颈椎病及脑部疾患有眩晕等主要表现时，可根据中医学中的"眩晕"进行治疗。

一、致病机理

中医认为眩晕在内多由人体本身气血亏虚、肾精不足导致脑窍失养而突发眩晕；在外多由情志因素导致肝阳上亢、瘀血阻滞而发生眩晕。前人总结本病的发作因素为"诸风掉眩，皆属于肝""髓海不足，则脑转耳鸣，胫酸眩

冒""无痰不作眩"等。

总体来讲，眩晕多与肝、脾、肾三脏关系密切，多见于中老年患者，有时青年也可发病。眩晕的发病因素较多，病机复杂，病程较长，且反复发作，影响患者的正常工作与生活。《医学正传》指出："眩晕者，中风之渐也。"说明了眩晕与中风存在内在关系，认为眩晕是中风的先兆。因此对于眩晕的患者，尤其是眩晕频发的中老年人，要采取积极的预防和治疗措施，防止疾病进一步发展影响生活质量，避免病情迁延，进而罹患中风。

二、诊断要点

第一，本病以头晕目眩、视物旋转为主要表现。轻症患者闭目休息可有所缓解，重症患者眩晕症状较重，甚至不能站立。

第二，眩晕的患者一般还会伴有恶心、呕吐、自汗、耳鸣、心悸的表现。

第三，眩晕多发生于40岁以上的中老年人，且病程较长，反复发作。

第四，平素身体虚弱，年老体衰，急躁易怒，饮食习惯较差的人群更易患本病。

三、证型及治疗

（一）肝阳上亢型

1.表现

肝阳上亢型眩晕常表现为眩晕伴有耳鸣、头部胀痛，且此类型眩晕多由患者急躁愤怒的情绪诱发或加重，还可伴有口苦、失眠多梦、面部潮红、肢体麻木等症状。

此类型患者舌质红，舌苔黄，脉象弦或数。

2.治疗原则

平肝潜阳，清火息风。

3.治疗方式

（1）经方　天麻钩藤饮

天麻钩藤饮出自《中医内科杂病证治新义》。

本方组成：天麻9克，钩藤12克，生决明18克，山栀子9克，黄芩9克，川牛膝12克，杜仲9克，益母草9克，桑寄生9克，夜交藤9克，茯神9克。

加味：如果患者热证较重，嘴中发苦，眼睛发红，急躁易怒，可加龙胆草6克、川楝子6克、夏枯草9克。若兼有肾阴虚的腰膝酸软、耳鸣表现，可加枸杞子6克、生地黄12克、玄参12克。患者眩晕剧烈，有手足麻木的表现，加磁石12克、珍珠母18克、羚羊角粉2克。

（2）中成药

①天麻钩藤颗粒，每次5克，每日3次。

②脑立清胶囊，每次3粒，每日2次。

③全天麻胶囊，每次2～6粒，每日3次。

④安宫降压丸，每次3～6克，每日2次。

注：以上药物均可治疗肝阳上亢导致的眩晕。其中全天麻胶囊平肝息风效果最强，眩晕伴有耳鸣症状严重的患者可用此药进行治疗。安宫降压丸适用于高血压患者伴有眩晕表现时。

（二）痰湿中阻型

1.表现

痰湿中阻型眩晕由痰浊阻滞经脉、气血受阻不能上荣头部而产生，所以此类型眩晕伴有头部沉重的感觉，像用布蒙上一般，看周围事物时有眩晕感，且眩晕不易恢复。此类型患者还有恶心、胸闷、痰多且清稀、困倦乏力的表现。

此类型患者舌苔白腻，脉象滑数。

2.治疗原则

化痰祛湿，健脾和胃。

3.治疗方式

（1）经方　半夏白术天麻汤

半夏白术天麻汤出自《医学心悟》。

本方组成：半夏9克，白术18克，天麻6克，茯苓6克，橘红6克，甘草3克。

加味：如果患者头晕伴有呕吐频繁，可加胆南星3克、天竺黄6克、竹茹6克、旋覆花3克。患者不欲饮食时，加砂仁3克、白豆蔻6克、佩兰6克。

（2）中成药

陈夏六君子丸，每次6克，每日2～3次。

（三）瘀血阻窍型

1.表现

瘀血阻窍的患者常眩晕与头痛并发，且痛处固定，呈针刺样疼痛。因瘀血阻窍导致头痛与头部眩晕往往同时发生，故与瘀血阻窍型头痛患者相同，此类型眩晕患者也有健忘、失眠、心悸心慌、耳聋耳鸣、面部和唇部颜色紫暗等症状。

瘀血阻窍的患者舌质紫暗，有瘀斑瘀点，伴有舌下脉络增粗，脉象涩或细涩。

2.治疗原则

去瘀生新，活血通窍。

3.治疗方式

（1）经方　通窍活血汤

通窍活血汤出自《医林改错》。

本方组成：赤芍3克，川芎3克，桃仁9克，红花9克，鲜姜9克，老葱6克，麝香0.15克，红枣5克。

加味：如果患者有气虚的神疲乏力、少气自汗的表现，加黄芪12克、党参12克。如果患者心烦面红、舌质红、舌苔黄，可加栀子6克、连翘6克、薄荷3克、菊花9克。如果患者头晕伴有头颈部转动时颈部疼痛、不能转动，可加威灵仙9克、葛根12克、豨莶草9克。

（2）中成药

①血府逐瘀丸，每次1~2丸，每日2次。

②通天口服液，具体根据药品说明书服用。

③愈风宁心片，每次5片，每日3次。

（四）气血亏虚型

1. 表现

气血亏虚型眩晕的患者常头晕目眩，眩晕感会随运动而加重，伴有呼吸困难。此类型患者常有面色㿠白、没有光泽，身体更容易感觉疲劳、倦怠乏力犯困，心悸，睡眠不佳，消化不良等表现。

此类型患者舌质淡，舌苔薄而白，脉象细弱。

2. 治疗原则

补益气血，调养心脾。

3. 治疗方式

（1）经方　归脾汤

归脾汤出自《济生方》。

本方组成：白术18克，茯神18克，酸枣仁18克，龙眼肉18克，黄芪18克，人参9克，木香9克，甘草6克，当归3克，远志3克。

加味：如果患者气短乏力、自汗，容易感冒，此为卫气虚弱的表现，可重用黄芪30克，加防风6克、浮小麦9克。若患者气血亏虚伴有脾虚，表现为不欲饮食、腹部胀满时，可加薏苡仁9克、扁豆9克、泽泻9克。患者腹部冷痛、四肢发凉，可加干姜6克、肉桂3克。有健忘、睡眠不佳的表现时，可加柏子仁3克、首乌藤9克、龙骨9克、牡蛎9克。

（2）中成药

①十全大补丸，每次9克，每日2~3次。

②八珍颗粒，每次3.5克，每日2次。

③人参养荣丸，每次9克，每日1~2次。

（五）肾精不足型

1. 表现

肾精不足的患者常常发病日久且眩晕反复发作，伴有特征性的视力衰退、视物模糊、双眼发干疼痛症状。此类型患者还有肾精不足所导致的全身症状，如精神萎靡、腰膝酸软、睡眠不佳、男性遗精、耳鸣、手脚心发热等。

肾精不足的患者舌质淡嫩，舌苔白，脉象沉细而无力。

2. 治疗原则

滋养肝肾，填精益髓。

3. 治疗方式

（1）经方　左归丸

左归丸出自《景岳全书》。

本方组成：熟地黄24克，山药12克，枸杞12克，山茱萸12克，川牛膝9克，菟丝子12克，鹿角胶12克，龟甲胶12克。

加味：对阴精亏虚严重，有手足心、胸口燥热感觉的患者，两颧潮热发红，可加鳖甲12克、知母9克、黄柏4.5克、牡丹皮6克。对有遗精滑精现象的患者，可加芡实9克、莲须3克、桑螵蛸6克、紫石英9克。有时肾精不足，阴损及阳，患者有四肢发冷、精神萎靡的现象，加巴戟天3克、仙灵脾（即淫羊藿）6克、肉桂2克或用右归丸。

右归丸组成：熟地黄24克，山药12克，山茱萸9克，枸杞子12克，菟丝子12克，鹿角胶12克，杜仲12克，肉桂6克，当归9克，附子6克。

（2）中成药

①左归丸，每次9克，每日2次。

②杞菊地黄丸，每次6克，每日2次。

③降脂灵片，每次5片，每日3次。

注：以上三者均可治疗肾精不足型眩晕。杞菊地黄丸兼有养肝明目的功效，患者眼睛干涩可用此药。降脂灵片除养血明目外还有降脂效果。

四、其他疗法

（一）穴位按摩

肝阳上亢眩晕：可按摩风池、行间、侠溪、太阳、风池等穴位，当此类型眩晕发病急且眩晕感较重时，可针刺或按摩太冲穴缓解眩晕感。

气血亏虚眩晕：可选择脾俞、肾俞、气海、关元、足三里、三阴交等穴位按摩。

痰湿中阻眩晕：可选择内关、丰隆、解溪、阴陵泉等穴位按摩。

肾精不足眩晕：可选择肾俞、太溪等穴位按摩。

注：当眩晕来势较重或急性发作时，均可选择百会穴按摩治疗，以缓解眩晕感。

（二）食疗方法

首乌粥：选制首乌30克，粳米（大米）100克，红枣5枚。将红枣洗净，去核，切片；制首乌洗净，烘干打成细粉。把

大米放入锅内，加入首乌粉、大枣，加入清水800毫升，共同煮粥服用。可加红糖、冰糖调味。本方主要用于肾精不足的患者，要注意不可久服，避免首乌食用过多，造成肝功能损伤。

（三）生活方面

眩晕的发生主要与情志不遂、年老体弱、饮食不节、外伤影响、久病疲劳等因素相关。因此平时生活中要对这些方面进行针对性预防，避免眩晕的发作。

平素情志不遂的患者要注意做好相应的心理工作，当情志不遂影响生活、工作时，要积极寻求心理上的治疗和疏导，保持心态的健康和心情的平稳。眩晕发作时更应该注意休息，保证睡眠质量，养成定时睡眠的好习惯。在睡前要保持心情的平稳，可泡脚来舒缓压力，避免将不良情绪带到第二天。在睡眠时应选择安静的环境，且熄灯睡眠，保证睡眠质量。

年老体弱、久病体虚、平素气血亏虚的患者要在生活中适当进补，补充能量，增强身体的抵抗力。可从调理饮食习惯入手，多吃富含营养的瘦肉、水果，或在食物中适量加入补气血的中药，如丹参、黄芪等，以改善身体机能。但注意不可一味补益，避免补益过多反而损伤人体阴气。在病情较轻或不发病时应该多进行身体锻炼，多进行户外运动，但运动不可过于剧烈，避免引起身体疲劳，诱发眩晕。

此外，眩晕可能是某些恶性疾病的表现，如果有原发疾病或眩晕发作过重时应当及时前往正规医疗机构进行治疗，避免延误病情。

第六章

内分泌与代谢性疾病

第一节　甲状腺功能亢进

甲状腺功能亢进从西医角度分析是由于甲状腺激素分泌过多、机体代谢增高导致的一种内分泌性疾病，且引起甲状腺激素分泌过多的原因是多种多样的。此类疾病多发生在中青年女性中。患病后主要会出现神经、循环、消化等系统兴奋性增高和代谢亢进，主要出现的症状有甲状腺肿大、眼球突出、怕热多汗、低热、易于激动、烦躁、注意力不集中、食欲亢进但体重下降等。中医称本病为"瘿病"。

一、致病机理

中医中对甲状腺功能亢进的病因认识主要分为三类。首先是饮食与水土问题，饮食不对或者居住地的水土失宜会影响机体脾胃功能与气血的运行，脾胃功能受影响后脾无力运化，导致水湿积聚化为痰，气血不能正常运行导致血液瘀阻。其次为情志问题，如果常常发怒或忧愁，这种负面情绪往往会造成肝气失于条达，进一步阻滞气机使体内的津液聚而成痰。最后是个人体质的原因，这个体质指的是男女之间的生理差异，女性以肝为先天，妇女的月经、生育等生理功能都与肝有密切的关联，所以女性的病变往往会引动肝经，所以女性更

容易患此疾病。

从病因来看，本病的病机是气滞、痰凝、血瘀缠结颈前，病位主要在肝脾，与心有关。

二、诊断要点

第一，颈前喉结旁通常可触及肿大结块，且生长较为缓慢，大小不一。如果病程拖延时间较长时，肿块的质地会变硬，或者可以触碰到结节。

第二，女性多发，发病前或许会有情志不舒、饮食不节的病史。

第三，本病发病或有一定的地域性，即当地的水土不宜会导致本病发病率变高。

第四，会出现代谢增高的表现，比如吃得多反而体重下降、眼球突出、多汗等。

三、证型及治疗

（一）气郁痰阻型

1. 表现

气与痰结于颈前导致颈前部的气机不畅从而引发本病，所以在生活中会常见颈前部喉结两旁的结块肿大，摸上去比较软且不会有疼痛，因为气机在此处被阻，还会感觉颈部比较胀，胸部比较闷并且总想长呼一口气，还有一个较明显的特点，就是当情绪出现波动时病情会出现变化。

这一类型甲亢患者的舌苔是白色的且比较薄，脉象弦。

2. 治疗原则

理气舒郁，化痰消瘿。用理气化痰药物去梳理颈前部的气机，消散此处的痰，并且还要用疏肝药去理顺肝脏的气机，恢复其正常的生理功能。

3. 治疗方式

（1）经方　四海舒郁丸

治疗气郁痰阻型甲亢选取《疡医大全》中的四海舒郁丸为主方，并根据症状的不同进行加味。

本方组成：青木香 15 克，陈皮 9 克，海蛤粉 9 克，海带 60 克，海藻 60 克，昆布 60 克，海螵蛸 60 克。每服 9 克，不拘酒、水，日服 3 次。

加味：如果感觉胸闷与胁间疼痛比较明显时，可在方中加入柴胡 5 克、枳壳 5 克、香附 8 克、延胡索 5 克、川楝子 5 克。如果患病期间出现咽喉部不适，并且声音嘶哑时，可以加入牛蒡子 4 克、木蝴蝶 6 克、射干 4 克。

（2）中成药

①柴胡舒肝丸，每次 10 克，每日 2 次。

②逍遥丸，每次 6～9 克，每日 1～2 次。

③越鞠丸，每次 6～9 克，每日 1～2 次。

（二）痰结血瘀型

1. 表现

痰结血瘀型甲亢的患者可能颈前喉结两旁有肿块，触摸肿块时会感觉到质地比较硬，还可能会触摸到结节，并且肿块难以消散；全身症状可能会有胸口感到憋闷，并且还会食欲减退。

痰结血瘀的患者舌苔是白色的，舌苔薄或腻，脉象弦或涩。

2. 治疗原则

理气活血，化痰消瘿。可采用理气活血化痰的药物开散身体中的痰结和血瘀。气机通顺之后胸闷得以疏解，痰结消散之后脾胃功能得以恢复，食欲恢复。

3. 治疗方式

（1）经方　海藻玉壶汤

海藻玉壶汤出自《外科正宗》，使用时要根据病情适当增减。

本方组成：海藻 30 克，昆布 15 克，贝母 15 克，半夏 10 克，青皮 6 克，陈皮 10 克，当归 15 克，川芎 10 克，连翘 10 克，甘草 6 克。

加味：如果在病程中感觉到胸闷较为突出，可加入郁金 10 克、香附 12 克、枳壳 5 克。如果在病程中出现大便稀并且伴随食欲不振，可加入白术 6 克、茯苓 10 克、山药 30 克。

（2）中成药

九味肝泰胶囊，每次 4 粒，每日 3 次。

（三）肝火旺盛型

1. 表现

肝火旺盛型的患者可出现颈前喉结旁不同程度的肿大，且触摸时感觉肿块比较柔软光滑，全身症状可表现为容易出汗，眼球较正常人相对突出，性格方面比较急躁易怒，还可能出现手指颤抖。

本种类型的患者舌头是偏红色的，带有较薄的黄苔，脉象弦数。

2. 治疗原则

清肝泻火，消瘿散结。在治疗中选

取清肝泻火与行气化痰的药物，目的是调理肝脏的气机和泻肝火，从而使肝脏生理功能恢复；行气化痰药的目的是除去体内的痰邪，标本同治，使身体恢复正常。

3. 治疗方式

（1）经方 栀子清肝汤合消瘰丸

治疗肝火旺盛型甲亢采用两方合用的方法，分别是《医学入门》中的栀子清肝汤与《医学心悟》中的消瘰丸。

栀子清肝汤组成：柴胡3克，栀子3克，牡丹皮3克，茯苓3克，川芎3克，芍药3克，当归3克，牛蒡子3克，甘草1.5克。

消瘰丸组成：玄参30克，牡蛎30克，贝母30克。每服9克，每日两次。

加味：病程中情绪过于激动急躁时，可加入龙胆草3克、黄芩10克、青黛2克、夏枯草10克。如果病程中出现手指颤抖明显，可加入石决明6克、钩藤6克、白蒺藜6克、天麻6克。如果病程中感觉特别容易饿且进食较多时，可加入生石膏10克、知母6克。

（2）中成药

①丹栀逍遥丸，每次6～9克，每日2次。

②龙胆泻肝丸，每次3～6克，每日2次。

③甲亢灵片，每次6～7片，每日3次。

（四）心肝阴虚型

1. 表现

患者颈前喉结旁出现或大或小的肿块，触摸起来是比较柔软的，心肝阴虚型甲亢起病比较缓慢，可能出现心悸的症状，除此之外还可能感觉无力、疲怠、手指颤抖和目眩。

患者舌头颜色较红，苔比较少或者没有舌苔，脉象弦细数。

注：心肝阴虚型甲亢与肝火旺盛型甲亢都可能会出现手指颤抖，但是两者的原因是不相同的。前者是因为阴虚生风导致的，后者是因为肝火太过生风导致的。两者的病机是不同的。

2. 治疗原则

滋阴降火，宁心柔肝。治疗时从两个方面出发，第一个方面应该养护阴气清虚热，宁心养神，故采用滋阴宁心安神药物来达到目的；第二个方面应该调理肝脏气机同时顾护养肝，故采用养阴疏肝药物达到目的。

3. 治疗方式

（1）经方 一贯煎或天王补心丹

治疗心肝阴虚型甲亢选用《续名医类案》中的一贯煎或《校注妇人良方》中的天王补心丹。

一贯煎养阴气与疏肝的能力较为显著。天王补心丹善于滋阴清热、宁心安神。应根据自身症状对症用药。

一贯煎组成：北沙参9克，麦冬9克，当归9克，生地黄18克，枸杞9克，川楝子4.5克。

天王补心丹组成：人参15克，茯苓15克，玄参15克，丹参15克，桔梗15克，远志15克，当归30克，五味子30克，麦冬30克，天冬30克，柏子仁30克，酸枣仁30克，生地黄120克，朱砂9克。将药全部磨成细末，做成小丸，用朱砂为衣，每次6～9克，睡前服用。

加味：如果在病程中有手指颤抖及舌头也发生颤抖，可以加入钩藤5克、白蒺藜 6 克、鳖甲 9 克、白芍 6 克。如果在病程中出现消化系统症状，特别是大便稀且次数增多，可以加入白术 6 克、薏苡仁 9 克、山药 15 克、麦芽 10 克。如果在病程中听力减弱，腰部有酸酸的感觉，腿部无力，可加入龟甲 9 克、桑寄生 9 克、牛膝 5 克、女贞子 6 克。

（2）中成药

①天王补心丹，每次 9 克，每日 3 次。

②大补元煎丸，大蜜丸，每次 1 丸，每日两次。

四、其他疗法

在生活中可以通过调节情绪，尽量不要长时间处在愤怒或忧虑的状态下，以此来防止因情志因素而内伤肝脏。此外，如果居住地甲亢多发，要通过调整饮食来避免此病，可以吃含碘的食物，比如海带、加碘食盐等，但是要记住过犹不及，不可过量摄入。

第二节　肥胖

肥胖是生活中比较常见的一种代谢性疾病，主要原因是生活中进食过多，消耗小于摄入引起脂肪在身体中堆积，当脂肪堆积到一定程度时，也就是体重高于一定标准后就会引起一些病理性的症状，比如头晕、没有力气、神色疲惫、气息短促、不喜欢说话等。如果在肥胖的状态中持续过长时间后就会引起一系列的并发症，常见的有高血压、糖尿病、心血管疾病等，其是影响身体健康的重要原因。

医学上常用于判断肥胖的方法是计算体质指数（BMI）：BMI = 体重（kg）/ 身高（m）^{2}。我国健康成年人的标准是：正常人的 BMI < 24，超重者的 BMI 在 24 ~ 27，肥胖症患者 BMI > 27。

一、致病机理

中医认为引起肥胖的病因主要包括年龄的增大伴随身体机能的降低、缺少运动、情志不当、饮食失调、先天问题等；通常认为肥胖的病机为胃强脾弱，这里的强弱是相对而言的。胃相对于脾是强势方时，就会出现进食以后胃部将水谷腐熟，脾脏没有充足的能力将这些水谷精微完全布散，所以超过的这一部分水谷精微就会化为体内的痰湿聚在一起形成脂肪，这些聚在一起的脂肪又会进一步影响机体的气血运行，导致气血瘀滞，最后产生内热。

在了解了导致肥胖的基本病机后再回头去看，这些病因就比较容易解释了，年龄增长、饮食不节制及缺乏运动其实在根本上是一样的，前两者都会导致体内有超过正常需求的精微物质，而缺乏运动又会导致这一部分精微物质无法在体内被消耗掉，这样久而久之就会导致肥胖。这三个原因是在人体健康的基础上发生的，而情志不当与先天问题则是一种相对来说病态的病因，前者是因为情志的原因导致我们脾脏虚弱，也就是"脾弱"；后者指的是胃热偏盛的一类人，也就是我们前面所说的"胃强"。

二、诊断要点

第一，肥胖的主要表现首先就是体形肥胖，通过体质指数进行自我评估也是较为关键的诊断之一。

第二，肥胖的起病是比较缓慢的，而且减肥也是缓慢的，都不是一蹴而就的。

第三，肥胖者常缺乏运动、饮食不节，或者有家族肥胖史、长时间的情绪不当、过大的精神压力等。

第四，肥胖的并发症较多。

三、证型及治疗

（一）胃热火郁型

1. 表现

这一类型的肥胖患者可能有消化食物较快且特别容易感到饥饿、大便干结、口中发干发苦、喜欢喝水的表现。

患者舌头为红色，舌苔黄，脉数。

2. 治疗原则

清胃泄火，佐以消导。治疗此种类型时首要的就是清泄胃中的火热，这样才能先缓解进食问题，在清泄胃火的过程中也要注意泻下，因为胃热所以大便会有或多或少的干结，而清泄胃火的途径也是通过大便，所以要适当加入一些泻下药。

3. 治疗方式

经方 白虎汤合小承气汤

治疗胃热火郁型肥胖选用《伤寒论》中的白虎汤与小承气汤。

白虎汤组成：石膏50克，知母18克，甘草6克，粳米9克。

小承气汤组成：大黄12克，厚朴12克，枳实9克。

加味：如果病程中感到饥饿加剧、口苦，可以加入黄连3克。如果病程中感觉口干想喝水，可以加入天花粉10克、葛根10克。

（二）痰湿内盛型

1. 表现

痰湿是导致肥胖的病理产物之一，超过脾脏运化的精微物质聚在一起形成痰湿。这种类型的肥胖主要的症状可能会有身体沉重、四肢倦怠、胸部满闷，除此之外还可能会口渴但是却不想喝水，大便比较黏。

此类肥胖患者舌头色淡，舌体胖或大，舌苔白腻；脉象滑。

2. 治疗原则

化痰利湿，理气消脂。治疗上要痰湿一并治疗，且在治疗的同时应该理顺气机，这样才能防止将痰湿之邪化开之后，因为气机的不畅而再次复发，消除痰湿理顺气机后，体内的膏脂才会消除。

3. 治疗方式

经方 导痰汤合四苓散

导痰汤出自《传信适用方》，四苓散出自《丹溪心法》。

导痰汤组成：半夏12克，天南星3克，枳实3克，橘红3克，赤茯苓3克。

四苓散组成：白术5克，茯苓5克，猪苓5克，泽泻8克。

加味：如果病程中出现体内湿邪较重，可以加入苍术3克、薏苡仁9克、赤小豆9克、防己5克、车前子9克。如果病程中出现痰湿化热的症状，比如内心烦躁少睡眠、舌头变红、舌苔变黄时，可以加入竹茹5克、浙贝母5克、黄芩3克、黄连3克、瓜蒌仁9克。

（三）气郁血瘀型

1. 表现

气郁血瘀型的肥胖是因为超出脾脏布散能力的那部分精微物质在体内积聚，化为痰湿之邪后进一步影响气血运行所导致的主要症状有经常想要长呼一口气，胸部憋闷、肋间感到胀满、皮肤色泽比较晦暗、大便比较干，男性可能会出现性欲减退甚至阳痿，女性可能会出现月经不调、经量减少、血色暗淡有血块。

舌头较暗，可能出现瘀斑，舌苔较薄，脉象弦或者涩。

2. 治疗原则

理气解郁，活血化瘀。治疗本种类型的肥胖症时，要应用理气活血的药物将体内的气结与瘀血散开，只有治疗了导致肥胖的根本才能让体重恢复到正常水平。

3. 治疗方式

经方 血府逐瘀汤

治疗气郁血瘀型肥胖选用《医林改错》中的血府逐瘀汤。

本方组成：桃仁12克，红花9克，当归9克，生地黄9克，川芎4.5克，赤芍6克，牛膝9克，桔梗4.5克，柴胡3克，枳壳6克，甘草6克。

加味：因为本种类型的肥胖比较容易转换成热证，所以如果出现舌苔偏黄色时，可以加入栀子6克、知母6克。如果病程中出现阳痿，可以加入水蛭2克、淫羊藿6克。如果病程中出现月经稀少，可以加入月季花3克、泽兰6克、益母草9克。

（四）脾虚不运型

1. 表现

当脾脏亏虚时，脾脏的正常运化功能受到影响，导致摄入的食物得不到正常运化，同时脾虚容易产生痰湿之邪。患者看上去有臃肿的感觉，神色疲惫且没有力气，感觉身体沉重；除此之外还会见到四肢水肿，尤其傍晚时或在劳累后水肿较重，小便难以排出、大便难下

或较稀的情况。

患者舌头较淡且胖，舌边有齿痕，舌苔为薄白或白腻，脉象濡细。

2. 治疗原则

健脾益气，渗利水湿。治疗此种类型的肥胖要抓住其根本进行调治，后天的行为伤及脾气后，从健脾出发，通过健脾补气的方式重新恢复其生理功能，同时应加入化湿邪的药物使脾脏更容易恢复。

3. 治疗方式

经方 参苓白术散合防己黄芪汤

参苓白术散出自《太平惠民合剂局方》，防己黄芪汤出自《金匮要略》。

参苓白术散组成：莲子肉9克，薏苡仁9克，缩砂仁6克，桔梗6克，白扁豆12克，白茯苓15克，人参15克，甘草10克，白术15克，山药15克。

防己黄芪汤组成：防己12克，甘草6克，白术9克，黄芪15克。

加味：如果病程中出现浮肿明显，可以加入泽泻6克、猪苓6克。如果身体困重明显，可以加入佩兰3克、广藿香3克。

（五）脾肾阳虚型

1. 表现

脾肾阳虚是脾气虚进一步导致的，主要症状有四肢不暖，严重时甚至可以出现四肢冰冷抽搐，除此之外还可见病人喜欢温热的饮食、小便较清。

舌头淡且胖大，舌苔薄白，脉象沉细。

2. 治疗原则

补益脾肾，温阳化气。脾肾阳虚是由于脾气虚引起的，所以在补脾肾的过程中应滋补阳气，使脾肾的功能可以尽

快恢复。

3.治疗方式

经方　真武汤合苓桂术甘汤

真武汤出自《伤寒论》，苓桂术甘汤出自《金匮要略》。

真武汤组成：茯苓9克，芍药9克，白术6克，生姜9克，附子9克。

苓桂术甘汤组成：茯苓12克，桂枝9克，白术9克，甘草6克。

加味：如果病程中出现喜欢吃温暖食物且特别不喜欢冷饮，可以加入炮姜5克。如果病程中出现气虚比较严重，全身没有力气，可以加入太子参9克、黄芪9克。

四、其他治疗

（一）针灸治疗

治法：健脾祛湿，化痰消脂。

主穴：中脘、天枢、曲池、阴陵泉、丰隆、太冲。

配穴：如果胃肠有热，可以配曲池、内庭；如果脾胃虚弱，可以配脾俞、足三里；如果肾阳亏虚，可以配肾俞、关元。

（二）饮食疗法

①要注意低热量饮食，口味以清淡为主，多吃蔬菜、水果等含高纤维、维生素的食物，控制糖分的摄入。

②少吃高热量的食物，尤其是油脂含量高的食物，不暴饮暴食，要养成良好的饮食规律，不吃夜宵，不通过节食减肥，三餐按时。

（三）预防调护

①养成良好的起居习惯，不要熬夜，早睡早起。

②适量的运动锻炼，不可过度，减肥要循序渐进，不可短时间过度降低体重，保证自己每日的消耗大于摄入。

③科学锻炼，计划减肥，不要通过药物减肥，药物减肥可能会伤害我们的身体，得不偿失，减肥要有持之以恒的精神。

第三节　汗证

汗证就是生活中常见到的异常出汗情况，很多时候有此类疾病的患者人汗淋漓，汗液直接湿透了衣服。首先应该区分什么是生理性出汗和病理性出汗。出汗是人体正常的生理现象，外界气温升高、运动以及饮食都会导致出汗，这种出汗不会伴随任何不适的感觉，被称为生理性出汗；生活中没有任何原因的出汗或者在出汗后身体有不适的情况，被称为病理性出汗。

中医根据出汗的时间、程度和颜色，分为自汗、盗汗、脱汗、战汗以及黄汗。

自汗：自汗是一种没有任何原因的白天突然汗出。

盗汗：盗汗则是一种夜晚睡觉时出汗，醒来则出汗停止的情况。

脱汗：脱汗一般发生于疾病比较严重时，患者大汗淋漓，同时还伴有疾病危象的表现，其程度较自汗和盗汗严重。

战汗：战汗是发生在热病过程中的一种现象，同时会伴有发热口渴，在汗出之前可能会有全身怕冷打颤的表现。

黄汗：黄汗是以汗液颜色命名的，并且还会沾染衣服。

一、致病机理

通常认为出汗的病因有素体虚弱

或久病体虚、情志失调和饮食不节。出汗的病机则主要是阴阳失调和卫外功能减退，从而导致汗液外泄。

各种原因的身体虚弱，都会导致气血阴阳受损伤，使营卫不足。当营阴不足，机体处在一种阴虚的状态，而阴虚往往生内热，内部的热邪就会导致汗液的外泄，表现为盗汗。卫气不足也会导致出汗，卫气的功能是固护体表，卫气不足时，体表得不到固护，汗液就会外泄。这一原因还会导致营卫不和，也会致使汗液外泄。

情志不舒，可能导致肝气郁结；饮食辛辣油腻较多，都会使体内产生热邪。两者不同的是肝郁化火会导致汗液变黄，饮食不节会产生湿热之邪。当忧思过度时会伤及心血，阴血不足同样产生内热，迫使汗液外泄。

二、诊断要点

第一，没有任何外界原因，自身突然汗出。

第二，甲亢、低血糖、结核病等疾病可能会引发机体异常出汗。

第三，有饮食不节或者情志失调病史，可能会导致汗出的情况。

三、证型及治疗

（一）肺卫不固型

1.表现

肺主表，肺脏所统率的卫气负责保护机体不受外邪侵袭，同时也固护机体营阴不外泄；当卫气受损后，营阴得不到固涩则会导致我们的汗液外泄。主要表现为出汗时怕被风吹，活动后汗出程度加剧，并且自身免疫力降低、神疲倦怠。

患者舌苔薄白，脉象细弱。

2.治疗原则

益气固表。这一类型汗证的本质是肺气亏损所致的，治疗中首先要补益肺脏之气，在补气的同时往往会与健脾同时进行，因为脾为后天之本，脾的健康与否关乎身体之气的充盛与否。

3.治疗方式

经方　玉屏风散

玉屏风散出自《究原方》。

本方组成：防风15克，黄芪30克，白术30克。

加味：如果病程中气虚比较严重，可以加入党参10克、黄精10克。如果病程中因为汗液外泄太过而导致机体出现阴虚症状，可以加入麦冬6克、五味子3克。

（二）营卫不和型

1.表现

当身体虚弱时，容易导致机体出现营卫不和的表现，卫气固护体表的功能受到影响而出汗，汗出时怕风吹，全身感觉酸软无力，除此之外还可出现轻微发热和头痛的表现；有的患者还可能失眠多梦。

患者舌苔薄白，脉象缓。

2.治疗原则

调和营卫。治疗营卫不和型汗证时，要做到使营卫调和，减轻患者出汗的程度。

3.治疗方式

经方　桂枝汤

桂枝汤出自《伤寒论》，使用时要根据病情适当增减。

本方组成：桂枝9克，芍药9克，甘草6克，生姜9克，大枣6克。

加味：如果在病程中气虚比较严重，可以加入黄芪9克。如果在病程中患者出现失眠、经常做梦，可以加入龙骨10克、牡蛎9克。

（三）阴虚火旺型

1. 表现

夜晚睡觉时出汗，早上醒来出汗停止，也可能会有自汗，还可能出现午后潮热和口渴的情况。

舌头为红色，舌苔较少，脉象细数。

2. 治疗原则

滋阴降火。本种类型的汗液外泄是内热迫使导致的，而内热产生的原因是阴气虚弱，所以在治疗的过程中应采取滋养阴气和清泻内热的原则。

3. 治疗方式

（1）经方　当归六黄汤

当归六黄汤出自《兰室秘藏》。

本方组成：当归6克，生地黄6克，黄芩6克，黄柏6克，黄连6克，熟地黄6克，黄芪12克。

加味：如果病程中出现潮热比较严重，可以加入秦艽3克、银柴胡3克、白薇5克。如果在病程中出现烦躁且难以入睡，可以加入阿胶3克、莲子心2克、肉桂2克。

（2）中成药

六味地黄丸，每次8丸，每日3次。

（四）心血不足型

1. 表现

心血受损后，体内虚火产生迫使汗液外泄，与阴虚火旺型的汗证病机大致相同，只不过亏损的脏腑确定在心脏。主要表现有盗汗、心悸、失眠，还可能有神经性疲劳以及气息短促的表现。

患者舌色淡，舌苔白，脉象细。

2. 治疗原则

补养心血。治疗本种类型的汗证时应恢复心血，心血恢复后虚热则会消散，如此一来汗液就不会受虚热影响而外泄。

3. 治疗方式

（1）经方　归脾汤

治疗心血不足时选用《济生方》中的归脾汤。

本方组成：白术18克，茯神18克，黄芪18克，龙眼肉18克，酸枣仁18克，人参9克，木香9克，甘草6克，当归3克，远志3克。

加味：如果在病程中感觉心悸比较严重，可以加入龙骨10克、琥珀粉1.5克、朱砂0.1克。如果在病程中出现难以入睡较严重，可以加入柏子仁3克、合欢皮6克。

（2）中成药

归脾丸，每次9克，每日3次。

（五）邪热郁蒸型

1. 表现

邪热郁蒸型汗证的汗液颜色为黄色，往往是肝火旺盛导致的。主要表现为汗液发黄且比较黏腻，还会沾染衣物，还可能会时常感到烦躁、口苦，小便颜色也比较黄。

舌苔薄黄，脉象弦数。

2. 治疗原则

清肝泻热，化湿和营。治疗上选用清肝泻火的药物来解决肝火问题，再通过化除体内的湿邪来达到营阴调和的目的。

3. 治疗方式

（1）经方　龙胆泻肝汤

龙胆泻肝汤出自《医方集解》。

本方组成：龙胆草6克，黄芩9克，栀子9克，泽泻12克，木通6克，车前子9克，当归3克，生地黄9克，甘草6克。

（2）中成药

①龙胆泻肝丸，每次6克，每日2次。

②四妙丸，每次6克，每日2次。

注：龙胆泻肝丸适用于典型的肝火旺盛且热势较重，若只是单纯的湿热内蕴而热象不盛，可选用四妙丸。

四、其他疗法

（一）饮食疗法

①韭菜汤：韭菜少许煮汤，加盐调味服用即可。韭菜具有补肾、止汗、固涩的功效，可以治疗盗汗。

②牡蛎汤：牡蛎肉30克，用水煎服，可以治疗血虚盗汗。

（二）预防调护

①在生活中要养成良好的生活习惯，保持情志舒畅，注意饮食清淡，同时要注意加强运动锻炼，增强体质。

②出汗时人体最容易感受外界邪气，所以在出汗后应该注意增添衣物避免外界邪气，防止感冒。

③出汗较多时，应该注意勤更换衣物，尤其是贴身衣物。

第七章

性传播疾病

第一节 淋病

从现代医学来讲，淋病是由淋病双球菌引起的一种泌尿生殖系统感染的化脓性炎症。本病具有传染性，且主要通过性行为来传播，性活跃的中青年男性发病率较高。由于男女在泌尿和生殖系统方面存在一定的差异，所以淋病在男性和女性中的症状是不相同的。

男性淋病主要分为两类，一类是急性淋病，急性淋病主要表现为尿道口红肿、轻微刺痛和瘙痒，并且会流出黄色的脓性分泌物引起排尿障碍或者不适；另一类是慢性淋病，慢性淋病主要由于急性淋病的治疗和护理不当引起，表现为有轻微的尿痛，并且排尿时会感到轻微的灼热，通常在尿液开始和结束部分会带有血液，有少量的脓性分泌物排出。

女性淋病主要也分为急性淋病和慢性淋病。急性淋病的主要表现有大量的脓性白带、宫颈充血且有触痛，若阴道分泌物较多时可伴有外阴的瘙痒感；或会出现尿道口充血以及触痛，并且伴有脓性分泌物排出；还会出现前庭大腺红、肿、热、痛，甚至还会形成脓肿，触痛非常明显。慢性淋病也是由急性淋病衍变而来的，较急性淋病症状轻，通常可能出现腰背部酸痛，白带量多，月经量多，下腹部疼痛；还可出现外阴红肿及灼痛，可见黄绿色的脓性分泌物等。

一、致病机理

淋病的病因较为单一，是由于不干净的物质通过生殖器进入体内，导致外邪滞留在膀胱与肝脏中，局部气血运行受到阻滞，进而使机体中气的生理功能受阻引起本病。若病程拖延时间过长则会导致肾脏亏虚，主要是肾阴的亏虚。

我们分析时往往分为急性淋病与慢性淋病，急性淋病对应的是发病的初始阶段，本阶段体内正气充足，往往邪气致病。当病程拖延时间过长则会耗伤体内的正气，导致体内出现虚证无法将邪气排出体外，成为慢性淋病。

二、诊断要点

第一，通常发病前会有不洁的性交，或者会有间接接触史。

第二，发病后通常都可发现脓性的分泌物质。

第三，通过尿道或阴道分泌物的细菌培养可发现淋球菌的存在。

三、证型及治疗

（一）湿热毒蕴型（急性淋病）

1. 表现

急性淋病是指由于外界邪气刚进入身体，此时正邪交争剧烈，所以表现出来的症状较为严重。急性淋病通常的表现有尿道口红肿瘙痒，尿液比较浑浊，并且在尿道口可以见到脓性分泌物；除此之外急性淋病患者通常小便比较频繁，且排尿时会有疼痛和灼热感。女性会出现宫颈出血和触痛，或者会出现前庭大腺的红、肿、热、痛，全身还可伴有发热的症状。

患者舌头为红色，舌苔黄腻，脉象滑数。

2. 治疗原则

清热利湿，解毒化浊。急性淋病的症状比较严重，这个阶段的主要任务是清除体内的邪气，使症状得到缓解，所以这一阶段可选用清热利湿与解毒化浊的药物来祛除体内的邪气。

3. 治疗方式

（1）经方　龙胆泻肝汤

龙胆泻肝汤出自《医方集解》。

本方组成：龙胆草6克，黄芩9克，栀子9克，泽泻12克，木通6克，车前子9克，当归3克，生地黄9克，柴胡6克，甘草6克。

加味：如果病程中发现热毒进入经络出现高热神昏等症状，可以与清营汤同时应用。

清营汤组成：犀角（水牛角代）30克，生地黄15克，玄参9克，竹叶心3克，麦冬9克，丹参6克，黄连5克，金银花9克，连翘6克。

（2）中成药

①龙胆泻肝丸，每次6克，每日2次。

（二）阴虚毒恋型（慢性淋病）

1. 表现

淋病迁延日久后会导致肾脏发生亏损，此时邪毒留滞体内，症状表现并不剧烈，但会出现不同程度的虚证。主要表现可能有小便时有不通畅的感觉，并且感觉点滴尿不尽；女性会表现为白带增多，或者尿道口会发现少许的黏液物质；除此之外肾虚可能会导致腰腿酸软无力、食欲减退等症状。慢性淋病过程中如果喝酒或者疲劳，会使尿道口处的黏液物质反复出现。

患者舌头为红色，舌苔比较少，脉象细数。

2. 治疗原则

滋阴降火，利湿祛浊。本种类型的淋病病因有两个，一是肾阴的亏损，二是余邪的留恋。在用药过程中要从这两方面下手，滋补肾阴的同时祛除邪气。

3. 治疗方式

（1）经方　知柏地黄丸

知柏地黄丸出自《医方考》，由六味地黄丸加知母、黄柏组成。

本方组成：熟地黄24克，山萸肉12克，干山药12克，泽泻9克，牡丹皮9克，茯苓9克，知母6克，黄柏6克。上述诸药炼成丸后，每次服用6克。

加味：如果在病程中阴虚比较严重，可以加入五味子3克、女贞子6克。

（2）中成药

知柏地黄丸，每次6克，每日2次。

四、其他疗法

（一）外治法

可以选用土茯苓30克，地肤子30克，苦参30克，芒硝30克。以上药物煮水后清洗局部，每天清洗3次。

（二）预防调护

①尽量避免不干净的性生活，建议在性交时使用避孕套。

②患病期间保持自律，避免性生活，并且注意阴部的卫生。

③发现疾病后尽早治疗，防止病情拖延进而影响身体健康。

第二节 尖锐湿疣

现代医学认为尖锐湿疣是由人乳头瘤病毒引起的一种疾病。人乳头瘤病毒简称HPV。本病的主要传播方式是性传播，也有少数患者是由于接触了受污染的日用品而感染本病。

患病后病人常常首先出现皮肤的病变，淡红色的小丘疹逐渐变大并且数量也会越来越多，丘疹的表面凹凸不平，在皮肤湿润柔软处的呈现肉头状、菜花状或者鸡冠状；在低温干燥皮肤部分的呈现出扁平疣状。本种疾病好发于外生殖器部位，少数还可发生在肚脐、腋下、乳房下以及脚趾之间。大部分患者可以治愈，但有极少数患者会因为预后不良或治疗不当而引发癌症。

本病在中医属于"瘙瘊"的范围。

一、致病机理

从中医的角度去分析尖锐湿疣，通常是因为不洁性交而导致感受外来毒邪，邪气在体内堵塞人体正常的津液从而导致湿热的形成，湿热向下侵袭外生殖器部分，产生皮肤的损害。本病的病机大多为湿热下注。

二、诊断要点

第一，本病患者大多有不洁性交的病史，潜伏周期为1~8个月，一般在3个月左右发病。

第二，疾病初期在外生殖器部位可以看到皮肤出现丘疹，随着时间的推移，可见丘疹数目增多、体积增大。

第三，患者一般没有不适的表现，可能会出现轻度的瘙痒。

第四，本病有自愈的可能，也可能迁延不愈，还有极少数可能发展为癌症。

三、证型及治疗

湿热下注型

1. 表现

尖锐湿疣多出现湿热下注的表现，是因为毒邪堵塞导致湿热下行。主要表现为皮疹数量较多，或者皮疹体积较大，表面比较湿润，还可能出现皮疹的溃烂，除此之外还可能出现口中发苦、口干舌燥、小便颜色比较黄、大便干。

患者舌头为红色，舌苔黄腻，脉象弦滑。

2. 治疗原则

清热利湿解毒。本病的病机较为单一，所以在治疗中以清热利湿解毒为主，将引起我们皮肤病变的原因一并消除。

3. 治疗方式

（1）经方 二妙散合龙胆泻肝汤

治疗时选用《丹溪心法》中的二妙散和《医方集解》中的龙胆泻肝汤。

二妙散组成：黄柏15克，苍术15克。

龙胆泻肝汤组成：龙胆草6克，黄芩9克，栀子9克，泽泻12克，木通6克，车前子9克，当归3克，生地黄9克，柴胡6克，甘草6克。

加味：如果在病程中皮疹溃烂流出

的分泌物比较多，可以加入蒲公英 10克、金银花 6 克、紫花地丁 15 克。

（2）中成药

①龙胆泻肝丸，每次 6 克，每日 2 次。

②抗病毒口服液，每次 10 毫升，每日 3 次。

注：龙胆泻肝丸与抗病毒口服液都可以清除体内的湿热之邪，但龙胆泻肝丸可以清利肝胆，可以缓解口苦与小便赤的症状。

四、其他疗法

（一）外治法

尖锐湿疣是一种病程比较缓慢的传染病，在治疗的过程中，外治法也可以起到很好的疗效，如果病情较轻，可以选择外治法来治疗本病。

①选用苦参汤清洗发病部位，清洗完后撒青黛散。

②使用千金散和去疣膏敷在发病部位。

（二）预防调护

①生活中应该养成良好的饮食与起居习惯，进行适当的体育锻炼，增强身体的免疫力。

②杜绝不洁性交，提倡性交时使用避孕套。

③患病后不要存侥幸心理，应当及时治疗，同时治疗性伴侣，避免交叉感染。

第八章

妇科常见病症

第一节 月经提前

月经提前又称为"月经先期"。月经周期提前7天以上，严重时甚至出现十几天来一次月经，连续两个周期以上则称为月经提前。

一、致病机理

中医认为女子月经的产生是因为"血海满盈、满而自溢"，也就是女子体内的胞宫（注意中医中的胞宫并不是指女子的子宫，而是一种功能器官）被经血充满而溢出，这才引起女子月经的产生。

通常认为引起女子月经提前的原因主要有两个，分别是多种原因导致的机体气虚和血热。气虚主要有两种，一是脾气虚，前文提及脾的一个功能就是统摄体内的血液，当脾气受到损伤时，血液得不到统摄，就会造成经期提前。二是肾气虚，女子的特殊生理功能大多都受肾脏的调节，肾气受到损伤之后，同样无法制约经血，导致经期提前。

热邪有一种特性即"迫血妄行"，可以引起机体出血，所以血热也可以引起经期提前。血热一般分为阳盛血热、阴虚血热以及肝郁血热，阳气的充盛、阴气的虚弱以及肝气的郁结都会引起内热，从而导致月经提前。

二、诊断要点

第一，月经周期提前7天以上，甚至出现十几天来一次月经，并且不是偶然的一次。

第二，患病前患者可能会有饮食不规律、情志不调、身体虚弱等病史。

第三，如果月经出现十几天一来，应该及时到正规医疗机构进行检查，检查是否有其他出血性疾病。

三、证型及治疗

（一）脾气虚型

1. 表现

脾脏受损，生理功能受到影响，无法正常统摄血液。本种类型的月经提前，主要表现为经量较多，颜色淡红且质地较清稀，除此之外可能会有神色疲惫、四肢倦怠乏力、小腹感到空坠、食欲不佳等。

患者舌头为淡红色，舌苔薄白，脉象细弱。

2. 治疗原则

补脾益气，摄血调经。治疗中只需要将脾气恢复，即可恢复正常的月经周期，所以在药物上选用补脾益气之品来恢复脾的摄血功能。

3. 治疗方式

（1）经方 补中益气汤

补中益气汤出自《内外伤辨惑论》。

本方组成：黄芪18克，甘草9克，人参6克，当归3克，橘皮6克，升麻6克，柴胡6克，白术9克。

加味：如果病程中出现经血量比较多，可以去原方中的当归，加入煅龙骨15克、煅牡蛎10克、棕榈炭10克。

（2）中成药

归脾丸，每次9克，每日3次。

（二）肾气虚型

1. 表现

肾气虚型月经提前是肾气虚弱导致的，肾气失去原有固涩精气的功能，导致月经提前。表现为月经量或多或少，颜色暗淡，质地较清，腰膝酸弱无力，头晕并且听力下降。

肾气虚型月经提前的患者舌头颜色较暗，舌苔白且比较湿润；脉象沉细。

2. 治疗原则

补肾益气，固冲调经。治疗本种类型的月经提前时，在补肾气的同时应该固护已损失的阴精，在补的同时还要确保补进去的不再流失。

3. 治疗方式

经方 固阴煎

固阴煎出自《景岳全书》。

本方组成：人参5克，熟地黄9克，山药6克，山茱萸4.5克，远志2克，甘草3克，五味子3克，菟丝子6克。

加味：如果病程中出现经血量较多，可以加入仙鹤草6克、血余炭5克。如果病程中出现腰部和腹部冷和痛并且小便较频繁，可以加入益智仁3克、补骨脂6克。

（三）阳盛血热型

1. 表现

阳盛血热型月经提前是因为各种原因导致机体阳气较旺盛，内生热邪迫使血液不循经脉。症状为月经量较多，颜色深红并且质地比较黏稠，除此之外还可能伴有心烦口渴、小便发黄、大便干结。

患者舌头为红色，舌苔黄，脉象数或滑数。

2. 治疗原则

清热凉血调经。本种类型的阳盛是因为各种原因导致阳气盛出现的内热，而不是阴虚凸显的阳气盛，所以在治疗中以清热凉血为主。

3. 治疗方式

经方 清经散

清经散出自《傅青主女科》。

本方组成：牡丹皮9克，地骨皮15克，白芍9克，熟地黄9克，青蒿6克，茯苓3克，黄柏1.5克。

加味：如果病程中出现疲惫乏力、气息短促等气虚的症状，可以加入党参9克、黄芪9克。

（四）阴虚血热型

1. 表现

月经量增多或减少，颜色较红，质地较稠；除此之外还可伴有两颧潮红、手足心热等。

患者舌头为红色，舌苔少，脉象细数。

2. 治疗原则

养阴清热调经。本种类型的热邪为虚热，所以在清热的同时要注意养阴，阴气充足后热邪才可彻底消散。

3. 治疗方式

（1）经方 两地汤

两地汤出自《傅青主女科》。

本方组成：生地黄10克，玄参10克，芍药5克，麦冬5克，地骨皮3克，阿胶3克。

加味：如果出现月经带有血块时，可以加入茜草6克。

（2）中成药

六味地黄丸，每次9克，每日2次。

（五）肝郁血热型

1. 表现

肝气郁结，郁而化热，热入血分，迫血妄行，导致月经提前。主要表现为月经增多或减少，月经颜色深红或紫红，质地黏稠或者有结块。除此之外，还可有小腹胀痛，或者乳房肿痛，或者急躁易怒、口中发苦等。

患者的舌头为红色，舌苔薄黄，脉象弦数。

2. 治疗原则

疏肝清热，凉血调经。在治疗肝郁血热型月经提前时，因疾病的起因是肝气郁结，所以选药时要疏肝清热凉血三者并行。

3. 治疗方式

（1）经方 丹栀逍遥散

丹栀逍遥散出自《内科摘要》。

本方组成：甘草4.5克，当归9克，茯苓9克，芍药9克，白术9克，柴胡9克，牡丹皮6克，栀子6克。

加味：如果病程中出现口干舌燥时，可以加入知母6克、生地黄10克。如果胸胁部或乳房胀痛比较严重，可以加入郁金3克、橘核3克。

（2）中成药

加味逍遥丸，每次6克，每日2次。

四、其他疗法

（一）针灸治疗

治法：调理冲任，清热调经。

主穴：关元，三阴交，血海。

配穴：如果是阳盛血热，可以配行间；如果是阴虚血热，可以配太溪；如果是气虚，可以配足三里、脾俞。

（二）预防调护

①女性在生活中作息要规律，熬夜伤阴，容易使体内产生虚热。

②饮食方面注意节制，不要暴饮暴食，或者过食油腻辛辣寒凉食物。

③生活中注意保持愉悦的心情。

第二节 月经推迟

月经推迟在中医中称为"月经后期"，是指月经周期推迟7天以上，甚至3～5个月才来一次月经，并且持续两个周期以上。

一、致病机理

中医认为引起女子月经推迟的主要原因有两个，分别是"虚"和"实"。人体"虚"会导致胞宫内的经血无法正常地按照时间充满，所以引起月经的推迟；"实"主要是指因邪气作用，人体内的血液运行出现障碍，不能如期填满胞宫，也会导致月经推迟。

"虚"主要分为肾虚、血虚与虚寒。女子的特殊生理表现离不开肾的作用，先天或后天各种原因导致肾虚时，肾气会损伤，出现精亏血少的情况；血虚的致病机制就更显而易见了，血虚会导致无法按时将胞宫填满；虚寒是因为体内阳气虚弱导致脏腑得不到阳气的濡养，血液化生不足。由此可见，"虚"导致月经推迟的主要原因是血液不足以按时将胞宫填满。

"实"则是邪气的作用，主要分为实寒、气滞与痰湿。实寒是指外感寒邪或误食寒凉食物引起寒邪入体，寒邪侵入血液之后有阻碍血液运行的特点；如果平常情志比较抑郁，会导致气滞，气为血液的运行提供能量，气机不畅时血液运行也会受到影响；各种原因导致体内产生痰湿之邪时，也可以阻滞气血运行，导致血液运行不畅。由此可见，"实"主要影响血液运行，导致月经推迟。

二、诊断要点

第一，月经周期推迟 7 天以上，甚至出现 3 ~ 5 月才来一次月经，并且持续两个周期以上。

第二，患病前可能会有外感风寒、情志不舒、体重较大等因素，诱发机体出现"虚"和"实"的表现。

三、证型及治疗

（一）肾虚型

1. 表现

经期推迟、月经量少、月经色暗、质地清稀。除此之外，还可能会出现腰膝酸软无力、头晕且听力下降、面色较暗等症状。

患者舌头颜色较淡，舌苔白且少，脉象沉细。

2. 治疗原则

益精养血，补肾调经。治疗时选用补精血及补肾的药物，恢复肾脏的正常情况，即可恢复正常的月经周期。

3. 治疗方式

经方　当归地黄饮

治疗肾气虚型月经推迟选用《景岳全书》中的当归地黄饮。

本方组成：当归3克，熟地黄9克，山药6克，杜仲6克，牛膝4.5克，山茱萸3克，甘草2.5克。

加味：如果出现腰膝酸冷，可以加入菟丝子6克、巴戟天3克、淫羊藿6克。

（二）血虚型

1. 表现

体内血液不足以按时充满胞宫所引起的月经推迟。主要表现为月经量少、颜色淡红且质地清稀；除此之外还可能会出现小腹隐隐作痛，或感到头晕眼花，面色比较苍白或发黄。

患者舌头为淡红色，舌苔薄，脉象细弱。

2. 治疗原则

补血填精，益气调经。治疗中首先要补益身体之精血，中医讲究"血为气之母，气为血之帅"，气血往往联系密切，所以治疗中要固护气机。

3. 治疗方式

（1）经方　大补元煎

治疗血虚型月经推迟选用《景岳全书》中的大补元煎。

本方组成：人参10克，山药6克，熟地黄6克，杜仲6克，当归6克，山茱萸3克，枸杞6克，甘草3克。

加味：如果月经量比较少，可以加入丹参10克、鸡血藤9克、川牛膝5克。如果病程中出现小腹隐隐作痛，可以加入白芍6克、阿胶3克。

（2）中成药

①当归丸，每次6克，每日3次。

②乌鸡白凤丸，每次6克，每日2次。

注：当归丸注重补血，且可以缓解小腹疼痛；乌鸡白凤丸则是气血双补，如果病程中出现无力、疲惫等气虚证时，可以选择乌鸡白凤丸。

（三）虚寒型

1.表现

经期推迟，月经量少、颜色淡红且质地清稀，除此之外还可能会出现小腹疼痛，按压或者热敷可以缓解，小便较清，大便较稀。

患者舌头颜色较淡，舌苔白，脉象沉迟或细弱。

2.治疗原则

温阳散寒，养血调经。治疗中恢复体内阳气的同时，要固护阴血，使阴血尽快恢复。

3.治疗方式

（1）经方　艾附暖宫丸

治疗虚寒型月经推迟选用《仁斋直指方论》中的艾附暖宫丸。

本方组成：艾叶9克，香附12克，吴茱萸6克，大川芎6克，白芍6克，黄芪6克，川椒9克，续断5克，生地黄3克，官桂5克。

加味：如果病程中出现小腹疼痛，可以加入巴戟天3克、淫羊藿6克、小茴香3克。

（2）中成药

桂附理中丸，每次9克，每日2次。

（四）实寒型

1.表现

因外感寒邪或者误食生冷导致寒邪侵入体内，气血瘀滞，月经推迟。主要表现为月经量少且颜色暗淡，可能伴

有结块，小腹疼痛拒按，但热敷可以缓解。除此之外，还可能会有四肢发冷、怕冷、面色较白等症。

患者舌头颜色较暗，舌苔白，脉象沉紧。

2.治疗原则

温经散寒，活血调经。治疗中在祛除寒邪的同时，也要注意恢复血液动力，寒邪入人体最容易伤阳气，血液运行动力容易匮乏。

3.治疗方式

经方　温经汤

治疗实寒型月经推迟选用《金匮要略》中的温经汤。

本方组成：吴茱萸9克，当归6克，芍药6克，芎䓖6克，人参6克，桂枝6克，阿胶6克，牡丹皮6克，生姜6克，甘草6克，半夏6克，麦冬9克。

加味：如果病程中出现小腹疼痛较严重，可以加入小茴香3克、延胡索3克、香附6克。如果病程中出现月经量比较少，可以加入丹参10克、益母草9克。

（五）气滞型

1.表现

经期推迟，月经量少，颜色暗红可伴有血块，小腹胀痛。除此之外，还可能出现月经前胸胁和乳房胀痛。

患者舌头颜色正常或为红色，舌苔薄白或微黄，脉象弦或弦数。

2.治疗原则

理气行滞，和血调经。在治疗中应该梳理体内气机和调和经血。

3.治疗方式

（1）经方　乌药汤

治疗气滞型月经推迟选用《兰室秘藏》中的乌药汤。

本方组成：当归1.5克，甘草1.5克，木香1.5克，乌药3克，香附子6克。

加味：如果病程中出现经量比较少且有结块，可以加入川芎3克、丹参10克、桃仁5克。如果病程中出现小腹胀痛比较明显，可以加入莪术6克、延胡索3克。

（2）中成药

木香顺气丸，每次6克，每日3次。

（六）痰湿型

1. 表现

各种原因使体内痰湿之邪堵塞经脉影响气血运行，导致月经推迟。主要表现为月经量少，经血中夹杂些许黏液，还可能出现体重较重、腹部满闷、呕吐、大便较稀、白带量多。

患者舌头颜色较淡且体形较胖，舌苔白腻，脉象滑。

2. 治疗原则

燥湿化痰，理气调经。治疗本种类型月经推迟时，在祛湿化痰的同时要理顺气机，气机顺畅后痰湿不复存。

3. 治疗方式

经方　苍附导痰丸

治疗痰湿型月经推迟选用《叶氏女科证治》中的苍附导痰丸。

本方组成：茯苓10克，半夏6克，陈皮3克，甘草3克，苍术5克，香附6克，南星4.5克，枳壳7克，生姜3克，神曲7克。

加味：如果病程中出现神色疲倦、乏力，可以加入人参3克、白术6克。如果病程中出现白带量比较多，可以加入虎杖9克、车前子9克。

四、其他疗法

（一）针灸疗法

治法：温经散寒，行血调经。

主穴：气海，三阴交，归来。

配穴：如果是实寒型月经推迟，可以配关元、命门。如果是血虚型月经推迟，可以配足三里、血海。

（二）预防调护

①当出现月经推迟症状时，应当及时进行治疗，不要忌讳就医。

②生活中要养成良好的作息与饮食习惯，不要经常吃生冷食物。

③房事要节制，过度房事容易损伤肾脏。

④尽可能保持情志愉快。

第三节　月经过少

女性正常月经量为每次20～60毫升。月经过少指的是月经周期正常，但是月经量明显少于平时的1/2，或者月经量少于20毫升，或月经持续时间不足两天，甚至只有一点月经。每次月经量是指从月经开始的第一天到月经结束的血量。

一、致病机理

月经过少的病因分为"实"和"虚"。在前面"月经推迟"一节中讲到过"虚"，多是因为体内的血液不足，经血得不到及时的补充，月经量因此减少；"实"则是因为瘀阻气机，经血运行不畅，月经量减少。

"虚"主要分为肾虚及血虚。肾虚就是因为肾气亏虚引起的经血不足；血虚则是先天或者后天原因引起的，或者是脾虚导致体内血液生成不足。"虚"

引起的月经过少归结于体内经血不足。

"实"主要分为血瘀和痰湿。体内气血瘀滞，血行不畅，导致血液无法正常到达胞宫；痰湿内盛，阻滞经脉，同样导致经脉内经血运行不畅。"实"引起月经过少的机理是影响人体内经血运行。

二、诊断要点

第一，病人可能有久病或失血的病史，或有长时间的情志不舒、饮食不节等原因导致体内出现"虚"或"实"的表现。

第二，月经量明显减少，每次月经量小于 20 毫升，或者低于正常月经量的 1/2，月经周期正常或多伴月经推迟。

三、证型及治疗

（一）肾虚型

1. 表现

肾气受损导致经血匮乏，血液无法按时蓄满胞宫。主要表现有月经颜色暗且质地清稀，除此之外可见腰膝部酸软无力、头晕、听力下降，或者出现小腹部发冷，还可出现夜尿较频繁。

患者舌头颜色较淡，脉象沉弱或沉迟。

2. 治疗原则

补肾益精，养血调经。治疗肾虚型月经过少时，要注意填补肾精的同时，滋养阴血。

3. 治疗方式

（1）经方　归肾丸

归肾丸出自《景岳全书》。

本方组成：熟地黄 5 克，山药 10 克，山茱萸 5 克，茯苓 10 克，当归 5 克，杜仲 6 克，菟丝子 6 克。

加味：如果病程中出现小腹发冷、手足发凉等阳虚症状，可以加入益智仁 3 克、巴戟天 3 克、淫羊藿 6 克。如果病程中出现两颧潮红、手脚心发热等阴虚症状，可以加入女贞子 6 克、白芍 6 克、龟甲 9 克。

（2）中成药

①滋肾育胎丸，每次 6 克，每日 3 次。

②六味地黄丸，每次 9 克，每日 2 次。

注：滋肾育胎丸适用于阳虚或阴阳俱虚的情况；六味地黄丸则适用于阴虚的情况。

（二）血虚型

1. 表现

月经量逐渐减少，甚至只有一点点，颜色较淡且质地较稀；还可能出现小腹隐隐作痛、头晕眼花、面色发黄。

患者舌头为淡红色，脉象细。

2. 治疗原则

养血益气调经。治疗血虚型月经过少时，在滋补血液的同时应兼顾补气行血；同时还要补益脾胃，使血液生化充足。

3. 治疗方式

（1）经方　滋血汤

滋血汤出自《女科证治准绳》。

本方组成：白芍 9 克，当归 9 克，熟地黄 12 克，川芎 6 克，人参 3 克，山药 15 克，黄芪 9 克，茯苓 10 克。

加味：如果病程中出现面色发白，可重用黄芪 20 克，加入鸡血藤 9 克。如果病程中月经量只有点滴之多，可以加入枸杞 6 克、山茱萸 6 克、丹参 10 克、香附 6 克。

（2）中成药

归脾丸，每次 6 克，每日 3 次。

（三）血瘀型

1. 表现

月经颜色为紫色且比较暗，可带有血块，除此之外还可能有小腹胀痛，且血块排出后腹痛会减轻。

患者舌头为紫暗色，或可见斑点，脉象沉弦或沉涩。

2. 治疗原则

活血化瘀调经。治疗中行气活血的同时，要兼顾补血养血，因为血瘀往往会导致血液受到损伤。

3. 治疗方式

（1）经方　桃红四物汤

桃红四物汤出自《医垒元戎》。

本方组成：桃仁 9 克，红花 6 克，白芍 9 克，当归 9 克，熟地黄 12 克，川芎 6 克。

加味：如果病程中小腹胀痛比较严重，可以加入路路通 5 克、红藤 9 克、忍冬藤 9 克。如果病程中出现神色疲惫、乏力，可以加入党参 9 克、白术 6 克、黄芪 9 克。

（2）中成药

益母调经丸，每次 10 丸，每日 3 次。

（四）痰湿型

1. 表现

月经颜色为淡红色，质地像痰液一样黏稠，除此之外还可见白带黏腻，胸部发闷，恶心欲吐。

患者舌头颜色较淡，舌苔白腻，脉象滑。

2. 治疗原则

化痰燥湿调经。治疗本种类型月经过少时，祛湿化痰的同时要理顺气机，

气机顺畅后痰湿不复存。

3. 治疗方式

经方　苍附导痰丸

苍附导痰丸出自《叶氏女科证治》。

本方组成：茯苓 10 克，半夏 6 克，陈皮 3 克，甘草 3 克，苍术 5 克，香附 6 克，南星 4.5 克，枳壳 7 克，生姜 3 克，神曲 7 克。

加味：如果病程中出现白带量比较多，可以加入车前子 9 克、虎杖 9 克。如果病程中出现痰液较多且比较黏腻，可以加入胆南星 3 克、竹茹 5 克。

四、其他疗法

（一）针灸治疗

（1）血液运行不畅

治法：健脾行气，活血通经。

主穴：中极，三阴交，血海，归来。

配穴：如果为气虚血瘀型，配合谷、太冲。如果为痰湿阻滞型，配阴陵泉、丰隆。

（2）经血缺乏

治法：调补冲任，养血通经。

主穴：关元，足三里，三阴交，归来，脾俞。

配穴：如果为气血虚弱型，配气海、膈俞。如果为肾气虚弱型，配太溪、肾俞。

（二）饮食疗法

当归生姜羊肉汤：当归、羊肉、生姜三种食材煲汤，用于虚证月经过少的患者。

（三）预防调护

①发现本种疾病，应该及早进行治疗。本疾病可能会发展为闭经，可能会影响生孕。

②坚持体育锻炼，增强身体的机

能，也要养成良好的饮食与作息习惯，不要暴饮暴食，保护脾胃。

③保持情志的舒畅，防止因为情志不舒引起疾病。

第四节 月经过多

月经过多是指每次月经量比平时正常时明显增多，或者每次月经量超过了80毫升，但是月经周期基本为正常，也被称为"经水过多"。

一、致病机理

从中医的角度去分析月经过多，通常认为是体内的经血得不到制约导致月经量增加。经血得不到制约的原因主要有三个，分别是气虚、血热以及血瘀。

气虚主要指的是脾气的虚弱，先天或后天因素导致脾气受损，脾统摄血液的功能无法正常发挥，经血不受控制，进而引起月经增多。

血热是因为热邪"迫血妄行"，导致经血无法正常循经脉流动，从而引起月经过多。

血瘀也会导致月经过多，在前面的"月经过少"一节讲到过血瘀这个病因。月经过少是因为经血无法按时按量地到达胞宫，而对月经过多中的血瘀可以理解为经血无法回流到身体，导致经血瘀阻在胞宫内，从而引起月经过多。

二、诊断要点

第一，首先就是月经增多，明显多于平时的正常月经量，或者每次月经量大于80毫升。

第二，发病前可能有饮食不节、情志不舒，或者久病体虚、感受外邪等病史。

三、证型及治疗

（一）气虚型

1. 表现

出现气虚型月经过多是因为体内的气较虚弱，导致体内血液得不到统摄，血液失去制约。症状表现为月经颜色比较淡，质地比较清稀，除此之外还可能出现神色疲倦、全身乏力、小腹下坠感、面色发白。

患者舌头颜色较淡，舌苔较薄，脉象细弱。

2. 治疗原则

补气摄血固冲。治疗时补益体内之气，恢复气的正常统血功能，从而使血液得到应有的制约，月经量即可恢复正常。

3. 治疗方式

（1）经方 举元煎

举元煎出自《景岳全书》。

本方组成：人参9克，黄芪9克，甘草3克，升麻2克，白术3克。

加味：如果月经中有结块或者伴有下腹疼痛，可以加入泽兰6克、益母草9克、五灵脂5克。如果病程中出现腰部发冷、大便比较稀，可以加入鹿角霜9克、补骨脂6克、续断9克、杜仲6克。

（2）中成药

①四君子丸，每次6克，每日3次。

②生脉饮，每次10毫升，每日3次。

注：生脉饮与四君子丸都可补气，恢复气的统血功能。两者不同的是，生脉饮还可补阴，如果病程中出现手脚心烦热等阴虚症状，可以选用生脉饮。

（二）血热型

1.表现

外感邪热或内生热邪，导致体内血液不循经脉。主要表现有月经颜色比较深，质地比较黏稠可伴有小血块，除此之外还可能出现口渴心烦、小便发黄、大便干结。

患者舌头为红色，舌苔黄，脉象滑数。

2.治疗原则

清热凉血，固冲止血。治疗除清除体内热邪之外，还应该顾护阴液，因为热邪易伤阴液，所以用药中应该加入滋阴药。

3.治疗方式

（1）经方　保阴煎

保阴煎出自《景岳全书》。

本方组成：生地黄6克，熟地黄6克，白芍6克，山药4.5克，续断4.5克，黄芩4.5克，黄柏4.5克，甘草3克。

加味：如果病程中出现口渴比较严重，可以加入天冬6克、麦冬6克、南沙参9克、北沙参5克。如果病程中出现月经结块，可以加入蒲黄5克、五灵脂5克、三七3克。

（2）中成药

紫地宁血散，每次8克，每日3次。

（三）血瘀型

1.表现

月经颜色是紫暗色，并且伴有血块，除此之外还可能出现月经时腹部疼痛，或者平常就出现小腹的胀痛。

患者舌头为紫暗色，可能伴有斑点，脉象涩。

2.治疗原则

活血化瘀止血。治疗时应该尽快破除体内瘀血，使血液归经，所以选用活血化瘀药物，恢复血液动力。

3.治疗方式

（1）经方　失笑散加益母草、三七、茜草

失笑散出自《太平惠民和剂局方》，使用时还应该加入三七、茜草、益母草。

本方组成：蒲黄10克，五灵脂10克，益母草15克，三七6克，茜草6克。

加味：如果月经时腹痛比较明显，可以加入延胡索3克、香附6克。如果月经颜色深红，可以加入仙鹤草6克、藕节9克。

（2）中成药

益母草流浸膏，每次10毫升，每日3次。

四、其他疗法

（一）艾灸疗法

主要穴位：隐白，大敦，三阴交，关元。

操作方法：以上这些穴位，可以点燃艾条之后在其上部熏灼。

（二）预防调护

①发现疾病后应该及时治疗，长时间的月经过多容易引起气血虚弱，影响身体健康。

②生活中应该控制饮食与情志，防止内邪的产生。

③养成良好的作息习惯，进行适当的体育锻炼，增强体质。

④生活中要注意节制房事，杜绝不洁性交。

注：月经量异常时应该注意与崩漏相鉴别，"崩"是指月经来时，经血暴下量非常大；"漏"是指淋漓不尽，

月经量少且难以止住。崩漏是一种较为严重的月经病，当自我感觉有相似症状时，应该及时去正规医疗机构进行详细检查，并积极配合治疗，防止病情恶化。

第五节 痛经

痛经是指女性在月经期间或者月经前后，出现周期性的小腹疼痛，可能伴有腰部的酸痛，严重者甚至因为疼痛而晕厥，严重影响正常的工作生活。

一、致病机理

中医分析"痛"的原因大体分为两种，一种是"不通则痛"，指的是经脉中血液瘀阻，气血无法正常运行，从而引起疼痛；还有一种是"不荣则痛"，指的是体内气血虚弱，无法濡养相应的部位，从而引起相应部位的疼痛。

中医认为引起痛经的主要病机有寒凝血瘀、气滞血瘀、湿热蕴结、气血虚弱以及肝肾亏损，前三者属于实证，是受邪气影响导致胞宫部位气血瘀滞，从而导致痛经的产生；后两者属于虚证，是因为气血不足，胞宫得不到濡养，导致痛经。

寒凝血瘀是指不小心感染寒邪之后，寒邪直中胞宫部位的经脉。寒邪入体后，血液遇寒则凝，瘀阻在胞宫，导致"不通则痛"；湿热蕴结则是因为湿热邪气侵袭，不小心感染湿热邪气后，湿热与血液相结合，蕴结在胞宫中，导致胞宫血液运行障碍，从而引起"不通则痛"；气滞血瘀则是因为体内气机不畅，血液运行受到影响，进而瘀结于胞宫，最终引起"不通则痛"。

气血虚弱与肝肾亏虚都是因为先天或后天因素导致体内气血亏虚，胞宫失去濡养，从而导致"不荣则痛"。

二、诊断要点

第一，本病的主要症状是患者在月经期间或者月经前后出现明显的下腹疼痛。

第二，患病前多有不洁性交、过食寒凉、产后冒雨、情志不舒等病史。

第三，疼痛较严重时可能会出现面色发白、手脚发冷、恶心，严重时甚至出现昏厥。

三、证型及治疗

（一）寒凝血瘀型

1. 表现

寒邪入侵胞宫处经脉引起血液不通。主要表现为小腹发冷疼痛且不想被按压，热敷可以缓解；还可能出现经期延后，月经量少且颜色较暗，除此之外还可能会有怕冷、四肢发冷、面色发青等。

患者舌头颜色较暗，舌苔白，脉象沉紧。

2. 治疗原则

温经散寒，化瘀止痛。治疗中选用温经化瘀的药物来消除引起痛经的病因，同时还应该兼顾行气活血补血。

3. 治疗方式

（1）经方 少腹逐瘀汤

少腹逐瘀汤出自《医林改错》。

本方组成：桃仁12克，红花9克，当归9克，生地黄9克，川芎4.5克，赤芍6克，牛膝9克，桔梗4.5克，柴胡3克，枳壳6克，甘草6克。

加味：如果病程中出现小腹疼痛比较严重，可以加入艾叶3克、吴茱萸2克。

如果病程中出现肢体酸重不舒服、舌苔白腻,可以加入苍术3克、茯苓10克、薏苡仁9克、羌活3克。

(2)中成药

少腹逐瘀胶囊,每次3粒,每日3次。

(二)气滞血瘀型

1.表现

小腹胀痛,且不想被按压,月经量少且颜色紫暗伴有结块,除此之外还可能出现胸胁部位和乳房的胀痛。

患者舌头为紫暗色,或有斑点,脉象弦涩。

2.治疗原则

行气活血,化瘀止痛。因为本病是气滞血虚引起的"不通则痛",所以选用行气活血药物,使瘀阻化解。

3.治疗方式

(1)经方 膈下逐瘀汤

膈下逐瘀汤出自《医林改错》。

本方组成:五灵脂6克,当归9克,川芎6克,桃仁9克,丹皮6克,赤芍6克,乌药6克,元胡3克,甘草9克,香附4.5克,红花9克,枳壳4.5克。

加味:如果病程中出现恶心呕吐症状,可以加入吴茱萸2克、法半夏3克、陈皮3克。如果病程中出现心烦口苦、舌苔发黄,可以加入栀子6克、郁金3克。

(2)中成药

元胡止痛片,每次3片,每日3次。

(三)湿热蕴结型

1.表现

湿热邪气蕴结于胞宫,导致胞宫处血液不通引起疼痛。症状有小腹疼痛或者胀痛,痛处有灼热感,月经量多,颜色暗红且质地黏稠,除此之外还可能

出现白带量增多且颜色偏黄,小便也偏黄色。

患者舌头红色,舌苔黄腻,脉象滑数或濡数。

2.治疗原则

清热除湿,化瘀止痛。治疗湿热邪气与血蕴结时,在选用清热除湿药物的同时,要注意养血活血。

3.治疗方式

(1)经方 清热调血汤加车前子、败酱草、薏苡仁

清热调血汤出自《古今医鉴》,使用时加入车前子、败酱草、薏苡仁。

本方组成:黄连4.5克,牡丹皮7.5克,生地黄5克,白芍7.5克,当归7.5克,川芎5克,红花4.5克,桃仁7.5克,延胡索7.5克,莪术6克,香附6克,车前子9克,败酱草6克,薏苡仁9克。

加味:如果病程中出现月经量过多或者月经期延长,可以加入槐花5克、地榆9克、马齿苋9克。如果病程中出现白带量比较多,可以加入黄柏3克、樗白皮6克。

(2)中成药

花红片,每次4片,每日3次。

(四)气血虚弱型

1.表现

体内的气血本来不足,月经后气血亏虚更严重,胞宫失去濡养引起疼痛。症状有小腹隐隐作痛,按压后可缓解,月经量少且颜色较淡,除此之外还可能出现神色疲惫、全身乏力、面色发白、失眠等。

患者舌头颜色较淡,舌苔薄,脉象细弱。

2. 治疗原则

益气养血,调经止痛。治疗宜选用益气养血的药物来恢复体内正常的气血功能,但是在滋补的同时应该加入行气活血的药物防止气血瘀滞。

3. 治疗方式

(1) 经方 圣愈汤

圣愈汤出自《医宗金鉴》。

本方组成:熟地黄 20 克,白芍 15 克,川芎 8 克,人参 15 克,当归 15 克,黄芪 15 克。

加味:如果病程中出现月经中带有血块,可以加入蒲黄 5 克、五灵脂 5 克。如果病程中出现大便比较稀、腹痛比较严重,可以加入茯苓 10 克、炒白术 10 克。如果病程中出现怕冷,可以加入肉桂 2 克、小茴香 3 克、艾叶 3 克。

(2) 中成药

乌鸡白凤丸,每次 6 克,每日 2 次。

(五) 肝肾亏损型

1. 表现

肝肾亏虚引起经血虚少,胞宫失去濡养引起疼痛。主要表现有小腹隐隐作痛,按压后可缓解,可能伴有腰部的酸痛,月经量少,颜色较暗;除此之外,还可能有头晕且听力下降,失眠健忘,或者可能出现手脚心潮热。

患者舌头为淡红色,舌苔薄白,脉象沉细。

2. 治疗原则

补益肝肾,调经止痛。治疗时选用补益肝肾的药物,使肝肾恢复正常生理功能,胞宫得到濡养,即可缓解痛经。

3. 治疗方式

(1) 经方 调肝汤

调肝汤出自《傅青主女科》。

本方组成:山药 15 克,阿胶 9 克,当归 9 克,白芍 9 克,山茱萸 9 克,巴戟天 3 克,甘草 3 克。

加味:如果病程中出现腰腿部的酸软无力,可以加入杜仲 6 克、续断 9 克。

(2) 中成药

六味地黄丸,每次 9 克,每日 2 次。

四、其他疗法

(一) 针灸治疗

1. 不通则痛

治法:行气活血,调经止痛。

主穴:中极,次髎,地机,三阴交。

配穴:如果是气滞血瘀型,可以配太冲、血海。如果是寒凝血瘀型,可以配关元、归来。

2. 不荣则痛

治法:调补气血,温养冲任。

主穴:关元,足三里,三阴交。

配穴:如果是气血虚弱型,可以配气海、脾俞。如果是肝肾亏损型,可以配太溪、肝俞、肾俞。

(二) 饮食疗法

①益母草 50 克,2 个鸡蛋,适量红糖,煮开后去掉药渣,吃蛋喝汤,对治疗实证的痛经有疗效。

②当归生姜羊肉汤:当归、羊肉、生姜三种食材煲汤,对治疗虚证以及寒凝血瘀型痛经有疗效。

(三) 预防调护

①生活中不要过食生冷,或过食肥甘厚味,注意劳逸结合,不要过度劳累。

②生活中尽量保持心情愉悦,本病与情志联系密切,治疗时也要注意调节情志。

③月经期间注意寒温问题,不要给

邪气可乘之机。

第六节 白带增多

中医称白带为"带下"，是指阴道中流出的一种黏腻液体。正常情况下的白带是无色透明，也可略带白色，没有味道，黏而不腻的一种液体，主要功能是濡养前阴。白带的产生与人体中任脉有着密切的关系，任脉总管人体一身的精、血、津、液，白带正是阴精，津液下行而形成的，此处的阴精又与肾精关系密切，所以白带的正常离不开肾与任脉的作用。除肾与任脉的作用外，体内的带脉还起到了制约白带的作用。

白带增多是指白带量过多，颜色、质地与气味异常，可能伴有全身、局部的症状，中医称之为"带下过多"。

一、致病机理

中医分析白带增多的主要原因是体内存有湿邪和脾肾功能失调，引起白带增多的机制是任脉不固与带脉失约。具体的原因可分为脾虚、肾阳虚、阴虚夹湿热、湿热下注与湿毒蕴结。

脾虚是因为先天或后天的因素，导致脾气受损，脾阳受损。当脾脏阳气虚弱时，运化功能失常，水液得不到运化后容易滋生湿邪，湿邪下行侵袭后，损伤任带二脉引起白带增多。肾阳虚也是各种原因引起的肾阳虚弱，进而气化功能失常，湿邪产生后并下行，损伤任带二脉。肾阳虚引起白带增多还有可能是因为肾气无法固护阴精，阴精流失，导致白带增多，因为阴精是来源于肾脏的。

阴虚夹湿热指的是身体平常阴虚，

因为防护不当感染了湿热之邪，湿热之邪损伤了冲带二脉后引起白带增多。湿热下注引起白带增多的原因也是湿热邪气损伤了冲带二脉。要注意的是，湿热邪气除外界侵袭外，还有可能是脾虚湿盛、日久化热引起的。湿毒蕴结多是指身体在虚弱的情况下不小心感染了湿毒邪气，与阴虚夹湿热的程度比较起来更严重。

二、辨证要点

第一，患病前可能有手术感染、不洁性交、饮食不节、情志不舒等病史。

第二，主要的表现是白带色、量、气味异常，白带颜色可能为白色或黄色，还有可能出现红白相兼、黄绿色；质地可能清稀如水，也可能非常黏稠；气味可能正常，也可能出现臭味；除此之外还可能伴有外阴和阴道的不适感。

三、证型及治疗

（一）脾虚型

1. 表现

脾虚运化失常，湿邪内生，损伤任带二脉引起带下异常。表现为白带颜色发白，质地清稀，没有气味，除此之外还可能出现面色发黄或者发白、全身乏力感、食欲减退、大便稀。

患者的舌体淡胖，边有齿痕，舌苔薄白或白腻，脉象细缓。

2. 治疗原则

健脾益气，升阳除湿。选用健脾除湿药物来祛除本证型的主要病因，选用益气升阳药物来收涩白带。

3. 治疗方式

（1）经方 完带汤

治疗脾虚型白带增多选用《傅青主

女科》中的完带汤。

本方组成：白术 30 克，山药 30 克，人参 6 克，白芍 15 克，车前子 9 克，苍术 9 克，甘草 3 克，陈皮 2 克，黑芥穗 2 克，柴胡 2 克。

加味：如果在病程中出现腰痛，可以加入续断 9 克、杜仲 6 克、菟丝子 6 克。如果病程中出现白带过多，可以加入芡实 9 克、牡蛎 9 克。

（2）中成药

参苓白术散，每次 6 克，每日 3 次。

（二）肾阳虚型

1. 表现

肾阳虚弱导致带下失去制约。主要表现为白带颜色较淡，质地清稀且缠绵不断，除此之外还可能有怕冷、四肢发凉、小便较清、大便较稀等。

患者舌头颜色较淡，舌苔白润，脉象沉迟。

2. 治疗原则

温肾助阳，涩精止带。治疗中在恢复肾阳的同时可去除湿邪，还应注意收涩流失的阴精，防止病情进一步发展。

3. 治疗方式

（1）经方 内补丸

治疗肾阳虚型白带增多选用《女科切要》中的内补丸。

本方组成：鹿茸 1 克，肉苁蓉 10 克，菟丝子 10 克，白蒺藜 7.5 克，肉桂 2 克，制附子 3 克，黄芪 10 克，桑螵蛸 5 克，潼蒺藜 9 克，紫菀 7.5 克。

加味：如果病程中出现腹泻、大便较稀，可以去掉肉苁蓉，加入补骨脂 6 克、肉豆蔻 3 克。

（2）中成药

金锁固精丸，每次 6 克，每日 3 次。

（三）阴虚夹湿热型

1. 表现

患者体内阴虚，感染湿热邪气引起带下异常。本种类型表现为白带质地较稠，颜色为黄色或者红白相兼，且有异味。除此之外还可能出现阴部不适，伴有手心脚心的潮热、失眠多梦、咽干口燥、腰腿酸软无力等。

患者舌头为红色，舌苔薄黄或黄腻，脉象细数。

2. 治疗原则

滋阴益肾，清热祛湿。治疗中扶正和祛邪同时进行，补益肾脏，清除体内的湿热邪气。

3. 治疗方式

（1）经方 知柏地黄丸加芡实、金樱子

治疗阴虚夹湿热型白带增多选用《医方考》中的知柏地黄丸，使用时加入芡实、金樱子。

本方组成：熟地黄 12 克，山茱萸 6 克，山药 6 克，泽泻 4.5 克，牡丹皮 4.5 克，茯苓 4.5 克，黄柏 3 克，知母 3 克，芡实 9 克，金樱子 6 克。

加味：如果病程中失眠多梦比较严重，可以加入柏子仁 3 克、酸枣仁 10 克。如果病程中咽干口燥比较明显，可以加入沙参 5 克、麦冬 6 克。

（2）中成药

知柏地黄丸，每次 6 克，每日 2 次。

（四）湿热下注型

1. 表现

湿热邪气向下侵犯冲任二脉，引起带下失约。症状为白带黄色或者像脓一样，异味比较严重，阴部有瘙痒或灼热感，除此之外还可能出现全身困重乏力、小腹有疼痛感、口中发苦、小便发黄、大便黏腻等。

患者舌头为红色，舌苔黄腻，脉象滑数。

2. 治疗原则

清热利湿止带。治疗时选用清热利湿药物直达病灶祛除湿热邪气，恢复任带二脉的正常功能，进而恢复正常白带。

3. 治疗方式

（1）经方　止带方

治疗湿热下注型白带增多选用《世补斋医书》中的止带方。

本方组成：茵陈 15 克，栀子 7 克，猪苓 8 克，茯苓 10 克，车前子 7 克，泽泻 8 克，赤芍 7 克，牡丹皮 8 克，黄柏 5 克，川牛膝 7 克。

加味：如果病程中出现小便不利，可以加入冬瓜仁 10 克、薏苡仁 9 克。

（五）湿毒蕴结型

1. 表现

湿毒趁虚入侵，导致带下异常。主要表现为白带颜色黄绿如脓，质地黏稠，异味非常大，除此之外还可能出现小腹或腰部胀痛、口苦咽干、小便色黄、大便干等。

患者舌头为红色，舌苔黄腻，脉象滑数。

2. 治疗原则

清热解毒，利湿止带。毒邪伤人严重，治疗时应该及时选用清热利湿解毒药物，尽快恢复人体的正常状态，防止邪气更伤身体。

3. 治疗方式

（1）经方　五味消毒饮加土茯苓、薏苡仁、黄柏、茵陈

治疗湿毒蕴结型白带增多可选用《医宗金鉴》中的五味消毒饮，使用时加入土茯苓、薏苡仁、黄柏、茵陈。

本方组成：金银花 30 克，野菊花 12 克，蒲公英 12 克，紫花地丁 12 克，紫背天葵子 12 克，土茯苓 15 克，黄柏 8 克，茵陈 10 克。

加味：如果病程中出现白带味道异常难闻、腰部酸痛，可以加入贯众 5 克、马齿苋 9 克、鱼腥草 15 克。

（2）中成药

妇炎康胶囊，每次 3 粒，每日 2 次。

四、其他疗法

（一）针灸治疗

治法：利湿化浊，固摄带脉。

主穴：中极，三阴交，带脉，白环俞。

配穴：如果是湿热下注型，可以配阴陵泉、水道。如果是脾虚型，可以配足三里、脾俞。如果是肾阳虚型，可以配关元、肾俞。

（二）饮食疗法

①莲子粥：莲子 50 克左右，大枣、糯米适量，煮粥后饮用。

②白果薏米莲子粥：白果 10 个左右，生薏米 40 克左右，莲子 30 克左右，煮粥后饮用。

注：白果与莲子均有止带的作用，薏米可以健脾利湿。

（三）预防调护

①生活中注意饮食作息规律，并要进行适当的体育锻炼，增强体质，抵抗外界邪气的侵袭。

②手术或大病后应该注意必要的防护，防止邪气趁虚而入，影响身体健康。

③尽可能保持情绪舒畅，避免不洁性交。

第七节 白带减少

白带减少是指女性白带量减少，甚至没有白带，阴道干涩，伴有全身或局部症状的一种疾病。本病的特点就是阴道分泌物减少，阴道干涩，影响性生活，严重时甚至出现阴部萎缩。

一、致病机理

中医分析白带减少的主要原因有两个，一个是肝肾亏损，另一个是血瘀津亏。主要病机是阴精不足，无法濡养阴部。

肝肾亏损是各种原因导致肝肾不足后，进而导致体内精血亏虚，任脉无法运输充足的津液来濡养阴部，引起白带减少。

血瘀津亏是体内瘀血内阻，新血无法正常产生引起的血瘀与阴液虚，导致没有充足的阴液来濡养阴部，引起白带减少。

二、诊断要点

第一，患病前有情志不舒、久病体虚、出血、外感寒邪等病史。

第二，表现为阴道分泌物过少，阴道干涩，性欲低下，性交时感到涩痛，并且伴有全身或局部症状，比如自汗出、心烦失眠等，还可出现月经量少、月经延后。

三、证型及治疗

（一）肝肾亏损型

1. 表现

肝肾亏损型白带减少是因为肝肾亏损引起阴液减少，导致阴液无法濡养阴部。主要表现有白带没有异味，阴部干涩或出现瘙痒，性交涩痛，除此之外还有可能出现头晕、腰膝部酸软无力、出汗、小便黄、大便干等。

患者舌头为红色，舌苔少，脉象沉细。

2. 治疗原则

滋补肝肾，益精养血。治疗中应该以补益为主，选用补肝肾和精血的药物来恢复身体，从而恢复正常的白带。

3. 治疗方式

经方 左归丸

左归丸出自《景岳全书》。

本方组成：熟地黄12克，山药6克，枸杞6克，山茱萸6克，川牛膝4.5克，菟丝子6克，鹿胶6克，龟甲6克。

加味：如果病程中出现阳气浮越向上引起头痛，可以加入天麻3克、钩藤3克、石决明6克。如果病程中出现大便较干，可以加入生地黄10克、玄参9克、何首乌3克。

（二）血瘀津亏型

1. 表现

血瘀津亏型白带减少是由新血不生以及血脉瘀阻导致阴液无法濡养阴部引起的。主要表现有阴道干涩、性交涩痛，除此之外还可能出现情绪烦躁易怒、小腹部疼痛拒按，胸胁部和乳房还可能出现胀痛，还会出现月经量减少。

患者舌头颜色较暗，舌边可有瘀斑，脉象弦涩。

2. 治疗原则

补血益精，活血化瘀。治疗中活血化瘀的同时也要注意补益精血，使精血尽快恢复到正常状态。

3. 治疗方式

经方　小营煎加丹参、桃仁、川牛膝

小营煎出自《景岳全书》，使用时加入丹参、桃仁、川牛膝。

本方组成：熟地黄9克，当归6克，白芍6克，山药6克，枸杞6克，甘草3克，丹参10克，桃仁5克，川牛膝5克。

加味：如果病程中出现大便干比较明显，可以加入火麻仁10克、冬瓜仁10克。如果病程中下腹部感到有包块，可以加入三棱5克、莪术6克。

注：白带减少可能与体内卵巢功能衰退有关，相对于白带增多来说较为少见，且病因较复杂。若发现自己白带较少时，应该尽快去往医疗机构进行检查，查看是否有原发性疾病，排查卵巢衰退的原因。

第八节　月经期间其他不适

月经期间其他不适是指在月经期间或者月经前后出现的其他不适的表现，主要有经行吐衄、经行眩晕、经行泄泻、经行头痛等。

经行吐衄

经行吐衄是指女性在月经期间或者月经前后出现周期性吐血、流鼻血的症状。

一、致病机理

从中医角度来分析经行吐衄，通常认为其发病是由体内有热邪，侵袭血液后引起体内气机紊乱上行导致的。病因主要有肝经郁火与肺肾阴虚，肝经郁火是因为情志的异常导致肝气郁结，进而化火，月经期间体内下部血液充足，火邪影响体内经脉，导致血液跟随上行的气机而上移，引起吐血、流鼻血；肺肾阴虚是因为体内阴虚生热化火，当月经来潮时，体内阴血亏虚，虚火失去制约而向上灼烧肺部，引起吐血和鼻出血。

二、诊断要点

第一，患病之前多有情志不舒或者体内阴虚的病史。

第二，主要表现为月经前或月经时出现吐血和鼻出血，也有少数在月经结束时出现症状，出血程度不一，且连续2个月经周期以上。

第三，要与其他出血性疾病鉴别，本病与月经联系密切，平时不会出现出血情况。

三、证型及治疗

（一）肝经郁火型

1. 表现

肝气郁结化火，火热扰乱气机引起血不循经。主要表现有出血量多且颜色鲜红，伴有月经提前，以及月经量减少，除此之外还可能出现心烦易怒、口苦咽干、小便发黄、大便硬结等。

患者舌头为红色，舌苔黄，脉象弦数。

2. 治疗要点

清肝泻火，调经止衄。治疗中选用清肝泻火的药物来疏理肝脏的气机和清泻火邪，来解决气机紊乱。

3. 治疗方式

经方　清肝引经汤

清肝引经汤出自《中医妇科学》。

本方组成：当归12克，生地黄20克，白芍20克，牡丹皮15克，栀子15克，黄芩15克，川楝子15克，茜草6克，牛膝15克，白茅根30克，甘草5克。

加味：如果病程中出现小腹疼痛且拒按，月经中出现结块，可以加入桃仁5克、红花4克。

（二）肺肾阴虚型

1. 表现

肺肾阴虚型经行吐衄是由体内肺肾阴虚、虚火上炎灼烧肺脏引起的。主要表现有出血量少，颜色鲜红，月经周期提前，月经量少，手脚心发热，口渴，头晕，咳嗽，潮热等。

患者舌头为红色或深红色，舌苔少或没有舌苔，脉象细数。

2. 治疗原则

滋阴养肺。治疗中选用滋阴的药物，补充体内阴液的不足。又因为本种类型的吐血、鼻出血是虚火烧灼肺脏引起的，所以还需滋养肺脏，使肺肾恢复正常的生理功能。

3. 治疗方式

（1）经方　顺经汤加牛膝

顺经汤出自《傅青主女科》，使用时加入牛膝。

本方组成：当归15克，熟地黄15克，白芍6克，牡丹皮15克，茯苓9克，沙参9克，黑荆芥9克，牛膝5克。

加味：如果病程中出现咯血比较严重，可以加入白茅根15克、浙贝母5克、桔梗5克。

（2）中成药

麦味地黄丸，每次6克，每日3次。

四、其他疗法

（一）针灸治疗

主穴：气冲，公孙，孔最，内关。

配穴：如果是肝经郁火型，可以配行间；如果是肺肾阴虚型，可以配太溪。

（二）饮食疗法

选用30克鲜芦根与15克鲜茅根煮汤，可以治疗阴虚型经行吐衄。

经行眩晕

经行眩晕是指月经期间或者月经前后时，出现头晕目眩、看东西昏花的一种疾病，伴随月经呈现周期性发作。

一、致病机理

从中医角度分析经行眩晕，通常认为是精血不足或者痰邪上行引起的。主要的病因有气血虚弱、阴虚阳亢、痰浊上扰。

气血虚弱是因为人体本就虚弱，月经期间精血下行，导致没有充足的精血上行滋养头，引起眩晕。

阴虚阳亢是因为体内阴气不足、阳气失去制约，月经时阴血下行溢出体外，阳气更加失去制约而亢奋影响头面引起眩晕。

在分析痰浊上扰的病机前，先了解一下冲脉的作用。冲脉是人体中的一条经脉，被称之为"血海"，月经期间冲脉血液充盛，痰邪阻滞于冲任二脉，冲脉之气容易夹杂痰邪上扰头面，引起眩晕。

二、诊断要点

第一，患者发病前通常体质比较虚弱。

第二，主要表现是月经期间或者月经前后出现头晕目眩、看东西昏花，伴随月经呈现周期性发作。

三、证型及治疗

（一）气血虚弱型

1. 表现

患者素体虚弱，月经时经血空虚，无法濡养头面。主要表现有月经量少，颜色比较淡且质地清稀，小腹隐隐作痛，神色疲惫且乏力，还有可能出现心悸等。

患者舌头颜色较淡，舌苔薄白，脉象细弱。

2. 治疗原则

益气养血，调经止晕。治疗时可选用益气养血的药物来补充亏虚的气血；还可选用宁心安神的药物，标本兼治，恢复身体的健康。

3. 治疗方式

（1）经方　归脾汤加熟地黄、制何首乌、枸杞

归脾汤出自《济生方》，使用时加入熟地黄、制何首乌、枸杞。

本方组成：白术18克，茯神18克，黄芪18克，龙眼肉18克，酸枣仁18克，人参9克，木香9克，甘草6克，当归3克，远志3克，熟地黄9克，制何首乌6克，枸杞6克（煎煮时可以加入大枣，生姜）。

（2）中成药

八珍丸，每次6克，每日2次。

（二）阴虚阳亢型

1. 表现

体内阴气虚弱、阳气亢奋，月经期间阳气失于制约上扰头面引起眩晕。主要表现有月经期或月经前出现头晕目眩，伴有月经量少、颜色鲜红，还可能出现情绪烦躁易怒、腰腿酸软无力、口中干燥、大便较干等。

患者舌头为红色，舌苔较少，脉象弦细数。

2. 治疗原则

滋阴潜阳，息风止晕。治疗时在补阴的同时应该注意将上行的阳气恢复原位，这样才可以缓解眩晕症状。

3. 治疗方式

（1）经方　天麻钩藤饮

天麻钩藤饮出自《杂病证治新义》。

本方组成：天麻9克，钩藤12克，生决明18克，栀子9克，黄芩9克，川牛膝12克，杜仲9克，益母草9克，桑寄生9克，夜交藤9克，茯神9克。

（2）中成药

杞菊地黄丸，每次9克，每日2次。

（三）痰浊上扰型

1. 表现

月经时冲脉之气旺盛，痰邪阻滞后，冲气携痰邪上扰头面引起眩晕。主要表现有月经期或月经前出现头重眩晕、白带量增多且质地黏稠、月经量少，除此之外还可能出现腹部胀满、食欲不振、大便难下等。

患者舌头体形较胖，舌苔厚腻，脉象濡滑。

2. 治疗原则

燥湿化痰，息风止晕。湿邪聚而为痰，所以在治疗中应同时治疗两者，使痰邪彻底消失，病情即可好转。

3. 治疗方式

（1）经方　半夏白术天麻汤加胆南星、白蒺藜

半夏白术天麻汤出自《医学心悟》，使用时加胆南星、白蒺藜。

本方组成：半夏9克，天麻6克，

茯苓 6 克，橘红 6 克，白术 18 克，甘草 3 克，胆南星 3 克，白蒺藜 6 克。

加味：如果病程中出现心烦口苦、舌苔变黄等火热证表现，可以加入黄芩 3 克、竹茹 5 克。

（2）中成药

二陈丸，每次 9 克，每日 2 次。

四、其他疗法

针灸治疗

1.气血虚弱型

治法：益气养血。

选穴：风池，太阳，百会，脾俞，肝俞，血海。

2.阴虚阳亢型

治法：育阴潜阳。

选穴：太冲，行间，风池，百会，合谷。

3.痰浊上扰型

治法：化湿涤痰。

选穴：中脘，解溪，内关，足三里。

经行泄泻

经行泄泻是指月经期或者月经前后，出现随月经周期性的大便溏泄，每天数次，月经期结束后症状消失。

一、致病机理

中医通常认为月经期间的腹泻是由脾气虚和肾阳虚导致的。如果平常存在脾气虚，月经期间精血下注，脾气更加虚弱，导致无力化湿，湿邪下走大肠导致腹泻；还有一种情况是，脾虚无力抵挡肝气的影响，从而产生腹痛腹泻。肾阳虚是因为月经期间肾气更加虚弱，肾气无力上行帮助脾脏升举阳气，脾脏无力化湿，导致腹泻。

二、诊断要点

第一，患者患病前可能体质较虚弱。

第二，出现伴随月经的周期性腹泻，或者平常有腹泻病，月经来时腹泻加重。

三、证型及治疗

（一）脾气虚型

1.表现

脾气虚弱，月经期脾气更加虚弱无力化湿引起腹泻。主要表现有月经期或月经前后腹泻，大便稀，伴有月经量的增加，颜色较淡，腹部胀满，或者出现面部或四肢的浮肿等。

患者舌头为淡红色，舌苔白，脉象濡缓。

2.治疗原则

健脾益气，除湿止泻。选用健脾益气的药物来恢复脾脏的正常生理功能，选用除湿止泻的药物缓解症状。

3.治疗方式

（1）经方　参苓白术散

参苓白术散出自《太平惠民和剂局方》。

本方组成：莲子肉 9 克，薏苡仁 9 克，缩砂仁 6 克，桔梗 6 克，白扁豆 12 克，茯苓 15 克，人参 15 克，甘草 10 克，白术 15 克，山药 15 克。

加味：如果病程中出现腹痛而泻，泻后疼痛缓解时，应该选用痛泻药方。

痛泻药方组成：炒白术 9 克，炒芍药 6 克，炒陈皮 4.5 克，防风 3 克。

（2）中成药

理中丸，每次 9 克，每日 2 次。

（二）肾阳虚型

1. 表现

肾阳在月经期间无力上助脾阳，导致脾脏无力化湿引起泄泻。主要表现有月经期或月经后出现腹泻，大便稀薄，或者出现凌晨或清晨的腹痛腹泻，伴有月经颜色淡、质地清稀，还可能出现腰膝部的酸软无力、怕冷、四肢发凉等。

患者舌头颜色较淡，舌苔白色，脉象为沉迟。

2. 治疗原则

温肾扶阳，暖土固肠。在恢复肾脏阳气的同时，兼顾温暖脾脏并止泻，尽快缓解症状。

3. 治疗方式

（1）经方　健固汤合四神丸

健固汤出自《傅青主女科》，四神丸出自《校注妇人良方》。

健固汤组成：人参5克，白术5克，茯苓10克，薏苡仁10克，巴戟天5克。

四神丸组成：肉豆蔻6克，补骨脂12克，五味子6克，吴茱萸3克。

（2）中成药

丁蔻桂附理中丸，每次6克，每日2次。

经行头痛

经行头痛是指月经期或者月经前后出现头痛症状，月经结束后头痛消失。

一、致病机理

中医认为人体头部为全身阳气汇聚的地方，五脏六腑的气血都会向上濡养头部。当月经来时气血往往都下至冲任二脉形成经血，身体气血往往不足，此时外感或内生邪气均可引起气血失调而导致头痛。常见的病因有肝郁化火、瘀血内阻、血虚。

肝郁化火是因为情志不舒，肝气郁结，气郁化火。月经期间冲脉气盛，夹杂肝火上攻头部，引起头痛。

瘀血内阻是因为月经期间体内瘀阻下至胞宫，冲脉之气携瘀血上阻头部，导致头部经脉不通，引起头痛。

血虚是因为平常体内气血较虚，月经时气血下注，导致气血更加虚弱，无法上养头部，引起头痛。

二、诊断要点

第一，患病前可能有体质虚弱、情志不舒的病史。

第二，主要表现为伴随月经出现的周期性头痛，疼痛部位与疼痛性质不固定。

三、证型及治疗

（一）肝火型

1. 表现

肝火型经行头痛是月经期冲脉携肝火上扰头部引起的。症状为月经期间头痛，甚至头顶剧痛、头晕目眩、月经量增多、颜色鲜红，还可能出现情绪烦躁，容易发怒，口中发苦。

患者舌头颜色较红，舌苔薄黄，脉象弦细数。

2. 治疗原则

清热平肝，息风止痛。治疗时选用清热平肝的药物来疏散肝的气机且祛除内生的火邪，同时加以滋阴宁心的药物使病情加快解除。

3. 治疗方式

（1）经方　羚角钩藤汤

羚角钩藤汤出自《通俗伤寒论》。

本方组成：羚角片 4.5 克，霜桑叶 6 克，川贝 12 克，生地黄 15 克，双钩藤 9 克，滁菊花 9 克，茯神木 9 克，生白芍 9 克，甘草 3 克，竹茹 15 克。

加味：如果病程中头痛较为严重，可以加入龙胆草 6 克、石决明 6 克。

（2）中成药

清开灵口服液，每次 20 毫升，每日 2 次。

（二）血瘀型

1. 表现

血瘀型经行头痛是因为月经期间瘀血随经血下行后，冲气携其上行，堵塞头部经脉。症状为月经期间头痛剧烈，月经颜色暗且有结块，还可能出现小腹疼痛、胸部发闷。

患者舌头颜色较暗，舌边或有紫色斑点，脉象细涩或弦涩。

2. 治疗原则

活血化瘀，通窍止痛。本类型头痛属于"不通则痛"，所以在治疗中选用活血化瘀药物，将瘀阻的经脉通开，疼痛即可缓解。

3. 治疗方式

经方　通窍活血汤

通窍活血汤出自《医林改错》。

本方组成：赤芍 3 克，川芎 3 克，桃仁 9 克，红花 9 克，老葱 6 克，鲜姜 9 克，红枣 5 克，麝香 0.15 克。

加味：如果病程中出现疼痛加重，可以加入丹参 10 克。

（三）血虚型

1. 表现

血虚型头痛是患者体内气血本来虚弱，月经期间经血下行，没有充足的阴血濡养头部引起的。症状有月经期间出现头痛或头晕，头痛程度不剧烈，月经量少且颜色较淡，还可能出现心悸、乏力、面色苍白等症状。

舌头颜色较淡，舌苔薄，脉象细弱。

2. 治疗原则

养血益气，活络止痛。本类型头痛属于"不荣则痛"，治疗时应该选用补益气血的药物，使气血充足，头痛即可缓解。

3. 治疗方式

（1）经方　八珍汤加蔓荆子、枸杞子、何首乌

八珍汤出自《瑞竹堂经验方》，使用时加入蔓荆子、枸杞子、何首乌。

本方组成：当归 15 克，川芎 15 克，熟地黄 15 克，白芍 15 克，人参 15 克，甘草 15 克，茯苓 15 克，白术 15 克，蔓荆子 5 克，枸杞子 6 克，何首乌 3 克。

加味：如果病程中出现怕风、自汗出等表虚症状，可以加入黄芪 9 克。

（2）中成药

首乌丸，每次 6 克，每日 2 次。

四、其他疗法

（一）针灸治疗

主穴：头维，百会，风池，太阳，合谷，足三里，三阴交。

配穴：如果是肝火型经行头痛，可以配肝俞、行间、合谷。如果是血虚型经行头痛，可以配关元、气海。

（二）饮食疗法

可以选用天麻 10 克左右、白芷 10 克左右，与鳙鱼头一同炖汤。

小结

月经前后体内会出现精血的实虚转换，会引起一些平常不会出现的症

状，所以平时的身体养护更加重要。月经期间出现的这些主要症状的病因比较相似，其中相关脏腑主要为肝、脾、肾，所以在生活中应该注意饮食起居以及情志方面的问题，同时进行体育锻炼增强自身体质及免疫力。月经期间女性体内精血空虚，此时应注意防护，防止外邪的侵袭。

要注意，如果出现伴随月经的周期性不适，应该进行相应的检查，排除一些器官实质性的问题。

第九节 更年期综合征

更年期是指女性随年龄增长而出现生理转变的一个时期，大多是在45～55岁之间。在此阶段主要的变化是月经紊乱，甚至出现闭经，进而生殖能力减弱最终消失。大多数女性都可自行调节度过这一时期，不会被一些不适困扰，但是也有少数女性由于某种原因出现一系列的不适表现，进而影响生活，其被称为"更年期综合征"，中医也称其为"经断前后诸证"。

更年期综合征的主要表现有月经紊乱或闭经，阵阵汗出且伴有发热，情绪烦躁、容易发怒，失眠，面色潮红，精神疲倦，腰背酸痛等。

一、致病机理

前面我们讲过女性月经的产生与肾气的充盛和冲任二脉有着密切的关系，女性到了更年期这一阶段时，体内肾气开始衰竭，冲任二脉逐渐空虚，所以出现月经紊乱或闭经，若在这个变化期内受体内或外界的环境影响而导致阴阳失去平衡，就会引起一些不适症状。

肾作为"先天之本"，又因为此阶段肾脏的生理变化，所以肾中阴阳失调会波及到其他脏腑，同样其他脏腑的病变也会累及到肾脏，这也符合中医学的整体观念，所以本病的原因是肾脏的阴阳失衡。

肾阴虚是因为忧思过度、身体平常阴虚等而导致肾阴虚弱，真阴亏损，冲任二脉衰竭，其他脏腑得不到濡养而引起的一系列不适症状。

肾阳虚是因为身体平常阳虚，或房事不节制损耗肾气、肾火衰弱、无法温煦其他脏腑引起的一系列不适症状。

二、诊断要点

第一，发病的年龄多在45～55岁，可能存在身体虚弱或情志不节的病史。若发病年龄先于40岁，应该考虑为卵巢功能早衰。

第二，主要症状为月经紊乱或者闭经，伴有发热阵阵汗出、情绪烦躁易怒、面色潮红、失眠、腰背酸痛等症状。

三、证型及治疗

（一）肾阴虚型

1.表现

肾脏真阴亏损，冲任二脉衰竭，无法濡养其他脏腑。主要表现有月经紊乱，经量少或多，颜色为鲜红色，除此之外还可能出现腰腿酸软无力、头晕、发热汗出、手脚心发热、失眠、口中干燥等。

患者舌头为红色，舌苔少，脉象细数。

2.治疗原则

滋肾益阴，育阴潜阳。治疗时选用滋肾益阴的药物来补肾阴，调节阴阳平衡。由于阴不敛阳，阳气上浮，所以还应选用育阴潜阳的药物。

3. 治疗方式

（1）经方　六味地黄丸加龟甲、牡蛎、石决明

六味地黄丸出自《小儿药证直诀》，使用时加入龟甲、牡蛎、石决明。

本方组成：熟地黄24克，山茱萸12克，山药12克，泽泻9克，牡丹皮9克，茯苓9克，龟甲9克，牡蛎9克，石决明6克。

加味：如果病程中出现头痛、眩晕较严重，可以加入天麻3克、钩藤3克、珍珠母10克。如果病程中出现头晕目眩、耳鸣较严重，可以加入何首乌3克、黄精9克、肉苁蓉6克。如果病程中出现皮肤瘙痒，可以加入防风5克、蝉蜕3克、玉竹6克。

（2）中成药

①杞菊地黄丸，每次6克，每日2次。

②知柏地黄丸，每次6克，每日2次。

注：两种药物都可以滋补肾阴，不同的是杞菊地黄丸在补肾阴的基础上还可以养肝潜阳，症见头晕目眩、双目干涩等；知柏地黄丸则可以在补肾阴的基础上降火，症见口中干燥、小便发黄等。

（二）肾阳虚型

1. 表现

因肾阳虚弱，肾火无法温煦其他脏腑引起。主要表现有月经紊乱，经量多或少，颜色较淡，除此之外还可能出现头晕耳鸣、腰痛剧烈、腹中发冷、小便次数增加、白带增加等。

患者舌头颜色较淡，舌苔白滑，脉象沉细而迟。

2. 治疗原则

温肾壮阳，填精养血。治疗时选用温肾壮阳的药物来补益亏损的阳气，同时选用填精养血的药物来缓解身体的不适。

3. 治疗方式

（1）经方　右归丸

右归丸出自《景岳全书》。

本方组成：熟地黄24克，山药12克，山茱萸9克，枸杞子12克，菟丝子12克，鹿角胶12克，杜仲12克，肉桂6克，当归9克，附子6克。

加味：如果病程中出现小便次数明显增加甚至小便失禁，可以加入覆盆子6克、黄芪9克、益智仁3克。

（2）中成药

金匮肾气丸，每次4克，每日2次。

注：临床中肾阴虚型更年期综合征较常见，但如果病程拖延较久时可能会出现肾阴阳俱虚的情况，此时情况较为严重，应选用二仙汤合二至丸加何首乌、龙骨、牡蛎进行治疗。

方剂组成：仙茅9克，淫羊藿9克，当归9克，巴戟天9克，黄柏4.5克，知母4.5克，女贞子6克，旱莲草9克，何首乌3克，龙骨10克，牡蛎9克。

肾阴阳俱虚可能发展较快，导致病情进一步发展，所以症状加重时，应该及时前往医院就医。

四、其他疗法

（一）针灸治疗

治法：调补肝肾，调理冲任。

主穴：气海，三阴交，肾俞，肝俞，太溪。

配穴：如果为肾阴虚型，可以配照

海、涌泉。如果为肾阳虚型，可以配关元、命门。

（二）饮食疗法

①猪肾淮杞汤：猪肾两个，山药、枸杞子各20克，共同煲汤食用。

②小麦红枣糯米粥：小麦30克，大枣10个，糯米100克，共同煮粥，可以加少量冰糖或蜂蜜。

（三）预防调护

①女性在这一阶段首先要注意自己的情志问题，不可过忧或过怒，不稳定的情绪容易导致疾病的发生。

②可以通过瑜伽等锻炼方式来舒缓自己紧张的情绪。

③饮食不宜过于油腻辛辣，应以清淡为主。

④养成良好的生活作息习惯。

第九章

男科常见病症

第一节 前列腺炎

前列腺是男性特有的性腺器官，是一个不成对的实质性器官，形状像栗子，位于男性生殖器的正后方，通过直肠检查可以触到。前列腺的功能是分泌前列腺液，前列腺液是构成精液的主要物质。前列腺在小儿时期形态较小，性成熟后开始生长，年老时前列腺细胞容易增多，引起前列腺增生，压迫尿道，导致排尿困难。

前列腺炎分为急性前列腺炎和慢性前列腺炎。急性前列腺炎是指突然起病的前列腺炎症，通常症状较剧烈，主要表现为发热、尿频、尿急、尿痛、尿道不适及尿血等。急性前列腺炎在生活中比较少见，通常所说的前列腺炎大多为慢性前列腺炎。慢性前列腺炎发病缓慢，病程反复，难以痊愈，病因较复杂，且发病机制目前仍无法确认。慢性前列腺炎的主要表现是尿频、尿急、尿痛、尿不尽、尿道口有白色分泌物，还可出现腹股沟或腹部的放射性疼痛。

一、致病机理

中医认为急性前列腺炎多由饮食不节、房劳过度、外邪入侵等原因引起，病机为湿热或热毒蕴于下部，导致下部功能失调。

慢性前列腺炎的病因较为复杂，但常见的病因主要是"忍精不出"与"感染外邪"。"忍精不出"是指不良生活习惯引起精出精室后不排出体外，存于体内形成污浊物质。"感受外邪"是指体质虚弱，或不注意阴部卫生，或不洁性交导致湿热邪气侵袭精室。

二、致病机理

第一，患者患病前多有过度饮酒，或不洁性交，或感受外邪，或忍精不出的病史。

第二，主要表现为尿频、尿急、尿不尽、尿痛、尿血、牵涉性疼痛等症状。

三、证型及治疗

（一）湿热下注型（急性）

1.表现

湿热下注型前列腺炎是因为湿热邪气留注下部，导致下部功能失调。本种类型前列腺炎的主要表现有前列腺增大，有触痛感、尿频、尿急、尿道疼痛、小便发黄，还可出现尿血；除此之外还可能出现发热、大便干燥、怕冷等。

湿热下注型前列腺炎的患者的舌头颜色较红，舌苔黄腻；脉象为滑数。

2.治疗原则

清热利湿。治疗时选用清热利湿的药物来祛除下部之湿热邪气，恢复正常的生理功能。

3. 治疗方式

（1）经方　八正散

治疗湿热下注型前列腺炎时可选用《太平惠民和剂局方》中的八正散作为主方，并根据症状不同进行加味。

本方组成：车前子9克，瞿麦9克，萹蓄9克，滑石9克，山栀子仁9克，甘草9克，木通9克，大黄9克。

加味：如果病程中出现腹部胀满、食欲不振，可以加入青皮3克、神曲6克。

（2）中成药

四妙丸，每次6克，每日2次。

（二）热毒蕴结型（急性）

1. 表现

热毒蕴结型前列腺炎是感染热毒之邪，蕴结于下部引起的。本种类型的前列腺炎的主要表现有生殖器周围可见红肿热痛、尿脓血、尿道灼热疼痛；除此之外还可能出现高热、口渴引饮、大便干结等表现。

热毒蕴结型前列腺炎的患者的舌体颜色较红，舌苔黄色，脉象弦数。

2. 治疗原则

泻火解毒。治疗时选用泻火解毒药物清泻下部之热毒邪气，来恢复正常的生理功能。

3. 治疗方式

（1）经方　龙胆泻肝汤

治疗热毒蕴结型前列腺炎选用的是《医方集解》中的龙胆泻肝汤作为主方，并根据症状不同进行加味。

本方组成：龙胆草6克，黄芩9克，栀子9克，泽泻12克，木通6克，车前子9克，当归3克，生地黄9克，柴胡6克，甘草6克。

加味：如果病程中出现小便难、尿道不适感严重时，可以加入滑石10克、黄柏3克。

（2）中成药

龙胆泻肝丸，每次6克，每日2次。

（三）瘀血型（慢性）

1. 表现

瘀血型前列腺炎是由血瘀精室，精微物质与污浊混合引起的。本种类型前列腺炎的主要表现有生殖器周围刺痛，疼痛可牵涉腹部或腰部，排尿结束时可见少量的白色物质，小便淋漓不尽，有涩痛感，还可出现血尿等。

瘀血型前列腺炎患者的舌头颜色较暗，可有斑点；脉象涩。

2. 治疗原则

活血化瘀。治疗时可选用活血化瘀的药物清除体内的瘀血之邪，恢复正常血液流动。

3. 治疗方式

（1）经方　活血散瘀汤

治疗瘀血型前列腺炎选用的是《外科正宗》中的活血散瘀汤作为主方，并根据症状不同进行加味。

本方组成：川芎3克，当归尾3克，赤芍3克，苏木3克，牡丹皮3克，枳壳3克，瓜蒌仁3克，桃仁3克，槟榔2克，大黄6克。

加味：如果病程中患者大便正常，可以去除大黄。如果病程中疼痛较严重，可以加入王不留行5克、红花3克。

（2）中成药

活络效灵丹，每次9克，每日3次。

（四）中虚型（慢性）

1. 表现

中虚型前列腺炎是多种原因导致的中气虚弱，无法固护精室。本种类型前列腺炎的主要表现有小便频繁，尿中有白色物质，尿意持久，尿后淋漓不尽，劳动后症状会加重；除此之外还可能出现神色疲惫、乏力、面色发白、食欲不振、自汗等全身表现。

中虚型前列腺炎患者的舌头颜色较淡，舌苔薄白；脉象细而软。

2. 治疗原则

补益中气。治疗时可选用补益中气的药物来补充虚弱的中气，恢复中气的固护功能，稳定精室。

3. 治疗方式

（1）经方　补中益气汤

治疗中虚型前列腺炎选用的是《内外伤辨惑论》中的补中益气汤作为主方，并根据症状不同进行加味。

本方组成：黄芪 18 克，甘草 9 克，人参 6 克，当归 3 克，橘皮 6 克，升麻 6 克，柴胡 6 克，白术 9 克。

加味：如果病程中进食少、面色发白严重，可以加入党参 9 克。

（2）中成药

益气聪明丸，每次 9 克，每日 1 次。

（五）肾虚型（慢性）

1. 表现

肾虚型前列腺炎是指由于病程持久伤肾，或由于其他原因导致肾虚，进而肾虚无法制约精室而引起本病。本种类型前列腺炎的主要表现有尿道口可见黏液流出，小便结束时可见白色物质，小便淋漓不尽；还可能出现腰痛、阳痿、遗精、手脚心发热、大便干结等。

肾虚型前列腺炎患者的舌头颜色较红，舌苔较少，脉象细数。

2. 治疗原则

补肾涩精。治疗时可选用补肾的药物恢复肾脏的正常生理功能，再选用固精的药物来固护阴精，加快肾脏恢复。

3. 治疗方式

（1）经方　地黄饮子

治疗肾虚型前列腺炎选用的是《黄帝素问宣明论方》中的地黄饮子作为主方，并根据症状不同进行加味。

本方组成：熟地黄 18 克，巴戟天 9 克，山茱萸 9 克，石斛 9 克，肉苁蓉 9 克，附子 6 克，五味子 6 克，官桂 6 克，白茯苓 6 克，麦冬 6 克，菖蒲 6 克，远志 6 克，生姜 4 克，大枣 1 个。

加味：如果病程中没有痰的表现，可以去除菖蒲、远志、茯苓。如果病程中出现腰部无力、阳痿明显，可以加入杜仲 6 克、菟丝子 6 克。如果病程中有潮热、手足心发热较严重的表现，可以加入地骨皮 9 克。如果病程中出现遗精较明显，可以加入山药 15 克。

（2）中成药

知柏地黄丸，每次 6 克，每日 3 次。

四、其他疗法

（一）针灸治疗

①急性前列腺炎：选取膀胱俞、中极、阴陵泉、行间。

②慢性前列腺炎：选取肾俞、关元、三阴交、足三里、合谷。

（二）预防调护

①生活中应注意饮食卫生与生活规律。

②避免不洁性交及忍精不出，防止

精存于体内而引发病变。

③急性前列腺炎虽症状较严重，但经过系统的治疗后，预后较为良好。

④慢性前列腺炎应注意饮食及生活作息规律，防止疾病加重，并且应该给予一定的治疗手段。

第二节 前列腺增生

前列腺增生是指良性前列腺增生病。前列腺作为男性特有的性腺器官，性成熟后开始生长，年老时前列腺多会增生压迫尿路。本病起初轻微压迫尿道时会引起排尿困难、小便不畅、夜尿增多等症状，当病情进一步恶化时，上述症状会逐渐加重，最终会导致小便不出。

一、致病机理

中医认为人体小便正常离不开肺、脾、肾、膀胱的正常气化功能。肺有通调水道的功能，若肺气失于肃降时，无法正常通调水道，则会引起小便异常。脾主运化，脾脏可以运化食物与水液，若脾无法运化水液，也就无法正常布散水液，引起小便异常。肾脏具有气化功能，可以将经过肾脏的物质蒸腾过滤形成尿液，同时肾脏还可以管控膀胱的开合，这两个环节中任何一方出现问题都会引起小便异常。膀胱气化功能主要掌控小便，气化功能正常则膀胱开合有序，小便正常；若气化功能失调，则小便异常。膀胱的正常气化功能离不开脾肾的气化功能。肝气郁滞也会引起小便的异常，肝气郁滞则气行不畅，形成阻塞影响小便。

二、诊断要点

第一，本病多见于50岁以上的老年男性，患病前可能有体质虚弱或外感邪气的病史。检查时有明显的前列腺增大。

第二，本病初期主要表现为排尿困难、小便频繁，夜尿增多，排小便时感到无力等。病情发展至晚期时可能会出现严重的尿频、尿急、排尿困难，甚至小便不出，可摸到胀满的膀胱。

三、证型及治疗

（一）湿热下注型

1. 表现

湿热下注型前列腺增生是湿热邪气下犯膀胱，导致膀胱的气化功能失调引起的。本种类型的前列腺增生主要表现有小便不通，排尿困难，小便时感到涩痛感；除此之外还可能出现小腹胀满、大便干结、口中发苦发黏等症状。

湿热下注型前列腺增生患者的舌头颜色较红，舌苔黄且腻，脉象滑数或弦数。

2. 治疗原则

清热利湿。治疗时可选用清热利湿的药物来祛除膀胱中的湿热邪气，恢复膀胱的正常气化功能。

3. 治疗方式

（1）经方 八正散

治疗湿热下注型前列腺增生可选用《太平惠民和剂局方》中的八正散作为主方，并根据症状不同进行加味。

本方组成：车前子9克，瞿麦9克，萹蓄9克，滑石9克，山栀子仁9克，甘草9克，木通9克，大黄9克。

加味：如果病程中出现胸胁部胀满、口中发苦，可以加入龙胆草3克、柴胡3克。如果病程中出现小便困难、小便时热痛较明显，可以加入茯苓 10 克、牛膝 5 克。

（2）中成药

复方穿心莲片，每次 4 片，每日 3 次。

（二）肝气郁滞型

1. 表现

肝气郁滞型前列腺增生是由肝气郁滞导致气行不畅，形成瘀阻而引起。本种类型前列腺增生的主要表现有小便困难，小便时有涩痛感；还可能出现情志抑郁、口中发苦、情绪烦躁易怒、心烦等表现。

肝气郁滞型前列腺增生症患者的舌头颜色较红，舌苔薄黄，脉象弦数。

2. 治疗原则

疏利气机，通利小便。治疗时选用疏肝的药物散肝之郁滞，使肝气顺畅，再选用通利小便的药物使小便恢复正常状态。

3. 治疗方式

（1）经方　沉香散

治疗肝气郁滞型前列腺增生可选用《三因极一病证方论》中的沉香散作为主方，并根据症状不同进行加味。

本方组成：沉香 10 克，石韦 10 克，滑石 10 克，当归 10 克，王不留行 10 克，葵子 15 克，白芍 15 克，甘草 3 克，橘皮 3 克。

加味：如果病程中口干想喝水的症状较明显，可以加入赤芍 6 克。如果病程中出现小便不利较甚、胸胁和乳房位胀痛较严重，可以加入柴胡 3 克、海藻 6 克、昆布 6 克。

（2）中成药

六郁丸，每次 9 克，每日 3 次。

（三）下焦瘀阻型

1. 表现

下焦瘀阻型前列腺增生是痰浊、瘀血等病理因素为患，阻滞于下部，导致气化功能失常引起的。本种类型的前列腺增生症的主要表现有小便点滴而下，或尿液呈线状；除此之外可能出现小腹胀痛、排精时有涩痛感等表现。

下焦瘀阻型前列腺增生的患者舌头颜色较暗，舌边可能有瘀斑，脉象细涩。

2. 治疗原则

化瘀散结，通利小便。治疗时选用化瘀散结的药物来通利身体下部的气机，恢复正常气化功能，再选用通利小便的药物来缓解症状。

3. 治疗方式

（1）经方　代抵当丸

治疗下焦瘀阻型前列腺增生选用的是《证治准绳》中的代抵当丸作为主方，并根据症状不同进行加味。

本方组成：大黄 9 克，芒硝 6 克，桃仁 9 克，当归尾 9 克，穿山甲 9 克，桂枝 9 克，生地黄 20 克。

加味：如果小便不通，胀痛难耐，可加入麝香 0.05 克。如果病程中出现小便频繁、四肢乏力等气虚的症状，可以加入黄芪 9 克。

（2）中成药

桂枝茯苓丸，每次 9 克，每日 3 次。

（四）肾阴亏损型

1. 表现

肾阴亏损型前列腺增生是由于阴虚生热，影响膀胱气化功能，而引起的膀胱开合失调。本种类型前列腺增生的主要表现有小便频繁或者淋漓不尽，劳动后症状会加剧；还可能出现腰膝酸软无力、手脚心发热、耳鸣等表现。

肾阴亏损型前列腺增生的患者舌头颜色较红，舌苔较少，脉象细数无力。

2. 治疗原则

滋阴清热。治疗时可选用滋阴清热的药物来恢复肾阴，并且清除虚热，恢复肾脏的正常功能。

3. 治疗方法

（1）经方　知柏地黄丸

治疗肾阴亏损型前列腺增生选用《医方考》中的知柏地黄丸作为主方。

本方组成：熟地黄 24 克，山茱萸 12 克，山药 12 克，泽泻 9 克，牡丹皮 9 克，茯苓 9 克，知母 6 克，黄柏 6 克。

加味：如果病程中出现手脚心发热严重，可以加入鳖甲 9 克、地骨皮 9 克。

（2）中成药

左归丸，每次 9 克，每日 3 次。

（五）肾阳不足型

1. 表现

肾阳不足型前列腺增生是由肾阳虚弱，气化无力，影响膀胱功能引起的。本种类型前列腺增生的主要表现有小便难出或点滴不通，排出无力；还会出现腰膝酸软无力、阳痿、遗精、怕冷、四肢发凉、夜尿增多等症状。

肾阳不足型前列腺增生症患者舌头的颜色较淡，舌苔少，脉象沉细。

2. 治疗原则

温阳化气，行水通窍。治疗时选用温阳化气的药物来恢复肾之阳气。

3. 治疗方式

（1）经方　济生肾气丸

治疗肾阳不足型前列腺增生选用的是《张氏医通》中的济生肾气丸作为主方，并根据症状不同进行加味。

本方组成：熟地黄 24 克，肉桂 3 克，附子 5 克，牛膝 9 克，山药 12 克，山茱萸 12 克，泽泻 9 克，茯苓 9 克，牡丹皮 9 克，车前子 9 克。

加味：如果病程中遗精较严重，可以加入淫羊藿 6 克、桑螵蛸 5 克。如果腰膝酸软无力较严重，可以加入杜仲 6 克、续断 9 克。

（2）中成药

右归丸，每次 9 克，每日 3 次。

（六）脾气下陷型

1. 表现

脾气下陷型前列腺增生是由于脾气升降失常，清气不升，浊气不降引起的。本种类型前列腺增生的主要表现有小便不畅，尿后淋漓不尽；此外还可能出现少气懒言、进食减少、大便稀、神色疲惫等表现。

脾气下陷型前列腺增生患者的舌体较胖，舌苔薄白，脉象沉细无力。

2. 治疗原则

补益脾气，升清降浊。治疗时选用补益脾气的药物来恢复脾气，恢复脾脏正常的运化功能，再选用升清降浊的药物使清浊归位。

3. 治疗方式

（1）经方　补中益气汤

治疗脾气下陷型前列腺增生可选用《内外伤辨惑论》中的补中益气汤作为主方，并根据症状不同进行加味。

本方组成：黄芪 18 克，人参 6 克，白术9克，升麻6克，柴胡6克，陈皮6克，甘草9克，当归3克。

加味：如果病程中小便不利较严重，可以加入木通6克、萹蓄9克。

（2）中成药

补中益气丸，每次9克，每日3次。

四、其他疗法

（一）针灸治疗

湿热下注型可以选取关元、合谷、三阴交等穴位。

肝郁气滞型可以选取三阴交、中极、阴陵泉等穴位。

下焦瘀阻型可以选取足三里、三阴交、关元、照海等穴位。

肾阴亏损型可以选取中极、阴陵泉、照海等穴位。

肾阳不足型可以选取中极、气海、照海等穴位。

脾气下陷型可以选取足三里、隐白、三阴交、气海等穴位。

（二）饮食疗法

①首乌枸杞鸡蛋汤：选取何首乌20克，枸杞子20克，大枣10个左右，鸡蛋2个，共同煮汤饮用。适用于肾阴亏损型患者。

②黄芪桑葚蜜：选取黄芪100克，鲜桑葚1000克，蜂蜜300克。先煮黄芪和桑葚，每煮30分钟取一次煎煮液，重复2次，将煎煮液一同煮至黏稠，加入蜂蜜，冷却后存放，每次取一点，用沸水冲服。

（三）预防调护

①本病多发于老年男性，应该注意定时体检，发现前列腺增生后应开始尽早治疗，防止疾病发展。

②生活中注意饮食与情志正常。因为老年人身体相对较弱，素体亏虚，对于中老年人，更应该注意饮食和情志方面的问题。

第三节 阳痿

阳痿是指成年男性在性交时阴茎萎软无力，或者可以勃起但不坚硬，或者坚硬时间小长，影响正常性生活。过度饮酒、过度劳累、情绪不舒等因素也可导致短暂的阴茎勃起功能障碍，此属于正常现象，不可诊断为阳痿。

一、致病机理

中医通常认为阳痿的病机是脏腑受损伤，精血不足，或者因为邪气郁滞、阻塞经脉，导致宗筋得不到濡养。主要病因有情志失调、饮食不节、外邪侵袭、劳逸失调或久病。（简单地来讲，宗筋可以理解为男性的阴茎，因为宗筋是人体三阴三阳汇合于前阴部的经脉。）

由于情志失调而发病的患者通常因抑郁太过，导致肝气郁结，气行不畅，血液无法正常到达宗筋。或是性交时突遇打扰或惊吓，在性交或手淫过程中，气聚于宗筋，此时的惊吓可导致气散，损伤胆腑，引起心气不足，心火无法制约肾水，导致宗筋痿软。或因情绪忧思太过，伤及脾胃，精微得不到布散，宗筋得不到濡养而阳痿。

劳逸失调包括操劳太过与懒惰过度。操劳太过则伤及心脾，损耗气血，宗筋失于濡养。患者过度懒惰，进食多，活动少，导致气血运行不畅。若患者素体肥胖，体重较重，体内痰湿之邪较重，也会影响气血运行，导致本病的发生。

饮食不节是因为吃了太多油腻辛辣的食物，损伤脾胃，导致脾胃无力运化精微物质，缺少精微的濡养而宗筋无力；或因食物停聚于脾胃，内生湿热，下行影响肝肾，经脉受阻，宗筋失去濡养。久病伤及脾胃，也会导致脾胃无法布散精微物质濡养宗筋。

先天不足或后天房事过度也会导致本病的发生。本病机包括先天肾脏不足，或者后天放纵太过，导致肾精亏损，肾火衰弱无法温煦宗筋；或者肾阴损耗太过，肝火相对亢盛，烧灼宗筋。

除此之外，外感湿热邪气，蕴结于肝脏，下扰宗筋，阻塞经脉，也可引起阳痿。

二、诊断要点

第一，患者患病前通常有劳逸失调、房事与手淫过度、情绪不舒、饮食不节、身体肥胖等病史。

第二，阳痿的主要表现是成年男性在性交时阴茎无法勃起，或者勃起后不坚硬，或者坚硬时间过短，影响正常性生活。

第三，常伴有性欲下降、乏力、多疑、怕冷、四肢发凉等表现。

三、证型及治疗

（一）肝气郁结型

1. 表现

肝气郁结型阳痿是因为情志不舒导致肝气郁滞，血液无法正常到达宗筋。本种类型阳痿的主要表现有性交时无法勃起，或者勃起但不够坚硬，但睡眠时可出现自行勃起；此外还会出现情绪抑郁、胸胁部胀痛、腹部闷满、大便稀等

表现。

肝气郁结型阳痿患者的舌质较淡，舌苔薄白，脉象弦或弦细。

2. 治疗原则

疏肝解郁，行气起痿。

3. 治疗方式

（1）经方　柴胡疏肝散

治疗肝气郁结型阳痿选用《证治准绳》中的柴胡疏肝散作为主方，并根据症状不同进行加味。

本方组成：陈皮6克，柴胡6克，川芎4.5克，枳壳4.5克，芍药4.5克，甘草1.5克，香附4.5克。

加味：如果病程中出现口干口苦、情绪烦躁易怒，可以加入牡丹皮6克、山栀子6克、龙胆草6克。如果病程中出现腰部酸软、肢体无力，可以加入沙菀子9克、枸杞子6克、仙灵脾3克。如果有食欲不振、大便较稀的表现，可以加入白术6克、山药15克、薏苡仁9克。

（2）中成药

逍遥丸，每次6克，每日2次。

（二）湿热下注型

1. 表现

湿热下注型阳痿是因为湿热邪气下犯宗筋，导致宗筋气行不畅引起的。本种类型阳痿的主要表现有阴茎不勃起，萎缩，睾丸胀痛，阴囊多汗等；除此之外还可能出现口中发苦、恶心、腹部发闷、小便烧灼疼痛、大便难下等全身表现。

湿热下注型阳痿患者的舌头颜色发红，舌苔黄且腻，脉象滑数。

2. 治疗原则

清利湿热。

3. 治疗方式

（1）经方　龙胆泻肝汤

治疗湿热下注型阳痿选用《医方集解》中的龙胆泻肝汤作为主方，并根据症状不同进行加味。

本方组成：龙胆草6克，黄芩9克，栀子9克，泽泻12克，木通6克，车前子9克，当归3克，生地黄9克，柴胡6克，甘草6克。

加味：如果病程中出现阴囊潮湿、瘙痒较严重的症状，可以加入地肤子9克、黄柏3克、苦参4.5克、蛇床子3克。如果小腹胀痛比较明显，可以加入延胡索3克、川楝子5克。若精液中有血，可以加入大蓟9克、小蓟5克、茜草6克、仙鹤草6克。

（2）中成药

龙胆泻肝丸，每次6克，每日2次。

（三）命门火衰型

1. 表现

命门火衰型阳痿是因为肾阳不足，肾火无法温煦宗筋而引起的。此类型阳痿的主要表现有阴茎勃起不硬或不勃起、性欲减退、精液稀薄；并有全身怕冷、四肢发凉、面色发白、头晕耳鸣、腰膝酸软无力、精神疲倦等表现。

命门火衰型阳痿患者的舌头颜色较淡，舌体胖，舌苔薄白；脉象沉迟或细。

2. 治疗原则

温肾填精，壮阳起痿。

3. 治疗方式

（1）经方　赞育丹

治疗命门火衰型阳痿选用《景岳全书》中的赞育丹作为主方，并根据症状不同进行加味。

本方组成：熟地黄12克，白术12克，当归6克，枸杞子6克，杜仲6克，仙茅6克，巴戟天6克，山茱萸6克，淫羊藿6克，肉苁蓉6克，韭菜子6克，蛇床子3克，附子3克，肉桂3克。

加味：如果病程中出现遗精、精液稀薄较为严重的表现，可以加入覆盆子6克、金樱子6克、益智仁3克。

（2）中成药

右归丸，每次9克，每日3次。

（四）心脾亏虚型

1. 表现

心脾亏虚型阳痿是因为多种原因导致心脾亏损，精微物质得不到正常的化生，宗筋失养而引起。本种类型阳痿的主要表现有阴茎不勃起，劳累后症状加重，还有心悸、失眠、神色疲惫、面色发黄、食欲不振、大便较稀等全身表现。

心脾亏虚型阳痿患者的舌边可有齿痕，舌体胖大，舌苔薄白，脉象细弱。

2. 治疗原则

健脾养心，益气起痿。

3. 治疗方式

（1）经方　归脾汤

治疗心脾亏虚型阳痿选用《济生方》中的归脾汤作为主方，并根据症状不同进行加味。

本方组成：白术18克，茯神18克，黄芪18克，龙眼肉18克，酸枣仁18克，人参9克，木香9克，甘草6克，当归3克，远志3克。

加味：如果患者素体肥胖，可以加入泽泻6克、荷叶3克、薏苡仁9克、苍术3克、陈皮3克。如果病程中出现腰膝酸软无力、大便稀薄、头晕等脾肾阳虚的表现，可以加入淫羊藿6克、补骨脂6克、九香虫3克。

（2）中成药

人参养荣丸，每次9克，每日2次。

（五）惊恐伤肾型

1.表现

惊恐伤肾型阳痿是因为房事时突遭惊吓，导致心胆气虚，宗筋失养。本种类型阳痿的主要表现有房事时阴茎不勃起，有时可有自行勃起；除此之外还可能出现多疑、心悸、多梦、说话声音低等表现。

惊恐伤肾型阳痿患者的舌头颜色较淡，舌苔白，脉象弦细。

2.治疗原则

益肾宁神壮胆。

3.治疗方式

（1）经方　启阳娱心丹

治疗惊恐伤肾型阳痿选用《辨证录》中的启阳娱心丹作为主方。

本方组成：人参3克，远志4克，茯神7.5克，菖蒲3克，甘草3克，橘红3克，砂仁3克，柴胡3克，菟丝子12克，白术6克，生枣仁6克，当归6克，白芍9克，山药15克，神曲6克。

加味：如果病程中出现失眠多梦比较严重，可以加入五味子2克、琥珀1.5克、合欢皮6克。如果病程中出现腰膝酸软无力较严重，可以加入杜仲6克、肉苁蓉6克、海马3克、锁阳5克。

（2）中成药

壮肾安神片，每次5片，每日3次。

四、其他疗法

（一）针灸疗法

肝气郁结型阳痿可以选用会阴、曲骨、急脉、中极、行间等穴位。

湿热下注型阳痿可以选用曲泉、会阴、肝俞、阳陵泉、急脉、水分等穴位。

命门火衰型阳痿可以选用长强、会阴、关元、肾俞、命门、太溪等穴位。

心脾亏虚型阳痿可以选用会阴、中都、脾俞、心俞、肾俞、足三里等穴位。

惊恐伤肾型阳痿可以选用长强、神门、巨阙、胆俞、肾俞、阳陵泉等穴位。

（二）饮食疗法

①熟附虾米煨羊肉：选用熟附子15克，虾米25克，白羊肉250克左右，生姜与蒜头各适量。先炒蒜头后，将剩余食材共同煮汤，分次食用，可以治疗命门火衰型阳痿。

②党参当归桂圆炖猪心：党参30克，当归10克，龙眼肉15克，猪心1个。共同煲汤，可以治疗心脾亏虚型阳痿。

（三）预防调护

①培养正确的性观念，节制房事与手淫，不可太过。

②养成良好的生活习惯，饮食起居要有规律，避免邪气内生。

③患病之后应该培养良好的心态，不可过于自卑，应加强锻炼，增强体质。

第四节　遗精

遗精是指不通过性活动，以精液自行排出体外为主要表现的一种疾病。梦中遗精的称为"梦遗"，不做梦甚至在清醒时无任何刺激的情况下精液自行排出称为"滑精"，可伴有头昏、精神不振、腰膝酸软无力、失眠等全身症状。

一、致病机理

中医认为遗精的基本病机是肾气无法固护精液，或者是热邪侵扰精室，导致精液外泄。基本病机为劳心太过、欲念不遂、饮食不节、纵欲过度等。

劳心太过是指心神过劳，心阴不足，心火亢盛下扰肾水，导致肾火内生、扰乱精室引起本病；或是指思虑太过，心脾受损，导致脾气下陷、气不能固护精液引起本病。

欲念不遂是指情志不遂，阴精耗损，导致心火与肝火亢盛、扰乱精室，引起精液自遗。

纵欲过度是指房事或手淫过度，肾阴亏损，肾火亢盛，扰动精室引起本病的发生。

饮食不节是指过食油腻厚味，脾胃受损，湿热内生下注，迫精外泄引起本病。

二、诊断要点

第一，患者患病前多有纵欲过度、饮食不节、情志不舒等病史。

第二，主要表现有梦中遗精每周超过2次，或滑精。

第三，可伴有情绪不稳定、精神疲惫、失眠、记忆力减退等症状。

三、证型及治疗

（一）君相火旺型

1.表现

君相火旺型遗精多是因为情志问题，导致心火与肝火亢盛，扰乱精室引起。此类型遗精主要表现有梦中遗精、性欲增强、阴茎容易勃起、伴有早泄的症状；除此之外还可能出现心烦、睡眠质量差、腰酸、耳鸣、口中干燥、小便发黄、大便干结等表现。

君相火旺型遗精患者舌头的颜色较红，舌苔少或薄黄，脉象细数。

2.治疗原则

清心泄肝。

3.治疗方式

（1）经方 黄连清心饮合三才封髓丹

治疗君相火旺型遗精选用《内经拾遗方论》中的黄连清心饮与《医学发明》中的三才封髓丹合用作为主方，并根据症状不同进行加味。

黄连清心饮组成：黄连3克，生地黄10克，当归6克，甘草3克，酸枣仁10克，茯神10克，远志5克，人参3克，莲子肉6克。

三才封髓丹组成：天冬6克，熟地黄9克，人参2克，黄柏12克，砂仁6克，甘草3克。

加味：如果病程中出现肝火偏旺，表现为目赤、口苦，可以加入龙胆草5克。如果病程中出现小便短、灼热，可以加入淡竹叶6克、灯心草2克。

（2）中成药

知柏地黄丸，每次6克，每日2次。

（二）湿热下注型

1.表现

湿热下注型遗精是由湿热邪气下扰精室所引起。本种类型遗精的主要表现有遗精频繁、小便色黄且不顺畅、口中发苦等。

湿热下注型遗精患者舌头的颜色较红，舌苔黄腻，脉象濡数或滑数。

2.治疗原则

清热利湿。

3. 治疗方式

（1）经方　程氏萆薢分清饮

治疗湿热下注型遗精选用《医学心悟》中的萆薢分清饮作为主方。

本方组成：萆薢6克，黄柏2克，石菖蒲2克，茯苓3克，白术3克，莲子心2克，丹参4.5克，车前子4.5克。

加味：如果病程中口苦和口中发黏比较严重，可以加入茵陈6克、佩兰3克、草果3克。

（2）中成药

龙胆泻肝丸，每次6克，每日2次。

（三）劳伤心脾型

1. 表现

劳伤心脾型遗精是因为情志不舒导致心脾亏损、气无法固护精液。本种类型遗精的主要表现是劳累过后遗精情况加重，除此之外还会出现失眠、心悸、四肢乏力、食欲不振、面色发黄、大便较稀等表现。

劳伤心脾型遗精患者的舌头形胖，边有齿痕，舌苔薄白，脉象细弱。

2. 治疗原则

调补心脾，益气摄精。

3. 治疗方式

（1）经方　妙香散

治疗劳伤心脾型遗精选用《太平惠民和剂局方》中的妙香散作为主方，并根据症状不同进行加味。

本方组成：麝香3克，木香6克，山药6克，茯神6克，茯苓8克，黄芪8克，远志8克，人参4克，桔梗5克，甘草3克，辰砂3克。

加味：如果患者有遗精较频繁的表现，可以加入鸡内金3克、莲子6克、芡实9克、山药15克。

（2）中成药

人参归脾丸，每次9克，每日2次。

（四）肾气不固型

1. 表现

肾气不固型遗精是因为多种原因损伤肾脏，肾气无法固护精室。本种类型遗精的主要表现有频繁遗精，大多为滑精；除此之外还可能出现头昏、腰膝酸软无力、四肢寒凉、面色发白、阳痿早泄等症状。

肾气不固型遗精患者舌头的颜色较淡，舌苔白滑，脉象沉细。

2. 治疗原则

补肾益精，固精止遗。

3. 治疗方式

（1）经方　金锁固精丸

治疗肾气不固型遗精选用《医方集解》中的金锁固精丸作为主方，并根据症状不同进行加味。

本方组成：沙菀子12克，芡实12克，莲须12克，龙骨6克，牡蛎6克，莲子肉10克。

加味：如果病程中出现阳痿早泄、阴部发冷，可以加入枸杞子6克、菟丝子6克、杜仲6克、肉桂2克。如果病程中出现手脚心发热、盗汗，可以加入熟地黄9克、黄柏3克、金樱子6克、龟甲9克。

（2）中成药

锁阳固精丸，每次9克，每日2次。

四、其他疗法

（一）针灸疗法

君相火旺型遗精可以选用关元、心俞、神门、太冲、肾俞等穴位。

肾气不固型遗精可以选用关元、大

赫、志室、肾俞、足三里等穴位。

劳伤心脾型遗精可以选用肾俞、太溪、三阴交、阴陵泉等穴位。

湿热下注型遗精可以选用石门、关元、阴陵泉、肾俞、膀胱俞等穴位。

（二）预防调护

①生活中应该保持良好的情绪，避免接触不健康的信息，不贪恋女色。

②饮食有常，不可过食油腻辛辣食物，养成良好的生活习惯，避免手淫或房事过度。

③患病后应该消除不正常的心理，节制性欲，养成良好的生活习惯，加强锻炼，保持阴茎的卫生。

第五节 早泄

早泄是指性交时射精过早，或者未开始性交即射精，或者刚开始性交就射精的一种疾病。其可影响正常的性生活，多与阳痿，遗精共同出现。

一、致病机理

早泄与遗精的病机基本相似，中医认为病机可分为气虚不固与湿热下扰，根据病机大体分为肝经湿热型、心脾两虚型、相火妄动型与肾气不固型（具体病因可参考"遗精"一节）。

二、诊断要点

第一，患者患病前多有纵欲过度、饮食不节、情志不舒等病史。

第二，主要表现为性交时射精过早，甚至未开始性交即射精。

三、证型及治疗

（一）肝经湿热型

1. 表现

肝经湿热型早泄是因为湿热邪气瘀阻于肝脏，下扰肾脏。本种类型的主要表现有阴茎易勃起，早泄；除此之外还可能出现口中发苦，胸胁部闷痛，阴囊潮湿、发痒等表现。

肝经湿热型早泄患者的舌头颜色较红，舌苔黄腻，脉象弦滑而数。

2. 治疗原则

清泄肝经湿热。

3. 治疗方式

（1）经方 龙胆泻肝汤

治疗肝经湿热型早泄选用《医方集解》中的龙胆泻肝汤作为主方，并根据症状不同进行加味。

本方组成：龙胆草6克，黄芩9克，栀子9克，泽泻12克，木通6克，车前子9克，当归3克，生地黄9克，柴胡6克，甘草6克。

加味：如果病程中出现阴囊潮湿、发痒比较明显的症状，可以加入土茯苓15克、地肤子9克、蛇床子3克。

（2）中成药

龙胆泻肝丸，每次6克，每日2次。

（二）心脾两虚型

1. 表现

心脾两虚型早泄是指各种原因引起心脾受损，中气下虚，无力固护精液。此类型早泄往往还会伴有心悸、健忘、进食减少、神色疲倦等症状出现。

心脾两虚型早泄患者的舌头颜色

较淡，脉象细弱。

2. 治疗原则

补益心脾。

3. 治疗方式

（1）经方　归脾汤

治疗心脾两虚型早泄选用《济生方》中的归脾汤作为主方，并根据症状不同进行加味。

本方组成：白术18克，茯神18克，黄芪18克，龙眼肉18克，酸枣仁18克，人参9克，木香9克，甘草6克，当归3克，远志3克，生姜5克，大枣4枚。

加味：如果病程中出现腰膝酸软无力、头晕耳鸣等肾虚的表现，可以加入山茱萸6克、杜仲6克、菟丝子6克、金樱子6克、芡实9克。

（2）中成药

归脾丸，每次9克，每日3次。

（三）相火妄动型

1. 表现

相火妄动型早泄是手淫或房事过度导致阴虚火旺，进而扰动精室所引起。本种类型的早泄主要表现有早泄，阴茎易勃起；除此之外还可能表现为腰膝部酸软无力、手脚心发热、盗汗等。

相火妄动型早泄患者的舌头颜色较红，舌苔少，脉象细数。

2. 治疗原则

滋阴降火。

3. 治疗方式

（1）经方　知柏地黄丸

治疗相火妄动型早泄选用《医方考》中的知柏地黄丸作为主方。

本方组成：熟地黄24克，山茱萸12克，山药12克，泽泻9克，牡丹皮9克，茯苓9克，知母6克，黄柏6克。

加味：如果病程中出现遗精较频繁，可以加入金樱子6克、沙苑子9克、女贞子6克、龟甲9克。如果有手脚心发热比较严重的症状，可以加入鳖甲9克、地骨皮9克。

（2）中成药

大补阴丸，每次6克，每日2次。

（四）肾气不固型

1. 表现

肾气不固型早泄是因为各种原因导致肾气受损，无法固护精液。此类型的主要表现有早泄，遗精和性欲减退；并伴有腰膝酸软无力、小便清长、面色发白等全身表现。

肾气不固型早泄患者的舌头颜色较淡，舌苔白，脉象沉弱。

2. 治疗方式

益肾固精。

3. 治疗方式

（1）经方　金匮肾气丸

治疗肾气不固型早泄选用《金匮要略》中的金匮肾气丸作为主方，并根据症状不同进行加味。

本方组成：干地黄24克，山药12克，山茱萸12克，泽泻9克，茯苓9克，牡丹皮9克，桂枝3克，附子3克。

加味：如果病程中夜尿频繁，可以加入益智仁3克、乌药6克。

（2）中成药

金锁固精丸，每次9克，每日2次。

四、其他疗法

（一）针灸疗法

肝经湿热型早泄可以选用肝俞、行间、丰隆等穴位。

心脾两虚型早泄可以选用心俞、脾俞、三阴交、少海、阴陵泉等穴位。

肝经湿热型早泄可以选用心俞、肾俞、然谷等穴位。

肾气不固型早泄可以选用命门、阴谷、京门、气海、肾俞等穴位。

（二）预防调护

①养成良好的生活习惯，作息规律，少熬夜，经常锻炼身体。

②开展性教育活动，让青春期孩子树立正确的性观念。

③发现疾病后要重视治疗，杜绝手淫恶习，及时治疗，维持夫妻间良好的性生活关系。

第六节　阴部多汗

阴部多汗是指男性外生殖器及周围（包括大腿内侧近腹股沟）部位经常出汗，并且汗液多有臭味的一种疾病，又称"阴汗"。

一、致病机理

中医认为阴汗的基本病机有二，一是由于阳气不足，气化功能失调，温煦功能减弱，导致寒湿内盛引起；二是因为湿邪蕴结于肝经，流注下焦而引起。

二、诊断要点

第一，主要表现为阴部多汗，有臭味，伴有阴囊潮湿，可出现阴茎萎软。

第二，还可伴有腰膝酸软、怕冷、四肢发凉，或有目赤、小便黄、胁肋部胀痛等表现。

三、证型及治疗

（一）肾阳虚型

1. 表现

肾阳虚型阴部多汗是阳气不足、寒湿内盛引起的。本种类型的主要表现有阴囊湿冷，早泄，遗精，阳痿；除此之外还可能出现小便清长，腰膝酸软无力，发冷，四肢发凉等。

肾阳虚型阴部多汗患者的舌头颜色淡，舌体胖、边有齿痕，脉象沉迟。

2. 治疗原则

温补肾阳，益气培元。

3. 治疗方式

（1）经方　金匮肾气丸

治疗肾阳虚型阴部多汗选用《金匮要略》中的金匮肾气丸作为主方，并根据症状不同进行加味。

本方组成：干地黄 24 克，山药 12 克，山茱萸 12 克，泽泻 9 克，茯苓 9 克，牡丹皮 9 克，桂枝 3 克，附子 3 克。

（2）中成药

补肾强身片，每次 5 片，每日 3 次。

（二）肝经湿热型

1. 表现

肝经湿热型阴部多汗是湿热邪气蕴结肝经，流注下焦引起的。本种类型的阴部多汗主要表现有阴部汗出，有臭味，阴囊潮湿，阴茎萎软等；除此之外还可能出现口中发苦，小便发黄，胁肋部胀痛等。

肝经湿热型阴部多汗患者的舌头颜色较红，舌苔黄腻，脉象弦数。

2. 治疗原则

清热利湿，疏肝养血。

3. 治疗方式

（1）经方　固真汤

治疗肝经湿热型阴部多汗选用《兰室秘藏》中的固真汤作为主方，并根据症状不同进行加味。

本方组成：升麻 3 克，柴胡 3 克，羌活 3 克，炙甘草 4.5 克，龙胆草 4.5 克，泽泻 4.5 克，黄柏 6 克，知母 6 克。

（2）中成药

龙胆泻肝丸，每次 6 克，每日 2 次。

四、其他疗法

（一）针灸治疗

肾阳虚型阴部多汗可以选用气海、中枢、命门、肾俞、关元等穴位。

肝经湿热型阴部多汗可以选用脾俞、胃俞、三阴交、复溜、然谷、肝俞、关元等穴位。

（二）预防调护

①养成良好的饮食生活习惯，避免过度食用生冷油腻的食物，适当进行体育锻炼，增强体质。

②注意阴部卫生，养成经常擦洗的习惯，避免滋生细菌，患病后及时进行治疗。

第三篇

外科常见疾病

第一章

外科

第一节 烧伤

烧伤是指由于热力、电能、化学物质、放射性物质等作用于人体而引起的一种急性损伤性疾病。通常为局部损伤，也可伤及全身，出现严重的症状。常见症状为局部红肿、疼痛、起水疱、液体渗出，严重时可出现高热、口渴，甚至面色苍白、意识模糊等危重症候。本节只论述轻度烧伤与烧伤后遗症的调理，并不论治重度烧伤。

一、致病机理

热力作用于机体后会直接损伤皮肤，导致烧伤部位气血阻滞，经络不通。由于卫气固护肌表，所以卫气首先受损，无法固护阴液，阴液外泄，出现水疱、渗液等表现。又由于火热伤津液，两者叠加，阴阳俱损，则会出现严重的脱水，还会引起脾胃和气血的虚弱。若火毒过于严重，侵犯脏腑，可能会出现意识模糊甚至昏迷的表现。

二、诊断要点

第一，患者有明显的烧伤史。

第二，轻度烧伤时仅表现为皮肤局部症状，主要为红肿、疼痛、水疱、渗液等。

第三，重度烧伤时面积较大，患者受火毒侵袭严重，出现严重的全身症状，甚至继发感染，此时应尽快前往医院就诊，以免病情恶化。

三、治疗

（一）外治法

①若遇烧伤现场，在确保自身安全的情况下，使患者远离烧伤源头，面积较小时可以选用包扎疗法，面积较大时可以选用暴露疗法。

②轻度烧伤时，可以选用紫草油膏、京万红软膏对伤口进行处理。

③烧伤面积大时，应该及时送医进行系统的消杀观察，并针对严重烧伤带来的全身症状进行治疗。

（二）预防调护

①学习用火、防火的知识，积极向身边人宣传，从根源进行预防。

②保持创面的干爽，避免长期压迫。

③尽量多进食清淡食品，忌食辛辣、油腻食物。

④创面愈合后，起初应该尽量避免阳光的照射。

第二节 痔

痔也就是常说的痔疮，是指直肠末端黏膜下和肛管皮肤下的静脉丛发生扩大、曲张所形成的柔软静脉团。患病时主要表现为便血，直肠下端脱出肛门外，肿胀疼痛。本病可发于任何人群，在我国肛肠科发病率位居榜首，多见于20岁以上的成年人。本病可分为内痔、外痔与混合痔（混合痔是指内外痔结合形成一团，治疗按照内、外痔方法，故本节重点论述内痔与外痔）。

∽ 内痔 ∾

内痔是指发生于肛门齿线以上，直肠末端黏膜下的静脉丛扩大、曲张形成的柔软静脉团。主要症状表现为便血、痔核脱出肛门外以及肛门不适。

一、致病机理

中医认为内痔的病机是脏腑功能紊乱，风湿燥热邪气下注大肠，阻滞肛门，导致肛门筋脉松懈而发病。发病的主要原因是身体脏腑虚弱，加之长时间站立或蹲坐，负重远行，或长期便秘，或饮食不节制，过食油腻辛辣，过度饮酒等。

二、诊断要点

第一，患病前多有身体虚弱、饮食不节、过度饮酒、久坐久蹲久站等病史。

第二，初期主要表现为无症状的便血（即只有便血症状单独出现，没有其他症状），血色鲜红。饮酒、劳累过度、便秘等原因可导致出血加重，痔核可变大脱出，脱出时可有肛门坠胀感。

第三，内痔病情可分为四期。

Ⅰ期内痔：本阶段痔核较小，不会脱出肛门外，以便血为主。

Ⅱ期内痔：本阶段痔核增大，大便时可能会脱出肛门外，大便结束后会自动回纳，便血有时多有时少。

Ⅲ期内痔：本阶段痔核更大，除大便时脱出肛门外，行走、咳嗽、喷嚏等动作做出时也会脱出，到此阶段时痔核需要手动推回。

Ⅳ期内痔：本阶段痔核脱出，无法及时回纳，患处会出现肿痛、坏死、溃烂。

三、证型及治疗

（一）风伤肠络型

1.表现

风伤肠络型内痔是风热邪气下犯大肠引起的。风伤肠络型内痔主要表现有大便出血，并呈滴血或喷射状出血，伴有肛门瘙痒等其他症状。

风伤肠络型内痔患者的舌头颜色较红，舌苔薄白或薄黄，脉象浮数。

2.治疗原则

清热凉血祛风。

3.治疗方式

（1）经方　凉血地黄汤

治疗风伤肠络型内痔选用《外科大成》中的凉血地黄汤作为主方，并根据症状不同进行加味。

本方组成：当归尾4.5克，生地黄6克，赤芍3克，黄连6克，枳壳3克，黄芩3克，槐角9克，地榆6克，荆芥3克，升麻1.5克，天花粉2.5克，生甘草1.5克。

加味：如果病程中出现大便不畅，可以加入大黄5克。

（2）中成药

地榆槐角丸，每次9克，每日2次。

（二）湿热下注型

1.表现

湿热下注型内痔是指湿热邪气下扰大肠而导致痔核脱出。本类型内痔的主要表现有便血较多，颜色鲜红，痔核可脱出肛门外，可自行回纳，肛门有灼热感等。

湿热下注型内痔患者的舌头颜色较红，舌苔黄腻，脉象为弦数。

2. 治疗原则

清热利湿止血。

3. 治疗方式

（1）经方　脏连丸

治疗湿热下注型内痔选用《本草纲目拾遗》中的脏连丸作为主方，并根据症状不同进行加味。

注：本方制作过程较复杂，故不做介绍，可直接选用中成药。

（2）中成药

脏连丸，每次6克，每日2次。

（三）气滞血瘀型

1. 表现

气滞血瘀型内痔是因为内外邪气的共同作用，导致气机郁滞而发病。本种类型内痔的主要表现有痔核脱出，甚至无法回纳，肛门坠胀疼痛，甚至出现患处水肿、坏死等。

气滞血瘀型内痔患者的舌头颜色红或深红，舌苔白或黄，脉象弦而细涩。

2. 治疗原则

清热利湿，祛风活血。

3. 治疗方式

（1）经方　止痛如神汤

治疗气滞血瘀型内痔选用《外科启玄》中的止痛如神汤作为主方。

本方组成：秦艽3克，桃仁3克，皂角子3克，苍术2.5克，防风2.5克，黄柏1.5克，当归尾1克，泽泻1克，槟榔0.3克，熟大黄3克。

加味：如果出现肛门外肿胀物颜色

紫暗，可以加入红花3克、牡丹皮6克。如果病程中肿胀物颜色较淡、色泽光亮，可以加入龙胆草3克、木通3克。

（2）中成药

痔炎消胶囊，每次3粒，每日3次。

（四）脾虚气陷型

1. 表现

脾虚气陷型内痔是因脾气虚弱而无法上升，气机瘀滞于下而引起的。脾虚气陷型内痔的主要表现有痔核脱出，需要推回，便血色淡或鲜红；除此之外还可能出现面色发白、精神疲惫、食欲不振等表现。

脾虚气陷型内痔患者的舌头颜色较淡，舌边可有齿痕，舌苔薄白，脉象弱。

2. 治疗原则

补中益气。

3. 治疗方式

（1）经方　补中益气汤

治疗脾虚气陷型内痔选用《内外伤辨惑论》中的补中益气汤作为主方，并根据症状不同进行加味。

本方组成：黄芪18克，甘草9克，人参6克，当归3克，橘皮6克，升麻6克，柴胡6克，白术9克。

加味：如果病程中大便比较干燥，可以加入肉苁蓉6克、火麻仁10克。

（2）中成药

消痔丸，每次6克，每日3次。

外痔

外痔是指生长在肛门齿线以下的痔。多是因为肛周皮肤感染，或者痔外静脉丛破裂，或者反复感染等引起。其主要表现为肛门坠胀、疼痛、异物感。

通常可将外痔分为炎性外痔、血栓性外痔、静脉曲张性外痔和结缔组织性外痔。

（一）炎性外痔

1.表现

炎性外痔是因为饮食不节、饮酒过度等原因导致体内蕴结热毒，并在外感受风湿邪气后聚于肛门处，两者共同作用发为外痔。炎性外痔发病时主要表现为肛周肿胀物疼痛，在咳嗽或行走时可能引发疼痛加重，此外还有大便干燥等全身表现。

炎性外痔患者的舌头颜色较红，舌苔薄黄或黄腻，脉象滑数或浮数。

2.治疗原则

清热祛风利湿。

3.治疗方式

经方　止痛如神汤

可用《外科启玄》中的止痛如神汤作为主方治疗炎性外痔，并根据症状不同进行加味。

本方组成：秦艽3克，桃仁3克，皂角子3克，苍术2.5克，防风2.5克，黄柏1.5克，当归尾1克，泽泻1克，槟榔0.3克，熟大黄3克。

加味：若患者还有小便黄的表现，可以加入木通3克、滑石10克。

（二）血栓性外痔

1.表现

血栓性外痔常常由于体内热邪影响而诱发，负重或大便用力过大时会导致血脉破裂，而后引起血流瘀积成为血栓，导致外痔的产生。血栓性外痔主要表现有肛周肿物突起，疼痛剧烈，肛门坠胀感严重，可触及硬结节，肿物颜色紫暗，并伴有口渴、便秘等全身表现。

血栓性外痔患者的舌头颜色发紫，舌苔淡黄，脉象为弦涩。

2.治疗方式

经方　凉血地黄汤

治疗血栓性外痔选用《外科大成》中的凉血地黄汤作为主方，并根据症状不同进行加味。

本方组成：当归尾4.5克，生地黄6克，赤芍3克，黄连6克，枳壳3克，黄芩3克，槐角9克，地榆6克，荆芥3克，升麻1.5克，天花粉2.5克，生甘草1.5克。

加味：如果肛周肿物较硬，可以加入桃仁5克、红花3克。

（三）静脉曲张性外痔

1.表现

静脉曲张性外痔是因Ⅱ、Ⅲ期内痔反复脱出，或者腹部用力，腹压增加，导致筋脉瘀结而引起的。本种类型的外痔主要表现有大便后肿胀物隆起，伴有明显坠胀感，甚至出现灼热疼痛感，并有大便干燥、小便发黄等症状。

静脉曲张性外痔患者的舌头颜色较红，舌苔黄腻，脉象滑数。

2.治疗原则

清热利湿，活血散瘀。

3.治疗方式

经方　萆薢化毒汤合活血散瘀汤

治疗静脉血栓性外痔选用《疡科心得集》中的萆薢化毒汤与《外科正宗》中的活血散瘀汤作为主方，并根据症状不同进行加味。

萆薢化毒汤组成：萆薢9克，当归尾6克，牡丹皮6克，牛膝5克，防己5克，木瓜6克，薏苡仁9克，秦艽3克。

化血散瘀汤组成：川芎3克，当归尾3克，赤芍3克，苏木3克，牡丹皮

3克，枳壳3克，瓜蒌仁3克，桃仁3克，槟榔2克，大黄6克。

（四）结缔组织性外痔

本类型外痔是因为炎性外痔、血栓性外痔、陈旧性肛裂、湿疹等反复发作，或者内痔反复脱出，或排便用力过重，导致湿热邪气入侵引起的。结缔组织性外痔若无任何症状可以不予治疗，如果出现反复发炎、肿胀严重则应当考虑手术治疗。发生炎症感染时可以参考外治法。

四、其他疗法

（一）外治法

①根据病情可以选取九华膏、黄连膏等药物涂抹患处，起到消肿止痛、止血的作用。

②可以选用痔疮栓塞入肛门内，具有消肿、止血的作用。

③可以选用苦参汤，用水煮沸后先熏后洗，也可用毛巾外敷，凉了之后更换。

（二）预防调护

①要养成定时大便且蹲便时间不可过长的习惯。

②饮食要均衡，每天饮水要充足，多吃水果蔬菜，保持大便通畅。

③积极锻炼身体，不要长时间站立或蹲坐。

④保持肛门部的卫生，按时清洁。

第三节 肛周脓肿

肛周脓肿是指肛管直肠周围间隙发生急慢性感染而形成的脓肿，肛周脓肿起病较急，发作时疼痛剧烈，并伴有发热、寒战等表现。脓肿破裂后大多会形成肛漏。本病可发生于任何年龄段，好发于20～40岁的人群，男性发病多。中医称之为"肛痈"。

一、致病机理

中医认为本病的主要病机为湿热火毒邪气蕴结于肛门，主要病因有火毒蕴结、湿热壅滞、阴虚毒恋等。

火毒蕴结：身体感受火热邪毒后，邪气随血下行，火毒之邪蕴结于肛门处导致血流不畅，引发肛周脓肿。

湿热蕴结：此类型肛周脓肿可由外感内伤因素共同作用而发病。生活中饮食不节，损伤脾胃，导致内生湿热邪气；外感湿热邪气，下注大肠；两者共同作用导致经络瘀阻，引起脓肿的发生。

阴虚毒恋：患者平素身体阴虚，又外感湿热瘀毒邪气，导致邪气乘机下注肛门引发本病。

二、诊断要点

第一，患病前多有饮食不节，或身体虚弱，或外感邪气的病史。

第二，主要表现为肛门周围皮肤红、肿、热、痛，且伴有发热、寒战等全身症状，若脓肿部位距离肛门较远，则全身症状较为严重而局部症状较轻；若脓肿部位接近肛门，表现为全身症状较轻而局部症状较重。

第三，本病男性的发病率高于女性，且多发生于青少年人群。

三、证型及治疗

（一）热毒蕴结型

1.表现

热毒蕴结型肛周脓肿是因为湿热之邪下注大肠，邪气瘀阻经脉引发。本种类型的肛周脓肿主要表现有肛门周围肿痛，疼痛随着病情的进展逐渐加重，触痛较明显，脓肿处质地较硬。患者还可能出现怕冷、发热、大便干、小便黄等全身表现。

热毒蕴结型肛周脓肿患者的舌头颜色较红，舌苔黄腻，脉象滑数。

2.治疗原则

清热利湿解毒。

3.治疗方式

中成药

地榆槐角丸，每次9克，每日2次。

（二）火毒炽盛型

1.表现

火毒炽盛型肛周脓肿是因为火热邪气严重，大肠血行不畅引起。火毒炽盛型的主要表现有肛周肿胀，疼痛剧烈，且疼痛持续时间长，发作时会影响睡眠。病程中还可能出现怕冷、发热、口中发干、大小便困难等身体症状。

火毒炽盛型肛周脓肿患者的舌头颜色较红，舌苔黄，脉象弦滑。

2.治疗原则

清热解毒透脓。

（三）阴虚毒恋型

1.表现

阴虚毒恋型肛周脓肿是因为平素身体阴虚，抗御邪气能力较弱，邪气乘虚而入，蕴结于大肠而发病。此类型的肛周脓肿主要表现有肛门周围肿痛，颜色暗红，且成脓期较长，疮口难以愈合；除此之外，还会出现午后发热、盗汗、口中发干等阴虚症状。

阴虚毒恋型肛周脓肿患者的舌头颜色较红，舌苔少，脉象细数。

2.治疗原则

滋阴降火。

3.治疗方式

中成药

知柏地黄丸，每次6克，每日2次。

四、其他治疗

（一）外治法

①病情初步发作时，若为邪气入侵的实证，可以选用金黄膏、黄连膏外敷；若为阴虚的虚证，可以选用冲和膏或阳和解凝膏外敷。

②成脓期或者溃破后应该前往正规医疗机构进行正规的排脓和引流，防止病情恶化。

（二）预防调护

①要注意饮食规律，多吃水果蔬菜，少吃辛辣油腻食物，多饮水，保证大便的通畅。

②注意肛门部位的卫生，定时清洁，防止感染。

③疾病发生后及早治疗，防止病情扩散加重。

第二章

皮肤疾病

第一节 皮肤病的局部辨证

皮肤病一般情况下指发生于人体皮肤、黏膜以及皮肤附属器官的疾病的统称。其种类繁多，形态各异，有的可严重影响患者的正常生活。其造成的影响除了疾病本身带来的诸多不适，还会受到周围人的疏远，造成社交困难和心理障碍。因此，对于皮肤病的预防和治疗是十分必要的。

一、致病机理

皮肤病病因繁多，西医认为皮肤病与感染、免疫、遗传、内分泌等诸多因素有关。中医则将其致病原因分为外因和内因两种。因皮肤病发病原因较为复杂，常几种病因同时存在，临床判断应仔细分析，因证治疗。

（一）外因

1. 风邪致病

风邪是皮肤病的常见病因，中医认为风邪可单独侵犯人体，但更多是与其他邪气一同侵袭。当人体免疫力较差、正气不足时，皮肤腠理抵抗外邪能力下降，风邪就易侵袭人体，损伤皮肤。由于风邪阻止皮肤正常的生理代谢，影响其正常的生理功能，导致皮肤营血不合，气血运行不畅，不能充养皮肤；风邪单独致病时常由于风邪自身特质而造成皮

肤病发作，没有固定位置或容易发生位置变化，一般还伴有剧烈瘙痒等症状；若与其他邪气合而致病，则还会表现出其他邪气的特质，常与风邪共同侵袭人体造成皮肤病的有湿、热等邪气。

2. 湿邪致病

湿邪分为感受外界湿邪或自身脾胃功能受损。体内湿邪多因饮食习惯不良，过食刺激性食物如辛辣鱼腥，或饮食过于油腻而造成湿邪内生；湿邪侵害人体皮肤，导致皮肤气血郁结，不易散去，主要表现为皮肤出现疱疹、糜烂、渗液等。病程缓慢，常发病于下阴部，病情严重者皮肤溃烂，有难闻味道，不易痊愈，容易复发。

3. 热邪致病

热邪为阳邪，患者大多体质热盛阳亢，情志易怒易狂躁。常由于外感热邪或体内热邪积聚，不能倾泻于外，而循经上灼熏烤皮肤，进而发展为皮肤病。患者常感到较剧烈的皮肤瘙痒和疼痛，皮损多以红斑、脓疱、红肿丘疹等症状为主，且热邪致病常表现为身体上部的皮损。

4. 毒邪致病

毒邪致病常被分为药物中毒、食物中毒、虫咬中毒以及对过敏物过敏等。如自身体质较差，又先天禀赋不足，常因接触过敏原导致过敏反应，进而产生

皮肤病变；或饮食不当，食物中毒也可造成皮肤改变；不同蚊虫叮咬皮肤，根据害虫带来的致病菌或自带的毒素，可引起皮肤功能失常；因服用药物不当，也可造成严重的皮肤损伤。毒邪发病一定有明确的触发条件，且一般有一段潜伏期。皮损一般为潮红、肿胀、水疱、风团、糜烂、丘疹等，根据毒邪性质和轻重伴有不同程度的瘙痒感和灼痛感。远离致病源后皮损症状可在短时间内消退。

（二）内因

1. 气血瘀滞

患者的气血功能常因情志抑郁或邪气阻滞而运行不畅。气血运行受阻，则不能荣养皮肤；若气血瘀滞在固定位置化为火邪或痰湿之邪，则会损害皮肤造成皮损表现。各类慢性皮肤病多以气滞血瘀为主要病机，其特点多为皮损颜色晦暗，皮肤常常出现肌肤甲错、表面粗糙、色素沉着难消、瘢痕等症状，一般患者舌质紫暗，舌边可见瘀斑，脉涩。

2. 血虚风燥

血虚风燥的患者一般多有慢性病史，患病日久会损耗气血，导致气血虚弱，生风生燥损害皮肤；或由于外邪侵袭人体，正气未能及时将其祛除，邪气在体内长期瘀滞，郁而化火，损耗体内阴血导致气血亏虚。血虚风燥患者皮损一般干燥、肥厚、粗糙并可伴有鳞屑。临床上该病机常见于病程较长、不易治愈的慢性炎症皮肤病。

3. 肝肾不足

皮肤病与脏腑功能息息相关，其中尤与肝肾二脏密切。肝藏血，血充足才可容养皮肤，肝主疏泄，情志抑郁，肝

气郁结，则气机运行不畅，也影响皮肤的正常生理功能；肾藏精，肾精不足，头发干枯脱落，肾虚患者面色发黑，皮肤晦暗干燥粗糙。肝肾不足常为先天禀赋不足或后天消耗过多导致，患者皮损多表现为色素沉着，颜色晦暗，皮肤干燥粗糙、纹理增厚，头发脱落等。肝肾不足引起的皮肤病常为慢性皮肤病，且多和遗传有关。

二、性质辨别

皮肤病的性质按照临床表现来区分，多以发病速度和疾病虚实来判定。发病速度较快，疾病多为实证者，为急性皮肤病；发病速度较缓，疾病多为虚证者，为慢性皮肤病。

（一）急性皮肤病

临床多见皮损为原发性的红斑、风团、丘疹、疱疹、结节等症状，继发性皮损相对较少，但也可根据疾病性质出现皮肤糜烂、渗液及鳞屑等继发性皮损。

病因多以外感为主，如风邪致病、湿邪致病、热邪致病和毒邪致病等。

本病多与肺、脾、心三脏相关。肺脏气虚，机体常不能抵御外感风邪；脾脏气虚，水谷运化失常，内生湿邪；心火亢盛，常循经向上灼烧皮肤。

（二）慢性皮肤病

临床多见皮损为继发性的色素沉着、皮肤皲裂、鳞屑、苔藓样变等症状，且可伴有指甲粗糙变形、头发干燥脱落等。

病因多以内因为主，如气血瘀滞、肝肾不足、血虚风燥、冲任失调等。

本病多与肝肾二脏相关，同上文肝

肾不足。

三、常见症状

（一）患者自我感觉症状

皮肤病发作时，除了外观上的改变，患者常常还会产生感觉上的异常。常见的自觉症状有瘙痒、疼痛以及其他特殊异常感觉等。

1. 瘙痒

瘙痒为皮肤病最常见的自觉症状，可根据患者自身体质差异以及病变程度是否严重而产生不同程度的皮肤瘙痒表现。瘙痒的产生为各种病因结合产生的结果，但造成瘙痒的最主要原因为外感风邪。风邪易于转移且发病迅速，风邪为患常常导致皮肤瘙痒，且因风邪常夹杂其他邪气共同侵袭人体。由此特质，瘙痒还可伴有其他症状，如风热瘙痒一般皮损颜色发红，瘙痒剧烈，遇热加重；风湿瘙痒一般抓破后可伴有水疱破裂、皮肤糜烂瘙痒等症状。慢性皮肤病瘙痒多有皮肤皲裂、干燥、肥厚或伴有鳞屑等症状。

2. 疼痛

皮肤病一般不会出现疼痛的感觉，常见皮肤出现痛感的病因多为外感热邪和气血瘀滞两种。外感热邪，常常导致皮肤出现炎症特征，皮肤多伴有红肿，患处皮肤温度高于正常皮肤，以及疼痛等症状。气血瘀滞，导致气血不通则痛。造成气血瘀滞的原因常分为外感邪气阻滞经络、内生痰湿等病理性产物阻滞经络和气血功能受损不能推动气血阻滞经络三种。

3. 特殊异常感觉

灼热感：热邪损伤皮肤或火毒蕴结

的患者，皮肤多有较强烈的烧灼感，常见于急性皮肤病。

蚁行感：患者被害虫叮咬或气血不和时皮肤会出现症状较轻的瘙痒感觉，类似于蚂蚁在皮肤上爬行，常见于虫咬皮炎。

麻木感：患者多经络不通，皮肤出现麻木不舒的感觉，常见于麻风病。

（二）皮肤病的客观体征

皮肤病的客观体征即具有诊断意义的特殊皮肤损害，常根据发病模式不同分为原发性皮损和继发性皮损。原发性皮损为皮肤病发病时即出现的皮肤病变，继发性皮损是患者经过治疗、搔抓、感染或皮肤自我修复而出现的在原有皮损上出现的新类型的皮损。但二者界限只是相对性的，应根据临床疾病性质来判断。

1. 原发性皮损

（1）斑疹：表现为局部的皮肤或黏膜颜色的改变，无高出皮肤的凸起或低于皮肤的凹陷，患处与健康皮肤齐平。皮损范围不固定，大于1厘米的皮损判定为斑片。斑疹常分为红斑、色素沉着斑和色素减退斑三种。红斑一般情况下压之褪色，为血热导致；色素沉着斑多由气血虚弱、肝肾不足导致；色素减退斑多是气血凝滞或血虚兼风邪导致。

（2）丘疹：表现为高出皮面，直径小于1厘米的山丘型小凸起。其发作形式和丘疹数目不固定，可散在分布于皮肤各处，也可融合成片簇集分布，融合成片的称为斑块。若丘疹顶端较为平齐，称为扁平丘疹。

（3）风团：为发作在皮肤上的水肿型隆起，颜色可为红色或白色，发作与消退时间皆较短，且消退后一般不留痕迹，和原皮肤几乎一样。发作时一般瘙痒剧烈。

（4）结节：为大小不固定的实心硬结，边界清晰，可高于皮肤或深藏在皮下，触碰可伴有疼痛感或只有异物感。发病原因多为气血凝滞不通。

（5）疱疹：为高出皮面，内有液体的腔系的皮肤损害。疱疹可根据内容物的不同进行区分，如内容物较清澈的称为水疱，内容物泛红者称为血疱，内容物为浑浊脓液者称为脓疱。疱疹的表面一般光亮且较薄、易破碎，破后可造成皮肤糜烂，干燥后可结痂，痂脱落则痊愈。若为传染性疾病导致的疱疹，其内容物常具高度传染性。

2.继发性皮损

（1）鳞屑：为白色易脱落的表皮角质层，无固定大小和质量、体积等，一般表现为筛糠状、牡蛎壳状或大面积脱落。病因多为皮肤缺乏濡养或热邪未清。

（2）糜烂：为局部皮肤表面缺损，露出红色湿润面，常由疱疹破裂或结痂未正常脱落导致。糜烂的产生多与湿邪有关，治疗后一般不留瘢痕。

（3）溃疡：为局部皮肤或黏膜深层缺损，多伴有脓液、组织液等液体渗出。无固定大小，不易愈合，愈合后多会留有瘢痕。

（4）痂：为皮肤因皮损产生的内容物，由血液、脓液、脱落组织等结合，干燥形成的覆盖于皮损之上的痂壳。

（5）皲裂：皮肤上线型分裂的裂痕，常在手脚掌、手指、脚趾以及口角处出现。

（6）苔藓样变：出现边界清楚的皮肤增厚，粗糙、干燥、皮肤隆起，皮肤纹理也加深加粗。多为慢性皮肤病的常见皮损，发病原因多为血虚风燥、肝肾不足。

（7）色素沉着：皮肤颜色变成不同程度的褐色，多为色素增加导致。虽常见于继发性皮损，但也有部分疾病为原发性皮损，如黧黑斑、黑变病等。

第二节　带状疱疹

带状疱疹是生活中非常常见的一种能带来剧烈疼痛的皮肤病。其中医病名为蛇串疮，又称缠腰火丹、蛇丹、蜘蛛疮、火带疮等。其主要皮损呈带状分布的成簇水疱、红斑或丘疹等。带状疱疹发生时一般分布于单侧，且多随周围神经走向生长，伴有剧烈的局部针刺样疼痛，且丘疹伴有一定的发红发硬肿大。患者得病后一般会获得较长时间的抗性而不再患此病。儿童少见发病，患病率会随年龄增大而上升。该病首见于葛洪的《诸病源候论》："甄带疮者，绕腰生。此亦风湿搏血气所生，状如甄带，因以为名。"

一、致病机理

带状疱疹是由水痘－带状疱疹病毒感染所致的急性感染性皮肤病，儿童感染多表现为水痘，患病率低。中医学认为其与情志有关，情志不舒，肝郁化火，肝胆火盛，火毒蕴结，容易导致水疱的产生。又因为风邪有向上的特性，水疱常在头、面部发作，呈簇状生长。过食油腻辛辣刺激性食物、情志抑郁、外感邪气都是其常见的致病机理，过食肥甘则对脾胃造成负担；或者由于过度忧思损伤脾气，导致脾失健运、湿浊聚集、郁久化热，最后导致湿热内蕴；或由于毒邪外袭，湿热火毒于皮肤熏蒸而出。经治疗后皮疹会大部分消退，但仍存在疼痛感觉，为带状疱疹后遗神经痛，其病因为气滞血瘀，不通则痛。因为老年患者多气血两虚，故也有明显的后遗神经痛，两者应注意鉴别。

二、诊断要点

第一，该病一般多发于春、秋两季，患者中儿童较少，成人居多。

第二，该皮疹发病部位多为胸背部、腰肋部，其次为颜面部，也可发生于四肢等其余部位。

第三，多伴有全身症状如易于疲倦、轻度发热、食欲较差等，一般情况下局部皮肤在出疹之前先有灼热感或疼痛感，但也存在没有其他症状而突然出现皮损的情况。

第四，初期感染病毒病发时，局部会出现形状不规则的红斑，然后随时间推移红斑上会出现一些成群的、簇集在一起的绿豆至黄豆大的丘疹，该丘疹会迅速充盈化为水疱。水疱疱壁紧绷，颜色光亮鲜明，形状如同珍珠，内容物透明清澈，在周边有红晕围绕。众多簇状水疱排列成一条条布带形状，且各个带状水疱疹群之间的皮肤为正常状态。皮疹在身体上多呈单侧分布（正中线左侧或右侧），一般不超过正中线。

第五，疱疹群附近淋巴结常可肿大。

第六，水疱内容物会在数日内逐渐混浊，被机体吸收直至内容物干涸，最

后结痂；或部分水疱破裂，继而形成糜烂面，待愈合后干燥结痂。痂皮自然脱落而愈。愈合后局部可能会遗留暂时性的淡红色斑痕或轻微的色素沉着，但一般随时间推移不留瘢痕。

第七，个别患者会出现大疱（水疱大小超过黄豆大小）或血疱（水疱内容物为血红色）等非常规症状，严重的情况下甚至会出现局部皮肤缺血坏死变黑，最后脱落。也有仅出现红斑、丘疹而无典型水疱症状的患者。此外，由于个体差异，有极个别患者双侧均可发生皮疹。

第八，患者会有自觉不同程度的疼痛及低温灼烧感。

第七，皮损发于面部（尤其是眼睛周围），这种病情较为严重，不易处理，常引起剧烈疼痛，并可对眼球造成损伤，严重者甚至会导致失明。若出现类似症状，请及时到专业正规医疗部门就医。

第八，该病病程一般为 2～3 周，可以自愈，且治愈后一般不会复发。但仍有少数患者（尤其是老年患者）的皮疹消退后，疼痛的感觉持续 1～2 个月，甚至会更久。

三、证型及治疗

（一）肝胆火盛型

1.表现

肝胆火盛型带状疱疹是由于心情长时间郁闷导致体内火毒滞留而引起的，此类型的带状疱疹好发于颜面头部，症状为鲜红色皮损、有明显的低温灼烧的痛感、水疱表面光滑紧绷、疱壁紧张。全身症状则多见口苦口干，心情烦躁易

怒，大便不畅、干燥，小便颜色偏黄。

肝胆火盛型带状疱疹的病人舌色偏红，舌苔薄黄或黄厚，脉弦滑数。

2. 治疗原则

清泻肝火，解毒止痛。即多用偏凉性的清热解毒药物来进行身体内部的调节，把致病的火毒排出体外，并用调理气机的药物来舒肝止痛。

3. 治疗方式

（1）经方 龙胆泻肝汤

治疗肺肝胆火盛型带状疱疹应选用《医方集解》中龙胆泻肝汤做主方，并根据病情适当加减。

本方组成：龙胆草 12 克，栀子 12 克，黄柏 12 克，车前子 12 克，泽泻 12 克，柴胡 9 克，木通 9 克，生地黄 30 克，板蓝根 30 克，生薏苡仁 15 克，生甘草 5 克。水煎服，每日 1 剂。

加味：若患者大便不通畅，难以正常排便，可加大黄 12 克（大黄在煎药时应后下），借大黄的药力帮助排便。若患者感觉过于疼痛，则可以酌情添加一些通透血管的药物来帮助患者减轻痛苦，如延胡索 9 克、乳香 6 克、没药 6 克、丹参 15 克或三七末 3 克（用温开水冲服）。若患者出现血疱或者皮肤坏死等情况，可加水牛角 30 克（先煎）牡丹皮 12 克、紫草 12 克。

（2）中成药

①龙胆泻肝丸，每次 6 克，口服，温开水送服，每日 3 次。

②龙胆泻肝颗粒，每次 1 包，口服，每日 2 次。

③抗病毒口服液，每次 1 支（10毫升），每日 3 次。

（二）脾虚湿盛型

1. 表现

脾虚湿盛型带状疱疹是由于食用刺激食物或过度思虑而导致脾胃功能受损，食物代谢失常，不能及时消化，在体内产生湿毒并化热，外达于皮肤而成。患者皮损处多颜色暗淡，疼痛较弱，水疱内容物不充实，疱壁较瘪而松弛；在全身症状中，患者不易口渴，食欲不振，偶有腹胀感，大便较为稀薄不成形。

脾虚湿盛型的病人舌色较淡，舌苔白厚或白滑，脉象濡而缓。

2. 治疗原则

燥湿清热，理气和中。运用燥湿药和清热药来燥化脾胃湿热之邪，防止湿热熏蒸于皮肤，运用理气药物来调和胃气。

3. 治疗方式

（1）经方 除湿胃苓汤

治疗脾虚湿盛型带状疱疹首选《医宗金鉴》中的除湿胃苓汤做主方，并根据病情适当加减。

本方组成：苍术 9 克，白术 9 克，厚朴 9 克，延胡索 9 克，木通 9 克，车前子 12 克，泽泻 12 克，滑石 30 克，赤茯苓 30 克，板蓝根 30 克，陈皮 5 克，甘草 5 克。水煎服，每日 1 剂。

加味：如果痛感过度，则可加乳香 6 克、没药 6 克、丹参 15 克，或加三七末 3 克（热水冲服）。

（2）中成药

抗病毒口服液，每次 1 支（10毫升），每日 3 次。

（三）气滞血瘀型

1. 表现

气滞血瘀型带状疱疹表现为得病

后气血不通畅,中医常讲不通则痛,多见皮损症状减轻或消退时痛感未减,疼痛不止,并且由局部向四周放射,痛感剧烈难忍,不能寝卧,持续时间长达数月甚至更久。

气滞血瘀型带状疱疹病人舌色暗淡,或见舌边有瘀斑,舌苔薄白,脉象弦。

2. 治疗原则

活血化瘀,行气止痛。运用活血药通透血管,运用行气药推动全身气机运转来止痛。

3. 治疗方式

经方 柴胡疏肝散

治疗气滞血瘀型带状疱疹首选《景岳全书》中柴胡疏肝散做主方,并根据病情适当加减。

本方组成:柴胡12克,赤芍12克,枳壳12克,香附12克,丹参15克,鸡血藤30克,延胡索9克,川芎6克,陈皮6克,生甘草6克。水煎服,每日1剂。

加味:如果痛感过度,且舌有瘀斑,则可加桃红9克、红花9克、三七末3克(温开水冲服)。

(四)气血两虚型

1. 表现

气血两虚型带状疱疹于老年人发病较多,且常在皮损消退后产生面无血色而发白、呼吸气短、换气频繁、食欲不振、不能正常饮食或饭量较少、容易疲倦乏力、夜晚不能正常睡眠等表现。

气血两虚型带状疱疹患者舌色淡,舌苔较少,脉象细或弦细。

2. 治疗原则

调补气血,重镇安神,佐以化瘀止痛。运用补气补血药补益患者且加入安眠药来使患者得以正常作息,进行气血调补时容易出现气滞血瘀,所以还要加入少量行气活血药物增强补益效果并减轻痛感。

3. 治疗方式

经方 八珍汤

治疗气血两虚型带状疱疹首选《瑞竹堂经验方》中的八珍汤做主方,并根据病情适当加减。

本方组成:人参18克,白芍15克,丹参15克,白术12克,茯苓12克,当归9克,川芎9克,炙甘草6克,三七末3克(温开水冲服),龙骨30克,牡蛎30克,珍珠母30克(先煎)。水煎服,每日1剂。

四、其他疗法

(一)外治疗法

若水疱未破,病邪初起,处于疾病早期,可以用双柏散或二味拔毒散混合浓茶水做成外用药膏涂在患处皮损。或者外敷玉露膏,每天3次。或者挑选新鲜的马齿苋、玉簪花、野菊花等用器具捣碎敷在患处。

若水疱溃破,疱液外溢糜烂,多用青黛膏外涂。若有坏疽(皮肤坏死发黑脱落),则应用九一丹或海浮散外用患处。

若水疱过于巨大,内容物过多,则应用针刺放出疱液并进行消毒,来减轻患者的不适感。

若患者疱疹有较多的渗液(内容物外溢),可以用板蓝根30克、木贼30克、金银花30克、虎杖30克、野菊花30克、黄柏30克,水煎后用该药液擦拭患处。

（二）针刺疗法

常取合谷穴、内关穴、阳陵泉穴、足三里穴、三阴交穴、曲池穴、夹脊穴、支沟穴和部分阿是穴等，每次取 3 ~ 4 个穴，需要留针 20 ~ 30 分钟，应由医疗权威机构来进行治疗，每日 1 次。

也可用火针疗法进行治疗，将针灸针放置于酒精灯火焰外焰烤至发红后，迅速对病疹进行点刺，再用棉签擦拭吸走水疱渗出的液体，并及时进行消毒。

注：针刺不宜过于深入，一般破皮即可。

（三）其他疗法

保持心情愉悦对病情的预后有帮助，反之持续的郁闷会加重疼痛和延长患病的时间。

饮食应多清淡，增加蔬菜水果的摄入，不应食用油腻生冷和鱼虾蟹等腥物。

严忌热水冲刷患处，并且为了减少患者痛苦，应多穿柔软的衣服来减少摩擦。

注意保持患病皮损处干燥清洁，防止二次感染。

第三节 虫咬皮炎

虫咬皮炎是由于各种原因被致病虫类叮咬，或触碰其体毛或毒液而引起的皮肤炎症。中医名为恶虫叮咬。常见的致病虫为隐翅虫、刺毛虫、蜂、跳蚤等。临床症状多为丘疹样风团出现，并伴随针头大小的水疱或瘀血点。严重者可出现全身中毒反应，轻重程度取决于叮咬虫害的毒性。

一、致病机理

虫咬皮炎的西医病理多为虫类叮咬时口器携带的病菌侵害人体，或其自身携带的可能引起人类机体产生反应的各种致病物导致过敏等。《外科正宗》："恶虫乃各禀阴阳毒种而生。见之者勿触其恶，且如蜈蚣用钳，蝎蜂用尾，恶蛇以舌螫人，自出有意附毒害人，必自知其恶也，凡有所伤，各寻类而推治。"中医认为其病因主要为邪毒入侵，若邪毒性质较轻，正邪相争，仅能侵害皮肤导致虫咬皮炎出现；若邪毒较盛，侵入人体流入营血，造成全身中毒迹象，则皮损严重，甚至危及全身脏腑导致生理功能衰微。

二、诊断要点

第一，本病常发于夏秋季节，因该季节蚊虫多发，且天气炎热，皮肤暴露居多，易被叮咬。

第二，皮损以丘疹、斑点或风团多见，少部分可出现水疱、脓疱以及红斑。皮疹一般散在性分布，且常在皮损中央处发现针头大小的瘀点，多为蚊虫叮咬破皮，有助于诊断为虫咬皮炎。若被隐翅虫叮咬则可见线条状红肿，并伴有密集排列的丘疹及脓疱。

第三，一般情况下随病情伴有不同程度的瘙痒感，有的类型还会伴有疼痛感和烧灼感。

第四，一般无其他全身症状，但若虫咬毒邪较重，可造成全身发热、怕冷、头晕目眩、恶心呕吐等症状。

三、证型及治疗

热毒蕴结型

1. 表现

热毒蕴结型虫咬皮炎是由于外界邪毒入侵体内，正邪抗争而起。皮损数量较多，且多伴有大量红肿，水疱体积较大，瘀斑明显，可伴有恶寒怕冷、发热、头晕目眩、烦躁易怒不安、恶心呕吐等症状。

热毒蕴结型的病人舌质红，舌苔黄，脉弦数。

2. 治疗原则

清热解毒，佐以祛风。

3. 治疗方式

经方　五味消毒饮

治疗热毒蕴结型虫咬皮炎选用《医宗金鉴》中的五味消毒饮为主方，并根据病情适当加减来进行治疗。

本方组成：金银花 15 克，蒲公英 15 克，紫花地丁 15 克，野菊花 12 克，牛蒡子 12 克，天葵子 9 克，荆芥 9 克，防风 9 克，白花蛇舌草 30 克，半边莲 30 克。水煎服，每日 1 剂。

加味：若便秘难下，加大黄 6 克（后下）；对于火毒较重、全身怕冷发热等症状较为严重的患者，去掉原方中的牛蒡子、防风和荆芥，改加黄芩 12 克、栀子 12 克、黄连 9 克。

四、其他疗法

（一）外治疗法

皮损初期，可用三黄洗剂或炉甘石洗剂外加 1 克薄荷脑外擦。

皮损发作于毛发茂盛的地方，应剃毛后外涂 50% 百部酊杀虫止痒。

皮损水疱破溃、糜烂渗出后，可用马齿苋煎汤湿敷外涂，然后涂抹青黛油。

选用各地有效的蛇药，进行外敷。

（二）其他疗法

患者应保持所处环境卫生安全，远离可能致病的环境，远离害虫。

出行野外应注意防止蚊虫叮咬，做好防护准备，如涂抹驱虫药物等。

被叮咬后的衣着被褥应仔细清洗，防止害虫藏在这些区域内发生再次叮咬。

禁忌烟酒，禁食鱼腥发物等，减少刺激性食物，增加蔬菜水果。

第四节　疣

疣是生长在皮肤表面，如同菜花样的良性赘生物。中医病名各异，根据生长部位不同或形态不同，叫法各不相同，如枯筋箭、千日疮、疣目、鼠乳等。现俗称瘊子。本病可大体分类为：寻常疣，最常见的普通型，形状如同针头或绿豆大小的半球形凸起，古名疣目；扁平疣，表面较为光滑，凸起弧度不明显，数量一般较多，可成群出现，古名为扁瘊；传染性软疣，为拥有较强的接触传染能力的疣病，数量不固定，多发于儿童，古名为鼠乳；丝状疣，为经常生长在脖颈或者眼睑上的，长条形、细丝状的凸起，古称线瘊；趾疣，生长在脚趾处的凸起赘生物。该病虽然长在皮肤上，有凸起，但无红肿热痛等症状，无全身症状，预后效果良好，治疗过程相对简单，传染力度较弱，多为自体感染，不易传染给他人且不易被他人传染，发现时即可去正规治疗场所处理，患者不必有过多的心理负担。

一、致病机理

疣病是由人乳头瘤病毒（HPV）感染所致。中医认为，此病多为风邪热邪化为邪毒，在皮肤上与人体的正气互相抗争相搏而产生的异常产物；或者如《外科正宗·杂疮毒门》所述，"枯筋箭乃忧郁伤肝，肝无荣养，以致筋气外发"，患者因情志波动伤肝，肝气旺盛导致血气燥热，筋气脉气随着血液的变化而变得不充盛，不能荣养肌肤，肌肤缺乏血液的濡养而变得干燥后生长出来的病理产物。其中，趾疣因为其生长位置特殊，为脚与袜子、鞋等外物摩擦，导致其周围血气运行不通畅，常积聚在摩擦处，之后由外伤或过度摩擦而为诱发因素而长出。

二、诊断要点

第一，发病部位与好发人群：寻常疣的发病一般多见于年轻人。其皮损一般好发于手足部，或者指甲边缘等部位。丝状疣好发于眼睑、脖颈、面部和头皮等部位。扁平疣多见于青少年，好生长在面颊、手臂、手背等位置，且往往数目庞大，成群出现。可因为经常性瘙痒导致搔抓处成片出现。传染性软疣多见于儿童，可以通过接触传染，易发于躯干、面颈和四肢等部位。

第二，常见疣为针尖至黄豆大小或者更大的饱满的圆形突起，其表面颜色多为灰褐色或暗黄色，表面粗糙不光滑，有不规则形态的乳头状增殖，质感摸起来较硬。无确切数量，可以单独病变也可有多个，偶见多个相近皮损接触后融合成一片大型皮损；扁平疣的皮损为粟粒至黄豆大的圆形、椭圆形或者稍

微带些不规则形状的较坚硬实心的扁平丘疹，略微高出皮肤表面，皮损可顺着抓挠痕迹呈线状生长排列；丝状疣一般为单独生长、形状纤细、质地柔软的丝状突起，颜色多为皮肤颜色或为较暗的淡褐色，形似钉子长在皮肤表面。

趾疣皮损为黄豆大或者更大的角化性丘疹，颜色多呈暗黄色，其表面粗糙不平。符除去表面因周厚擦产生的角质后，下面的内容物为疏松的乳白色角质软芯，软芯的周围可有散在分布的小黑点（少量血液外流凝集而成的血块），皮疹有融合成片的能力。传染性软疣的皮疹为针头至豌豆大小的半球形丘疹，颜色多呈乳白色、暗白色、淡红色、淡褐色或皮肤原色，表面较为光滑，多有蜡样光泽，形状与珍珠类似，且在皮损中间常有脐窝。如果用针尖挑破，挤出的内容物多为白色的豆腐渣样物质。皮疹数目不等，散在或群集分布，但互不融合。

第三，一般无自觉症状，或有瘙痒感。发生于甲缘者则常有压痛，趾疣局部有明显压痛。

第四，病程较长，部分也可有自我愈合的能力。其中传染性软疣需要半年至一年才可以自行消退，但也有 3 ~ 4 年甚至时间更久者。痊愈后不留瘢痕。

第五，趾疣应同胼胝及鸡眼相鉴别。胼胝为表皮角质层成片增厚，表面较为光滑，一般无角质软芯，压痛并不明显。鸡眼为一圆锥形角质栓，有角质中心核，尖端深入皮内，底部呈圆形稍高出皮面，无疏松的角质软芯，压痛明显。

三、证型及治疗

寻常疣

（一）风热血燥型

1. 表现

风热血燥型寻常疣是由于风热之邪外袭，与正气相搏于皮肤表面或血气燥热不能荣养皮肤所致。皮损大小如豌豆，且质地较为坚硬，表面粗糙，略高于皮肤表面，颜色暗黄或淡红。

风热血燥型病人舌红，舌苔薄，脉象弦数。

2. 治疗原则

养血活血，清热解毒。多用活血药和补血药改善血液，使血气充盈，皮肤自会得到荣养。又可用清热药清除风热，解毒药化解毒邪。

3. 治疗方式

经方　治疣方

治疗风热血燥型寻常疣选用广州中医药大学《外科学》中的治疣方为主方并根据病情适当加味。

本方组成：磁石 30 克（先煎），代赭石 30 克（先煎），生龙骨 30 克（先煎），生牡蛎 30 克（先煎），板蓝根 12 克，浙贝母 12 克，白芍 12 克，地骨皮 12 克，黄柏 10 克，桃仁 8 克，红花 8 克，山慈菇 6 克。水煎服，每日 1 剂。

（二）湿热血瘀型

1. 表现

湿热血瘀型寻常疣是患者机体湿热内生，阻碍气血流动，血瘀运行不畅所生。皮损处多质地松软不坚，颜色多偏灰暗或浅褐色，略高于皮肤。

湿热血瘀型的病人舌暗红，舌苔薄，脉象细。

2. 治疗原则

清化湿热，活血化瘀。清湿气，祛热邪，行血气，用以化瘀。

3. 治疗方式

经方　马齿苋合剂

治疗湿热血瘀型首选马齿苋合剂做主方，并根据病情适当加减。

本方组成：马齿苋，败酱草，紫草，大青叶，夏枯草，龙骨，牡蛎，桑叶，薏苡仁，冬瓜仁。水煎服，每日 1 剂。

扁平疣

（一）风热蕴结型

1. 表现

风热蕴结型扁平疣的表现为数量较多的淡红色皮损，偶见轻度瘙痒，病程较短。全身症状为口易渴但不欲饮水。

风热蕴结型的病人舌色红，舌苔薄白，脉象弦数或数。

2. 治疗原则

疏风清热，解毒散结。

3. 治疗方式

经方　祛疣汤

治疗风热蕴结型扁平疣首选陕西中医药大学验方中的祛疣汤做主方，并根据病情适当加减。

本方组成：木贼 12 克，香附 12 克，薏苡仁 15 克，板蓝根 15 克，连翘 15 克，蝉蜕 9 克。水煎服，每日 1 剂。

（二）热瘀互结型

1. 表现

热瘀互结型扁平疣的皮损为质地较硬、大小不一、颜色偏黄褐或呈暗红色的突起。一般患者无自觉症状。

热瘀互结型的病人舌色暗红，舌苔薄白，脉象沉弦。

2. 治疗原则

活血化瘀，清热散结。

3. 治疗方式

经方 桃红四物汤

治疗热瘀互结型扁平疣首选《医垒元戎》中的桃红四物汤做主方，并根据病情适当加减。

本方组成：桃仁，红花，生地黄，赤芍，当归，川芎，紫草，夏枯草，郁金。水煎服，每日1剂。

注：丝状疣因多单发，一般用外治法处理。趾疣可根据寻常疣病机进行辨证论治，若痛明显者加石决明30克（先煎），质坚而厚者加穿山甲12克；传染性软疣可以与扁平疣病机进行辨证论治。

四、其他疗法

（一）外治疗法

疣病因其病机简易，所以一般运用外治法治疗。若病情复杂缠绵难愈，请前往专业医疗机构治疗。

所有疣病皆可用木贼30克、香附30克、板蓝根30克、大青叶15克，煎汤浸泡患部，每日2次，每次30分钟。用玻璃纸或胶布固定，3日换药1次，可以使部分皮损脱落。

若疣体上面宽大，根部较窄，高出皮肤界面较多，常用推疣法。即用棉签带棉花一侧抵住疣体的根部，与皮肤表面呈约30°角度用力推动，切忌过于大力引发疼痛和大量出血。部分疣体可因为此方根治，但建议巩固治疗消毒，推疣结束后及时清理创面并止血，可用掺杂桃花粉的纱布包裹止血。

对于部分扁平疣和寻常疣还可用鸦胆子敷贴法。先用温水将患处简单清洗，并用针刀除去疣体上粗糙、质地较硬的角质层，注意时刻维持无菌条件，注意消毒。之后将5枚鸦胆子捣碎并用纱布封包敷贴在患处。3天一换药。若扁平疣散在分布，也可单用鸦胆子油涂抹。这样可以避免正常皮肤受损。

趾疣常用千金散（川芎5克、细辛5克、防风5克、甘菊花5克、甘草5克、石菖蒲5克、青藤根5克、全蝎5克、细茶芽5克、藁本5克）进行局部外敷，也可将乌梅放入盐水中泡一天，将其搅碎变成膏状，敷在患处。

传染性软疣治疗常分两种。挑刺法：用已经消过毒的针具刺破患处的顶端，并且用两根棉签挤压排尽其中的白色乳酪状内容物，然后用碘酒对患处进行消毒（注：挤出的内容物具有高传染性，请妥善处理）。刮疣法：对患处进行消毒后使用刮疣专用刮匙刮去疣体，操作完后进行止血。若疣的数目太多，应分批分次处理。

丝状疣多用推疣法或刮疣法处理，也可用激光法或用丝线将疣体从根部扎紧，数日后自行脱落。

（二）针刺疗法

可用艾柱对患处进行灸烤，每天一次，至疣体脱落为止。

或用针刺围针法，即从疣体顶端刺入至疣的根部，并且在四周围刺4根，将疣体包围住，不超过一周，疣体一般会自行萎缩脱落。

或用火针疗法，将针灸针用酒精灯外焰烧至针尖发白，然后迅速点刺疣体，小的疣体一针即可，略大的需要二针或三针，操作后及时进行消毒，一周左右疣体脱落。若未完全脱落，重复上法。

（三）其他疗法

传染性软疣应保持患处局部清洁干燥，减少搔抓，杜绝感染加重，避免继发感染。

扁平疣严忌搔抓，防止成片出现病变。

疣体均应避免挤压摩擦。

少数皮损处出现剧烈疼痛的患者应及时就医诊治。

第五节　白屑风

白屑风是一种发生在头部、面部的慢性炎症性皮肤病，西医病名为脂溢性皮炎。主要临床特点为皮肤油腻，颜色潮红色，在毛囊附近可见糠状白色皮屑，严重者可见白屑在挠抓或触碰时大量脱落，飘雪一般。自觉症状无或有轻度瘙痒，青壮年多见。

一、致病机理

白屑风是由皮肤油脂过度分泌引发的慢性炎症，中医认为其病机为感染风热之邪，自身又内含湿热。《外科正宗》言："此皆起于热体当风，风热所化。"若自身湿热不重，但风热之邪外袭，会导致人体郁结，不能正常运行气血，久而化热，耗伤津血，血热干燥不能濡养肌肤；若自身湿热较重，随着风热之邪侵袭，邪气之间互相夹杂，会导致体内热邪随经络上于头面，湿邪困阻脾胃，脾胃生理功能受损，则化湿成热，继续损伤头面部皮肤。

二、诊断要点

第一，好发人员多为青壮年，年龄在20～40岁，男性患者数量多于女性，且刚出生婴儿也为高发人群。

第二，皮损发作大多在头面部，严重者随头面向下扩散，但也可见于其他部位。

第三，皮损可根据病机不同分为干、湿两种不同的临床症状。干性皮损多见于头皮，是较为油腻的干燥鳞屑，颜色为雪白色，其皮肤较为干燥，可见颜色较轻的潮红色，发质干燥，数量较少，易于脱落。湿性皮损为淡红色不规则红斑，患者皮肤较为油腻，抚之可感觉滑腻，可见油光反射，头皮油腻，头屑数量较多，瘙痒较重，头发易脱落，发质细软，严重者眉毛也可脱落。

第四，自觉症状为瘙痒感。

第五，成年人病程漫长，且可反复发作，不易痊愈；婴儿患者病程约数月即可痊愈。

三、证型及治疗

（一）风热血燥型

1. 表现

风热血燥型白屑风是由于风热之邪外袭郁久化热，耗伤气血导致血燥，进而出现皮肤干燥脱落的症状。本病多呈干性皮损，易于脱屑，皮屑性质为干燥油腻鳞屑，一般有头发脱落、头皮干燥泛红、自觉瘙痒、受风加重的表现。伴全身症状为口渴欲饮水，大便干燥难下。

风热血燥型的病人舌质红，舌苔薄白或薄黄，脉象细数。

2. 治疗原则

祛风清热，养血润燥。

3. 治疗方式

经方　祛风换肌丸

治疗风热血燥型白屑风选用《外科

正宗》中的祛风换肌丸为主方并根据病情适当加味。

本方组成：制何首乌 12 克，火麻仁 15 克，天花粉 15 克，白蒺藜 15 克，川芎 9 克，当归 9 克，威灵仙 12 克，石菖蒲 12 克，生地黄 20 克，生甘草 6 克。水煎服，可留药渣再煎 1 次，每日 1 剂。

（二）湿热蕴结型

1. 表现

湿热蕴结型白屑风湿热较重又遇外界风热或过多食用刺激性食物，脾胃功能减弱，生成湿热，湿热相合循经上传于头面。多为湿性皮损，可见不规则红斑、头面油腻、鳞屑较多的表现；全身症状可伴有口臭口苦，腹胀不适，排泄物味道恶臭难闻，大便较稀，小便色红，尿量较少。

湿热蕴结类型的病人舌红，舌苔黄腻，脉象滑数。

2. 治疗原则

清热利湿，健脾和胃。

3. 治疗方式

（1）经方　龙胆泻肝汤

治疗湿热蕴结首选《医方集解》中的龙胆泻肝汤做主方，并根据病情适当加减。

本方组成：龙胆草 12 克，栀子 12 克，黄芩 12 克，车前子 12 克，泽泻 12 克，茵陈 9 克，柴胡 9 克，木通 9 克，生地黄 30 克，茯苓 30 克，薄荷 12 克，生薏苡仁 15 克，生甘草 5 克。水煎服，每日 1 剂。

加味：如果热邪较盛，加桑白皮 12 克、蒲公英 12 克。

（2）中成药

①龙胆泻肝丸，每次 6 克，口服，温开水送服，每日 2 次。

②防风通圣丸，每次 6 克，口服，温开水送服，每日 2 次。

四、其他疗法

（一）外治疗法

皮损为干性，若好发位置为面部，多用痤疮洗剂涂抹，每天 2 次；若好发位置为头皮，多用白屑风酊涂抹，每天 3 次。

皮损为湿性，可涂抹 5% 硫磺软膏或青黛膏；也可用苍耳子 30 克，王不留行 30 克、苦参 15 克、明矾 9 克煎药水洗头。初期多用紫金锭磨水等燥湿收敛，清热解毒药物外涂。

若皮损有渗出，可用马齿苋水外用涂擦。

（二）针刺疗法

取穴多为合谷穴、大椎穴、曲池穴、足三里穴和血海穴等。

（三）其他疗法

避免刺激饮食，如辛辣油腻等；增加蔬菜水果的摄入来保证大便顺畅。患者还要注意尽量不触摸患处，不使用刺激的洗面奶，避免刺激皮肤导致皮损症状加重。

第六节　癣

癣是一种常发生在皮肤表面的真菌感染性皮肤病，中医病名因发病部位不同而可分为：生长在头部的肥疮、白秃疮；生长在脚上的脚湿气；生长在手上的鹅掌风以及生长在其他部位的紫白癜风、圆癣等。其具有较强的感染性，以及病后多迁延难愈且易于复发等特点，为皮肤科常见疾病。

一、致病机理

癣是由真菌感染所致，中医认为其病因多为生活习惯以及居住环境不够健康，加上外感风、热、湿邪。邪毒聚合可生虫害，毒邪郁于头皮，则化为白秃疮或黄疮，下注于手足则化为鹅掌风和脚湿气，发于躯干头颈则为圆癣、体癣等。临床上多进行真菌检查，检测图像有明显可见的菌丝孢子等为确诊。若有伴随症状为发热、瘙痒、皮屑脱落等，多为风热邪气较盛；若皮损处多有潮湿液体渗出，则为湿热邪气较盛；若皮肤干燥干裂者，多为邪热化燥、气血不合不通、皮肤营养缺乏导致。

二、诊断要点

白秃疮

第一，患者多为学龄儿童，且男性患者数量多于女性。

第二，皮损多在头部。

第三，病起时为微红色小丘疹，且丘疹周围有白色鳞屑（菌鞘），皮损区多为边界清楚的不规则或圆形斑片，有头发穿过，病区毛发干燥易折无光泽，一般易在离头皮 0.4 厘米左右处折断。

第四，自觉症状为较轻的瘙痒。

第五，一般患儿到青春期可自行痊愈，不留瘢痕。

肥疮

第一，患者多为儿童，也可见于成人。农村卫生环境较差，故发病率较高。

第二，皮损多在头部。

第三，皮损区多有黄色痂壳堆积，多为散在的圆碟形黄色痂壳，多肥厚有黏性，不易脱落，边缘翘起，中心可有头发贯穿。除去黄痂后可见红色糜烂病变皮损面，皮损处湿润或较干燥。病变区头发干燥，质地粗糙，病程较长者会损坏其毛囊，最后导致永久性脱发，愈合后病变区可能出现瘢痕。

第四，自觉症状为较重的瘙痒。

第五，病程迁延难愈，难以自愈，若治疗不及时甚至伴随终身。

鹅掌风 / 脚湿气

第一，成人多见，但无论性别年龄皆可染病。

第二，鹅掌风皮损多在单侧手发病，但严重时也可双手同时发病。在手指侧面、屈指关节面、手指之间、手掌中心和手掌边缘都可出现皮损；脚湿气皮损多在脚趾缝或足底。

第三，皮损可根据症状分为三种：水疱型，糜烂型，脱屑型。

水疱型：多发生在掌心、足背或足弓，主要皮损多为成群分布或分散分布、内容物清澈的皮下水疱，多伴有瘙痒感，不易破溃。

糜烂型：多发生于手指或脚趾缝中，皮损表现多为患处皮肤颜色发白，皮肤潮湿。撕破患处白皮可出现红色基底。剧烈瘙痒，患者常常难以克制而反复搓挠，易引起感染。

脱屑型：多发生在足跟两侧或脚底，主要表现为角化过度的干燥、粗糙、皲裂等症状。

圆癣（体癣）

第一，患者多为成年男性，多发于夏季，冬季病情减轻。

第二，皮损多在头面部、脖颈部、躯干以及四肢靠近躯体的部位。

第三，皮损初起为水疱或丘疹，慢慢生长成为边界清晰的圆形钱币状红斑，且有薄鳞屑覆盖在红斑上。预后良好者可见皮损中间的皮疹逐渐消退，这是疾病自我修复的标志；但若出现皮损逐渐向四周扩大蔓延的现象，则是疾病恶化的标志，除水疱和丘疹外还可伴有脓疱和结痂。

第四，自觉症状为瘙痒，还具备一定的传染性。

紫白癜风（汗斑）

第一，患者多为易出汗的青少年，具备夏季症状较重、冬季症状较轻或痊愈的季节性特点。

第二，皮损多在脖颈部、躯干部以及好出汗部位。

第三，皮损是不规则或圆形的斑块，一般无炎症反应，颜色可比周边皮肤颜色稍浅或为淡褐色和灰褐色，少部分还伴有细鳞屑附着，且可互相融合。

第四，自觉症状为轻微瘙痒。

第五，病程较长，易复发。

三、证型及治疗

（一）风湿毒聚型

1.表现

风湿毒聚型癣是由于风、湿、毒邪三邪齐聚导致皮肤出现病变。肥疮、鹅掌风、脚湿气等病变皮损特点为皮损可在身上多处生长泛发，且有蔓延倾向，并伴有皮损部潮湿等症状。

风湿毒聚型的病人舌苔薄白，脉象濡。

2.治疗原则

祛风除湿，杀虫止痒。

3.治疗方式

经方 消风散或苦参汤加白鲜皮、威灵仙

治疗风湿毒聚型癣选用《医宗金鉴》中的消风散或《疡科心得集》中的苦参汤为主方，并加白鲜皮和威灵仙进行治疗。

消风散组成：当归6克，生地6克，防风6克，蝉蜕6克，知母6克，苦参6克，荆芥6克，芝麻6克，苍术6克，牛蒡子6克，石膏6克，甘草3克，木通3克，白鲜皮9克，威灵仙9克。水煎服，每日1剂。

苦参汤组成：苦参6克，蛇床子6克，白芷6克，金银花9克，野菊花9克，黄柏9克，地肤子9克，菖蒲9克，白鲜皮9克，威灵仙9克。水煎服，每日1剂。

（二）湿热下注型

1.表现

湿热下注型癣是指湿热之邪下注于阴部或手脚等四肢末端。患部糜烂，有脓液流出，有明显异味、肿痛等症状，严重者可出现高热神昏或者红丝疔等全身或局部感染症状。

湿热下注类型的病人舌红，舌苔黄腻，脉象滑数。

2.治疗原则

清热利湿，解毒消肿。

3.治疗方式

（1）经方 龙胆泻肝汤合萆薢渗湿汤

治疗湿热下注首选《医方集解》中的龙胆泻肝汤合《疡科心得集》中的萆薢渗湿汤做主方，并根据病情适当加减。

本方组成：萆薢15克，泽泻15克，龙胆草12克，车前子12克，黄柏12克，栀子9克，木通9克，金银花30克，生薏苡仁30克，鱼腥草30克，生甘草6克。水煎服，每日1剂。

加味：如果大便难下，加大黄9克（后下）。如果湿毒较盛，难以清除，则加土茯苓30克。

（2）中成药

龙胆泻肝丸，每次6克，口服，温开水送服，每日3次。

四、外治疗法

（一）白秃疮、肥疮

多用脱发疗法：7～10日理光头发一次，理发后每日用肥皂水洗头，然后敷5%硫磺膏或雄黄膏（厚敷），之后用薄膜固定，每天换药一次。待病变面积变小，病变区头发有松动，使用镊子将头发拔除，范围可比病变区大2～3厘米，拔完后继续敷药，疗程为2～3周。

（二）鹅掌风、脚湿气

水疱型：可用藿黄浸剂（藿香30克，黄精12克，大黄12克，皂矾12克，醋1千克）浸泡或用二矾汤熏洗。

糜烂型：轻者可用六一散合明矾粉掺洒在皮损患处。较严重的可用高锰酸钾溶液（1:1500）、二矾汤或用半边莲60克煎煮成汤浸泡5分钟。

脱屑型：可选用5%硫磺膏或雄黄膏外涂，也可使用市面上常见的抗真菌药物。

（三）圆癣

多用1，2号癣药水（《中医外科临床手册》）和复方土槿皮酊外涂。若患处瘙痒疼痛糜烂较重可用青黛膏外涂。

（四）紫白癜风

可用茄子片蘸取密陀僧散抹在患处，每天2～3次，且应在治愈后继续上药2周以防复发。

五、注意要点

注意个人卫生，公共场所加强自身防护，尽量远离可能的污染源。

对自己生活的环境勤消毒，保护家人，避免感染。

若已患病，注意不要忽略管理，防止传染他人，对患处应当及时进行治疗。

保持患处干燥、通风，贴身衣物及时清洗，经常更换并注意消毒。

饮食应多清淡，尽量避免油腻辛辣食物，增加水果蔬菜摄入。

第七节 粉刺

粉刺，是一种好发于脸颊、胸口和后背部毛囊与皮脂腺的慢性炎症。其皮损多为能挤出白色碎米样粉汁的刺状丘疹或脓疱。中医古籍可见名为"肺风粉刺""酒刺""面疮"等，西医名为痤疮或青春痘。临床特点为多在青少年时期发病，且多伴有油脂溢出皮肤。

一、致病机理

西医多认为粉刺生成是内分泌异常导致。《医宗金鉴·外科心法要诀》言："此证由肺经血热而成，每发于面鼻，起碎疙瘩，形如黍屑，色赤肿痛，破出白粉汁。"中医多认为本病与热邪有关，可大概分为：由于肺经风热旺盛，多因其本身体质偏于热性，易于感到燥热，肺经火热蕴结，若又感受外界风邪，则易发病于头面部的肺经风热型粉刺；由于饮食不规律且过食油腻辛辣的食物，而缺乏蔬菜水果等的摄入，导致肠胃湿热相合互结，湿热难排出体外，则上蒸颜面的肠胃湿热型粉刺；患者本身体质虚弱，脾气不足，不能正常运化水谷，导致体内湿气停积，郁而化热，热邪煎灼津液而成痰，痰湿积于头面而成痰湿阻滞型粉刺。

二、诊断要点

第一，易患人群为青少年。

第二，皮损多在头面部、前胸部或背部，也可见于其他部位。

第三，粉刺初起时一般不伴随炎症，多为针尖大小、生长在毛囊部的丘疹，且根据丘疹的开放性分为黑头粉刺（开放性）和白头粉刺（闭锁性）。黑头粉刺颜色与毛囊皮肤基本相同，其毛囊口常被皮肤油脂堵塞，又称"脂栓"，易于通过挤压而出，形状为碎米粒般白灰色物质，其顶部由于经常和外界接触而变成黑色，故此得名黑头粉刺。白头粉刺颜色多为灰白色，难见开口部，且不易挤出脂栓，随时间推移，可生长为红色米粒大小的炎性丘疹，多伴有黄色脓疱，溃烂后可出现疤痕或色素沉着。严重者可出现结节、囊肿，最后成为不褪色的瘢痕。

第四，一般无自觉症状，严重者有按压疼痛。

第五，病变较为缓慢，一般过了青春期粉刺会痊愈或症状减轻。

三、证型及治疗

（一）肺经风热型

1. 表现

肺经风热型粉刺为肺热蕴结、熏蒸皮肤所致。其皮损多色红伴有痒痛，且可伴随脓疱。全身症状多为热证表现，如易口渴、喜欢冷饮、大便干燥、小便色黄或红等。

肺经风热型的病人舌质红，舌苔薄黄，脉象弦滑。

2. 治疗原则

疏风清肺。

3. 治疗方式

（1）经方　枇杷清肺饮

治疗肺经风热型粉刺选用《医宗金鉴》中的枇杷清肺饮为主方，并根据病情适当加味。

本方组成：枇杷叶9克，桑白皮12克，黄芩12克，黄柏12克，生甘草6克，生地黄25克，白花蛇舌草30克，金银花15克，鱼腥草30克。水煎服，每日1剂。

加味：若口渴较重，可加生石膏15克、天花粉12克；若大便干燥难下，加入生大黄3克；月经前症状加重者，加香附9克、益母草9克、当归9克。

（2）中成药

①穿心莲片，每次4克，口服，温开水送服，每日3次。

②黄连上清丸，每次1丸，口服，温开水送服，每日2次。

（二）肠胃湿热型

1. 表现

肠胃湿热型粉刺是肠胃湿热积聚，上蒸于皮肤所致。皮损多为黑头粉刺，可见脓肿，部分有局部红色丘疹，且多伴有皮肤油腻症状。患者全身症状多为口臭难闻，大便难下，小便颜色偏黄或红。

肠胃湿热型的病人舌红，舌苔黄腻，脉象滑数。

2. 治疗原则

清热除湿解毒。

3.治疗方式

（1）经方　茵陈蒿汤

治疗肠胃湿热型粉刺首选《伤寒论》中的茵陈蒿汤做主方，并根据病情适当加减。

本方组成：茵陈15克，大黄12克，栀子12克，苦参12克，金银花15克，白花蛇舌草30克，鱼腥草30克，土茯苓30克。水煎服，每日1剂。

加味：如果脓肿较严重，加连翘12克、皂角刺12克；若结节难下，加桃仁9克、莪术9克、三棱9克、红花9克、丹参15克、牡蛎30克（先煎）。

（2）中成药

①防风通圣丸，每次6克，口服，温开水送服，每日2次。

②牛黄解毒片，每次3片，口服，每日3次。

（三）痰湿瘀滞型

1.表现

痰湿瘀滞型粉刺为湿热炼液为痰，痰湿阻滞于肌肤所致。患者皮损颜色多为暗红色，且迁延难愈，皮损多为结节、囊肿、疤痕等。患者多食欲不佳，腹胀不舒。

痰湿瘀滞型粉刺的病人舌色暗红，且舌苔黄腻，脉象弦滑。

2.治疗原则

除湿化痰，活血散结。

3.治疗方式

经方　二陈汤合桃红四物汤

治疗痰湿瘀滞型粉刺首选宋代《太平惠民和剂局方》中的二陈汤合《医垒元戎》中的桃红四物汤做主方，并根据病情适当加减。

本方组成：白芍9克，当归9克，熟地黄9克，川芎9克，桃仁9克，红花6克，姜半夏9克，橘红9克，茯苓6克，炙甘草6克，白花蛇舌草30克，车前子9克，丹参9克，白芥子6克。水煎服，日1剂。

加味：若患者有痛经的表现，可加益母草9克、泽兰9克；囊肿严重、脓液难消者，加贝母9克、皂角刺9克、夏枯草9克。

四、其他疗法

（一）外治疗法

皮损较多可用颠倒散，用茶水调和外涂患处，早晚各1次。

若结节较硬较重，可用金黄膏外擦。

（二）针刺疗法

若用针灸在身体上取穴，多取大椎、四白、合谷、下关、太阳、颊车等穴位；若患者为肺经风热型，则加曲池、肺俞两穴进行针刺；若为肠胃湿热型，则加大肠俞、足三里、丰隆等穴。每次留针约30分钟，每日1次，10日为一疗程。

（三）其他疗法

规律饮食，多吃蔬菜水果，少吃糖分过高、过于油腻的食物，忌酒。

温水洗脸，症状严重时一天可洗3～4次，可使用硫磺皂，但注意不要使用碱性过大的肥皂，会损伤皮肤。

严禁自己挤压皮疹，防止皮损感染。

减少化妆品使用，过多使用化妆品易造成皮肤透气性减弱而增加患病率。

第八节　银屑病

银屑病是一种慢性炎症性皮肤病。中医常称为白疕。其主要皮损为复发性的红斑，红斑上附有多层密集分布的鳞屑或丘疹，除去鳞屑可见皮损处有光滑薄膜且伴有出血点。银屑病不易根治，病程较长，且患病无固定人群，发病率约为3%。

一、致病机理

银屑病西医致病机制仍未明确，目前认为其皮损的生成与角质形成与细胞异常增殖有关，且有遗传倾向。中医认为本病多由于自身先天禀赋不足，自身体质较为虚弱，营血亏损，不能充养皮肤；或外感寒热邪气，随风邪侵袭肌肤，气血运行不畅，郁而化热；或自身热盛，身体内生火邪，灼烧皮肤；或饮食湿热，损害脾胃，湿邪内生，郁而化热；或感染热毒，闭阻经络，气血两燔等因素导致。银屑病现在根据发病形式常被分成4种，其中约99%皆为寻常型银屑病，其他3种分别为脓疱型、关节病型和红皮病型。

二、诊断要点

寻常型

第一，皮损发作部位一般为四肢向外部、躯干部、发际线处和头皮处。

第二，皮损一般对称分布，开始时皮损为丘疹，约为针尖大小，慢慢增大成为红色丘疹或红斑丘疹，并在表面出现鳞屑，可互相融合成片，并呈点滴状、钱币状、牡蛎壳状、地图状等各种形态。

第三，皮损基底为红色且边界清楚的斑疹或丘疹，上有多层易被刮下的银白色鳞屑，除去鳞屑后可见发亮的半透明薄膜，除去薄膜还可见点状出血，形状接近露珠。

第四，若出现在头部，常出现较厚的灰黄色或灰白色鳞屑，且将头发包裹成束，但不导致脱发，发质正常；若出现在指（趾）甲处，可在甲板处出现凹陷，形状接近顶针，严重者会导致甲板与甲床分离；若出现在面部，一般为面积较小的红斑。

第五，瘙痒程度随病情改变有所改变。

第六，一般情况下该病症状冬天比夏天严重，但也有季节变动而病情不随之改变的情况出现。该病无明显性别、年龄差异。

第七，病程缓慢，易反复发作，随着时间和症状改变一般可分为3期：

①进行期，不断有新皮疹出现的同时，原有皮疹的病变面积也在扩大，颜色鲜红，且有较厚的鳞屑，伴有同形反应（若因外伤或自己搔抓导致皮肤出现损伤，会在原损伤部位出现同样特征的皮疹，称为同形反应）。

②静止期，患者皮损症状稳定，面积一般无扩大和缩小等变化，且一般无新皮损生成。

③退行期，皮损面积逐渐减小，高于皮肤，比起发作时要有所缩减，鳞屑数量减少，颜色变淡，缩小后一般出现短暂色素沉着或直接留下色素沉着斑。

脓疱型

第一，皮损特点和寻常型基本一致。

第二，皮损多在手掌脚掌处生成，严重者也可在全身生长。

第三，在寻常型银屑病红斑基础上常成群出现密集的脓疱，大小从针尖到粟米之间不等，也可在没有明显银屑病特征的皮肤上生成。有少部分患者原本无寻常银屑病病史而突发脓疱型银屑病，脓疱消退后若出现银屑病复发，可表现出寻常型银屑病症状而非脓疱型银屑病症状。

第四，严重者会全身泛发，伴随严重的发热，关节受损疼痛，甚至肝肾系统损害和继发感染而导致严重后果。

第五，病程迁延难愈，难以自愈，若治疗不及时甚至伴随终身。

关节病型

第一，皮损特点和寻常型基本一致。

第二，多伴随关节炎症状，关节病型银屑病常侵犯各个小关节，尤其以远端指（趾）关节为重，也可间接侵犯其他关节，症状接近类风湿关节炎（痹证），一般可见关节疼痛、关节肿胀、功能受损、关节僵硬等症状，严重者可能导致关节变形。

第三，关节型银屑病一般不对称发病。

第四，可伴有其他全身症状，如发热、易疲劳等。

红皮病型

第一，患病原因多为对寻常型银屑病进行了不当治疗（过量使用激素，突然停止治疗和治疗减量过快），也有少部分患者由寻常型银屑病自行演变而成或起病时即表现为红皮病型。

第二，临床特点一般为全身出现潮红色或紫红色，肿胀伴有液体渗出，皮肤表面存在大量鳞屑，并且可不断脱落。红皮型银屑病症状可在治疗后重新表现为寻常型银屑病临床症状。

第三，一般伴有全身发热、头痛等症状。

三、证型及治疗

（一）血热内蕴型

1. 表现

血热内蕴型银屑病是由于外感邪气或自身体质热盛阳亢导致体内热邪堆积而引起。其皮损多呈点滴状，发作迅速，病情发展较快，皮疹数量较多，颜色鲜红或潮红，鳞屑较多并伴有较强的瘙痒感。患者一般还会伴有口苦、咽干、舌燥，心情易于烦躁发怒，大便难下，小便颜色发红或发黄等证候表现。

血热内蕴型的病人舌质红，舌苔薄黄，脉弦数或滑数。

2. 治疗原则

凉血清热。

3. 治疗方式

经方　犀角地黄汤

治疗血热内蕴型银屑病选用《千金要方》中的犀角地黄汤为主方，并根据病情适当加减来进行治疗。

本方组成：水牛角30克（先煎），生地黄30克，土茯苓30克，板蓝根30克，赤芍15克，紫草15克，丹参15克，白鲜皮15克，牡丹皮12克。水煎服，每日1剂。

加味：便秘较重者加大黄9克，瘙痒难忍者加防风12克、白蒺藜15克。

（二）湿热蕴积型

1. 表现

湿热蕴积型银屑病多是由于不良的饮食习惯导致脾胃受损，湿热内生而引起。皮损多发生在会阴、腹股沟、腋窝等褶皱较多的部位。皮损处多表现为红斑糜烂，且有液体渗出创面，有较厚的病痂生成。部分患者表现为脓疱型银屑病临床特点或伴随关节疼痛肿胀、下肢水肿沉重等症状。

湿热蕴积型的病人舌红，舌苔黄腻，脉象滑数。

2. 治疗原则

清热利湿，解毒通络。

3. 治疗方式

经方 萆薢渗湿汤

治疗湿热蕴积型银屑病首选《疡科心得集》中的萆薢渗湿汤做主方，并根据病情适当加减。

本方组成：萆薢15克，泽泻15克，白鲜皮15克，丹参15克，薏苡仁30克，土茯苓30克，黄柏12克，栀子12克，牡丹皮12克，威灵仙12克。水煎服，每日1剂。

加味：如果还伴有大关节肿胀变形的表现，可加秦艽12克、羌活9克、独活9克、桑枝30克、络石藤30克。

（三）血虚风燥型

1. 表现

血虚风燥型银屑病是由于自身血气虚弱，不能濡养皮肤而成。其皮损多进展缓慢，逐渐停止或消退。红色较暗，鳞屑数量较少，但不易脱落，干燥，自觉瘙痒。多头晕，面色发白，口舌干燥。

血虚风燥型的病人舌质淡红，舌苔少，脉弦细或细弱。

2. 治疗原则

养血滋阴，润肤息风。

3. 治疗方式

经方 当归饮子

治疗血虚风燥型银屑病选用《丹溪心法》中的当归饮子为主方，并根据病情适当加减来进行治疗。

本方组成：当归9克，川芎9克，白芍9克，生地9克，防风9克，白蒺藜9克，荆芥穗9克，何首乌6克，黄芪6克，炙甘草6克。水煎服，每日1剂。

加味：若脾胃虚弱，大便稀薄，加白术9克、茯苓9克；若瘙痒剧烈，加白鲜皮15克、乌梢蛇9克。

（四）气血瘀滞型

1. 表现

气血瘀滞型银屑病多因气血功能受损，运行无力，郁而化热而引起。皮损多反复不愈，日久不退，颜色暗红，鳞屑较厚，斑疹多成斑块状，有时还可伴有关节肿痛的症状。

气血瘀滞类型的病人舌色暗红，舌边多伴有瘀斑，脉象细涩。

2. 治疗原则

活血化瘀。

3. 治疗方式

经方 桃红四物汤

治疗气血瘀滞型银屑病首选《医垒元戎》中的桃红四物汤做主方，并根据病情适当加减。

本方组成：桃仁9克，红花9克，生地黄20克，当归9克，川芎6克，赤芍15克，丹参15克，白蒺藜15克，鸡血藤30克。水煎服，每日1剂。

（五）气血两燔型

1. 表现

气血两燔型银屑病由于毒邪深入营血，导致机体出现剧烈反应而引起。其皮损表现多与红皮病型相同，有时或有脓疱泛发全身，多伴有严重的全身症状，如高热、发抖、恶寒等。

气血两燔型的病人舌质红绛，舌苔黄糙，脉弦滑数或红数。

2.治疗原则

气血两清，解毒救阴。

3.治疗方式

经方 清瘟败毒饮

治疗气血两燔型银屑病选用《疫疹一得》中的清瘟败毒饮为主方，并根据病情适当加减来进行治疗。

本方组成：水牛角 30 克（先煎），生石膏 30 克（先煎），生地黄 30 克，紫草 30 克，连翘 15 克，赤芍 15 克，黄芩 12 克，栀子 12 克，玄参 12 克，牡丹皮 9 克，知母 9 克，生甘草 6 克。水煎服，每日 1 剂。

四、其他疗法

（一）外治疗法

寻常型银屑病进行期时可使用较温和的药膏外涂，如 5% 硫磺软膏或黄连膏，每日 1 次。

寻常型银屑病静止期或消退期可用所服用中药药渣煎水外洗或涂擦，之后再用黄连膏涂抹。

脓疱型银屑病和红皮病型银屑病可用紫草油外涂，每日两次。

（二）针刺疗法

进行期不进行针刺，在静止期或退行期可取穴大椎穴、曲池穴、肺俞穴、合谷穴、三阴交穴、血海穴等；若发病在下肢处，还可取足三里穴和丰隆穴；若病在头面部，还可加风池穴和迎香穴。每日 1 次，10 天一疗程。

（三）其他疗法

保护自己不受外伤，不损伤皮肤，应及时增加衣物避免感冒，冬天尤其注意。

禁忌烟酒，禁食鱼腥发物等，减少刺激性食物摄入，增加蔬菜水果摄入。

避免过度劳累，避免情绪过激。

银屑病进行期或红皮病发作期不宜使用较强刺激性药物，严禁热水洗浴。

第九节 荨麻疹

荨麻疹是一种常见的以皮肤上出现有瘙痒感的风团为临床特征的过敏性皮肤病。中医病名为瘾疹、鬼风疙瘩、风疹块等。风团发作时起病较快，但短时间内可快速消退，不留痕迹。有时可一天发作数次，风团颜色一般为白色或红色，无固定形态，无固定好发位置。

一、致病机理

荨麻疹的发作机制在西医中暂未得出明确答案，尤其是慢性荨麻疹，至今对其研究未取得效果，但有实验证明急性荨麻疹发作病因与过敏有关。中医认为，其病因与先天禀赋不足又感受外界邪气有关。《诸病源候论》言："邪气客于皮肤，复逢风寒相折，则起风瘙瘾疹。"患者常常由于先天禀赋不足，即自身体质比常人要虚弱，容易感染外界邪气，若外界寒热之邪随风邪侵袭入体，则导致皮肤内藏存邪气，营卫失调而起病；若因饮食习惯不良，食用过多辛辣饮食，导致脾胃有湿邪侵袭，感染风邪后则身体邪气被内外包夹从而郁而化热，热邪熏蒸皮肤而起病；又或者由于身体虚弱，或肝肾不足，或冲任失调，或情绪过激，导致血气虚弱，从而生风生燥，损伤皮肤而成起病。

二、诊断要点

第一，本病无固定发作人群，无固定发作部位，无好发季节。

第二，风团的发作与消退都很迅速，可多次发作，一般不留痕迹。

第三，荨麻疹可以分为急性荨麻疹、慢性荨麻疹和特殊类型荨麻疹三种。其中急性荨麻疹大部分是由于受到某些明确过敏原刺激引起的风团，一般几小时后变成红斑消失，并且反复发作，病程一般控制在6周内；慢性荨麻疹一般找不到明确病因，其症状较轻，风团数量一般较少，但反复发作，病程一般较长，超过6个月，甚至超过20年的患者也不乏少数；此外还存在某些特殊类型的荨麻疹，如日光性荨麻疹、皮肤划痕症、水源性荨麻疹等。

第四，严重者甚至会伴随全身症状，如出现心情躁动、心悸、反胃甚至全身过敏性休克，如发于胃肠道黏膜可出现恶心、腹泻、腹痛、呕吐等；如发于喉头黏膜，可引起呼吸困难，严重者甚至会窒息。

第五，患者通常反复发作。

三、证型及治疗

（一）外感风热型

1.表现

外感风热型荨麻疹是由于风热之邪外袭，体内正气不足以对抗而导致的。风团颜色一般较红，碰到热源或温度升高而加重或发病，遇凉可减轻症状。风团一般温度较高，患者自觉灼热且一般伴有强烈瘙痒。可多见咽干口燥、心情烦躁、小便黄等热性症状。

外感风热型的病人舌红，舌苔薄黄，脉象浮数或弦滑。

2.治疗原则

疏风清热。

3.治疗方式

经方　银翘散

治疗外感风热型荨麻疹选用《温病条辨》中的银翘散为主方，并根据病情适当加味。

本方组成：金银花15克，连翘15克，荆芥9克，蝉蜕9克，牛蒡子12克，黄芩12克，芦根草30克，芦根18克，浮萍12克，薄荷6克，生甘草6克。水煎服，每日1剂。

（二）外感风寒型

1.表现

外感风寒型荨麻疹是风寒之邪外袭，体内正气虚弱，不足以对抗外邪而导致的。风团颜色一般发白，遇风或遇凉病情加重或发病，碰到热源或温度升高而病情减轻。风团瘙痒感较轻。

外感风寒型的病人舌淡，舌苔薄白，脉象浮缓或浮紧。

2.治疗原则

祛风散寒。

3.治疗方式

经方　荆防败毒散

治疗外感风寒型荨麻疹首选《摄生众妙方》中的荆防败毒散做主方，并根据病情适当加减。

本方组成：防风12克，荆芥9克，羌活9克，独活9克，柴胡9克，前胡9克，当归9克，茯苓15克，川芎6克，麻黄6克。水煎服，每日1剂。

（三）脾胃湿热型

1.表现

脾胃湿热型荨麻疹为饮食习惯不

当导致体内湿邪积聚，又外感风邪，二邪相合而成。症状除了常见风团外还伴有腹痛腹胀，大便不正常、便秘或便质稀薄，食欲减弱，恶心呕吐等。

脾胃湿热型的病人舌色较淡，舌苔黄腻，脉象滑数。

2. 治疗原则

表里双解，清热利湿。

3. 治疗方式

经方　茵陈蒿汤合升降散

治疗脾胃湿热型荨麻疹首选《伤寒论》中的茵陈蒿汤合《伤寒温疫条辨》中的升降散做主方，并根据病情适当加减。

本方组成：茵陈15克，大黄9克（后下），栀子12克，防风12克，僵蚕9克，蝉蜕9克，鱼腥草30克，土茯苓30克，水煎服，每日1剂。

加味：若患者大便泄泻症状较严重，去掉原方中的大黄，加入砂仁6克；若患者腹胀腹痛较重，恶心呕吐，加入枳壳12克、厚朴9克。

（四）卫外不固型

1. 表现

卫外不固型荨麻疹是由于正气不足不能抵抗外邪所致。风团发作频繁，且消退速度较慢，病程较长。由于患者体质一般较为虚弱，故常因卫表不固而出汗，发病时患者更易感受寒冷且少量出汗。

卫外不固型的病人舌淡，舌体胖嫩，脉象沉细。

2. 治疗原则

固卫和营祛风。

3. 治疗方式

经方　玉屏风散

治疗卫外不固型荨麻疹选用《究原方》中的玉屏风散为主方，并根据病情适当加味。

本方组成：黄芪25克，炒白术12克，防风12克，桂枝9克，白芍9克，赤芍9克，煅牡蛎30克（先煎），生姜3片，大枣8枚。水煎服，可用第一次药渣再煎一次服用，每日1剂。

（五）血虚生风型

1. 表现

血虚生风型荨麻疹是先天禀赋不足或后天原因导致血气虚弱，进而内生风邪而得。临床症状为风团反复发作，病程较长，伴有头晕目眩、全身乏力、失眠、食欲差等表现。

外感风寒型的病人舌淡，舌苔薄白或舌苔较少，脉象细弱。

2. 治疗原则

养血祛风。

3. 治疗方式

经方　四物消风饮

治疗血虚生风型荨麻疹选用《医宗金鉴》中的四物消风饮做主方，并根据病情适当加减。

本方组成：生地18克，防风12克，赤芍12克，白鲜皮12克，柴胡12克，当归9克，荆芥9克，蝉蜕9克，川芎6克，何首乌9克，白蒺藜15克。水煎服，每日1剂。

（六）冲任不调型

1. 表现

冲任不调型荨麻疹为女性由于月经致自身气血随着周期改变而冲任二脉气血失调所致。风团的出现与消退多随着女性月经周期而改变，一般在月经来到的前几日开始泛发风团，在月经结束后的几天消失，多伴随其他月经不调的症状，如月经腹痛、月经紊乱等。

冲任不调型的病人舌色暗红，舌苔薄，脉象弦。

2. 治疗原则

调摄冲任。

3. 治疗方式

经方　二仙汤合四物汤

治疗冲任不调型荨麻疹首选广州中医药大学《外科学》中的二仙汤合《仙授理伤续断秘方》中的四物汤做主方，并根据病情适当加减。

本方组成：仙茅9克，淫羊藿9克，知母9克，黄柏9克，川芎9克，当归15克，巴戟天12克，赤芍12克，菟丝子12克，香附12克。水煎服，可用第一次药渣再煎一次服用，每日1剂。

加味：若患者月经量少，颜色紫暗有结块，应加丹参12克、桃仁9克、红花9克，或加五灵脂9克、蒲黄9克（失笑散）。

（七）气血瘀滞型

1. 表现

气血瘀滞型荨麻疹为气血运行不通，气血功能受阻而导致。风团一般反复发作，且可见暗红色丘疹，若被物品长期压迫，如腕表等紧贴身体导致压迫部位出现风团，这样的荨麻疹即为气血瘀滞型病证。一般伴随面色暗淡，嘴唇颜色偏于暗淡。

气血瘀滞型的病人舌色暗红或紫色，多伴有舌边瘀斑、舌苔薄或少、脉象细涩的证候。

2. 治疗原则

活血化瘀祛风。

3. 治疗方式

经方　通经逐瘀汤

治疗气血瘀滞型荨麻疹首选《医林改错》中的通经逐瘀汤做主方，并根据病情适当加减。

本方组成：地龙12克，赤芍12克，柴胡12克，防风12克，桃仁9克，红花9克，蝉蜕9克，皂角刺9克，丹参15克。水煎服，可用第一次药渣再煎一次服用，每日1剂。

加味：若还伴随风热外邪，加金银花15克、连翘15克；若感染风寒外邪，加麻黄6克、桂枝9克。

四、其他疗法

（一）外治疗法

风团全身发作且瘙痒明显，可选用中药煎水泡洗外擦。常用地肤子、白蒺藜、苍耳子、苦参、紫苏叶、土荆芥、毛麝香等；如果风团颜色发红，剧烈瘙痒，可加马齿苋、白鲜皮等；如果皮肤发干、颜色晦暗，加茯苓、白术。运用以上中药进行熏洗，每天1次。

若因湿热较盛、饮食不健康而导致荨麻疹发作，可使用黄柏、苦参进行灌肠，每日1次。

（二）针刺疗法

针刺取穴可以根据风团的泛发部位进行调整，发于上半身，多取手三里穴、尺泽穴、内关穴、曲池穴、合谷穴；发于下肢，多取足三里穴、三阴交穴、血海穴、阴陵泉穴；若全身泛发，多取风池穴、大椎穴、风市穴、大肠俞穴、委中穴、百会穴等。每日1次，10天为一疗程。

（三）其他疗法

远离过敏源，避免身体出现过敏反应而引起荨麻疹发作，如致敏药物、食物或触碰刺激皮肤的物品等。

禁忌烟酒，禁食鱼腥发物等，远离刺激性食物，增加蔬菜水果摄入。

随气温增减衣物，保持身体健康，坚持运动提高免疫力。

第十节　湿疹

湿疹是常见的过敏性炎症皮肤病。临床特点为皮损多呈对称分布发作，有液体渗出倾向，常常造成皮肤糜烂、流出病液、结痂等症状，并且患者常感受到剧烈瘙痒。患者皮肤还因该疾病而具备同形反应（患者皮肤受到损伤而被破坏后，破损处皮肤出现具备该病特征的典型皮损）。本病中西医病名相同，但中医也称为湿疮，还可根据症状称为浸淫疮、血风疮或粟疮等；还可根据发病部位而称为乳头风、脐疮等。

一、致病机理

湿疹致病机制仍未明确，西医目前认为其皮损的生成与对某些物质过敏或有其他病变改变体内的代谢机制和内分泌紊乱有关。中医多认为自身先天禀赋不足，自身体质较为虚弱者常常营血亏损，不能充养皮肤，是本病的发病基础。机体又在外感受邪气，外感风邪客于皮肤，或过食辛辣荤腥之物损伤脾胃之气而内生湿热之邪，又或因长期慢性病困扰导致气血不足，血虚生风生燥，在众多致病机理的共同作用下损害皮肤，导致湿疹的产生。湿疹根据病程常被分成

3 种：以湿热之邪为主要病因，多发丘疱疹的急性湿疹；以脾气虚弱、湿邪难除为主要病因，症状较轻的亚急性湿疹；以及以血虚风燥为主要病因，多发苔癣样变的慢性湿疹

二、诊断要点

急性湿疹

第一，皮损发作部位一般为四肢内侧，手足背，躯干部，头面部，外阴部，肛门和乳房处。

第二，皮损一般对称分布，且边界一般不清楚。开始时皮损为在局部出现的成片水肿性红斑，且可持续扩张，并且红斑上可见大量红色丘疹，并且随时间推移转化成水疱或脓疱。破溃后出现红色糜烂疮面，多有液体渗出且可结痂，疮面可见鳞屑出现。以上皮损可同时出现或仅见 2 ~ 3 种。

第三，皮损多急性发作。

第四，剧烈瘙痒，严重者可见轻微的全身症状，如发热、易疲劳、全身无力不适等。

第五，饮食过于辛辣荤腥、饮酒、抽烟等，会加重症状。

第六，一般情况下该病症状无明显季节差异，但冬季该病复发率高于其他季节。该病无明显性别及年龄差异。

第七，病程一般为 2 ~ 3 周，严重者 4 ~ 6 周，且易复发。

亚急性湿疹

第一，发病成因常为急性湿疹未能得到及时治疗或进行了错误的治疗，病情迁延不愈。

第二，皮损比起急性湿疹症状减轻，红肿逐渐减轻消退，以丘疹、鳞屑、

结痂为主，可伴有轻度的疮面糜烂和水疱。

第三，患者自觉剧烈瘙痒，夜间症状加重。

第四，病程迁延，较难治疗，反复发作，症状可轻可重。

慢性湿疹

第一，发病成因常为急性湿疹或亚急性湿疹未能得到及时治疗或进行了错误的治疗，有少部分患者初次发病即表现为慢性湿疹症状。

第二，皮损表现以苔藓样变为主，局部发作在特定部位，边界清楚，患处皮肤比起正常皮肤更硬更厚更粗糙，颜色比起正常皮色常表现为暗红或紫褐色，皮肤纹理变粗变厚，表面还可伴随鳞屑、血痂和色素沉着等症状。部分皮损也可见丘疹和水疱生成，破溃后有病液流出。

第三，饮食过于辛辣荤腥、饮酒、抽烟等，会加重症状。

第四，患者自觉剧烈瘙痒，夜间症状加重。

第五，病程迁延，较难治疗，反复发作，症状可轻可重。

三、证型及治疗

（一）外感风热型

1.表现

外感风热型湿疹是外感风热邪气损害皮肤所致。其皮损多以红斑、丘疹、鳞屑和结痂为主。一般伴有口苦、咽干、舌燥，心情易于烦躁、发怒，大便干，小便颜色发黄等症状。

外感风热型的病人舌质红，舌苔薄黄，脉浮数。

2.治疗原则

疏风清热。

3.治疗方式

经方 消风散

治疗外感风热型湿疹选用《外科正宗》中的消风散为主方，并根据病情适当加减来进行治疗。

本方组成：荆芥12克，防风12克，牛蒡子12克，苦参12克，蝉蜕9克，生地黄20克，生石膏30克（先煎），鱼腥草20克，金银花15克，生甘草6克。水煎服，每日1剂。

加味：瘙痒过于剧烈，可加白蒺藜15克、浮萍9克。

（二）湿热蕴积型

1.表现

湿热蕴积型湿疹是饮食习惯不良导致脾胃受损，湿热内生而引起。皮损以红斑、肿胀、丘疹、水疱或脓疱为主，且多伴有疮面糜烂以及渗出病液等症状。常伴有发热、无力不适、易于疲乏，以及腹痛、大便不正常、小便颜色发黄等全身症状。

湿热蕴积类型的病人舌红，舌苔黄腻，脉象滑数。

2.治疗原则

清热利湿祛风。

3.治疗方式

经方 萆薢渗湿汤

治疗湿热蕴积型湿疹首选《疡科心得集》中的萆薢渗湿汤做主方，并根据病情适当加减。

本方组成：萆薢15克，泽泻12克，丹参15克，薏苡仁30克，土茯苓30克，滑石30克，黄柏12克，栀子12克，牡丹皮12克，威灵仙12克，通草12克，蝉蜕 6 克。水煎服，每日 1 剂。

加味：湿热较重，疮面糜烂，病液渗出严重者，可加龙胆草 12 克、栀子 12 克；瘙痒剧烈者，可加浮萍 9 克。

（三）血虚风燥型

1. 表现

血虚风燥型湿疹是由于自身血气虚弱，不能濡养皮肤所致。其皮损较厚，表面粗糙，质地较硬，伴有色素沉着、结痂、鳞屑等症状。多头晕，面色发白，口舌干燥。

血虚风燥型的病人舌质淡红，舌苔少，脉缓或细弱。

2. 治疗原则

养血祛风。

3. 治疗方式

经方　当归饮子

治疗血虚风燥型湿疹选用《丹溪心法》中的当归饮子为主方，并根据病情适当加减来进行治疗。

本方组成：当归 12 克，川芎 9 克，白芍 15 克，生地 9 克，防风 12 克，白蒺藜 15 克，荆芥穗 15 克，何首乌 6 克，炙甘草 6 克。水煎服，每日 1 剂。

加味：若疮面糜烂，病液渗出严重者，加萆薢 15 克、土茯苓 30 克、泽泻 12 克；若瘙痒剧烈，加珍珠母 30 克、生牡蛎 30 克、夜交藤 15 克、酸枣仁 15 克。

四、其他疗法

（一）外治疗法

急性湿疹，病初起，皮损症状不严重者，可用炉甘石洗剂、三黄洗剂外擦，或用苦参和黄柏煎水湿敷；皮损糜烂严重，病液渗出较多者，多用黄柏、野菊花、蒲公英、马齿苋、地榆、侧柏叶等各 30 克，煮水湿敷，或用黄柏洗液冷敷；若在治疗期间发现皮损症状减轻，可改用青黛油外涂。

亚急性湿疹，多用青黛油或青黛膏外涂，或外涂炉甘石洗剂，也可用 3% 黑豆馏油外涂。

慢性湿疹，可用 5% 硫磺软膏外涂，或 10% 黑豆馏油软膏外涂。

（二）饮食疗法

禁忌烟酒，禁食辛辣鱼腥发物等，还应避免刺激性蔬菜如香菜、韭菜、芹菜以及葱姜蒜等，增加蔬菜水果摄入。

（三）预防调控

减少对疮面的刺激，如避免使用热水或肥皂水等清洁患处。

应尽量控制患者不让其搔抓患处，防止挠破导致感染，影响患处愈合。

避免过度劳累，避免情绪过激。

湿疹发作期不应接种疫苗，不宜乱用药物。

第十一节　黄褐斑

黄褐斑是发于面部，由于色素沉着而生成褐色斑点的局限性皮肤病。中医病名为黧黑斑、面尘。黄褐斑大小各异，一般对称分布，受阳光长时间照射可能会引起病情加重。女性在怀孕期或经期紊乱可增加得此病的概率，男性也可患病。

一、致病机理

西医认为黄褐斑发病原因多为体内激素分泌紊乱，孕激素和雌激素水平升高进而促进黑色素分泌沉积。中医认为黄褐斑的发病与五脏气血相关，尤其是肝肾脾三脏。若肝气郁结，情志不舒，郁而化热，上熏颜面，可生黧黑斑；若肝肾不足，冲任功能失调，气血亏虚，虚火上炎于头面，也可生黧黑斑；若脾胃虚弱，湿邪内生不能排出，邪气化火，可损害皮肤，如果饮食不健康会加重症状；如果伴有慢性病导致体内营卫不合，不能合理运行气血，导致气滞血瘀，头面皮肤不能得到营养，也可生成黧黑斑。

二、诊断要点

第一，月经期或妊娠期女性多见，也可见男性发病。

第二，发病原因多与体内激素水平变化有关，如服用避孕药，处于月经期及其前后一段时间、怀孕期间等，激素的变化也可见于其他慢性病的并发症。

第三，黄褐斑多发于颜面，颜色为灰褐色或黄褐色，严重者颜色会变成深褐色，边界清晰，对称分布在面部各区，形状无固定或与蝴蝶类似，可融合成片。

第四，无其他自觉症状和全身不适。

第五，一般夏季皮损严重，冬季稍轻。病程较长，但也有人可自愈。

第六，日晒后一般会导致黄褐斑加重。

三、证型及治疗

（一）肝郁气滞型

1. 表现

肝郁气滞型黄褐斑由于肝气郁结导致气血不合所致，一般女性患者居多，颜色较深，分布较为广泛。一般伴有情绪易于愤怒、乳房胀痛、月经紊乱、咽干口苦的表现。

肝郁气滞型病人舌红，舌苔薄，脉象弦细。

2. 治疗原则

疏肝理气，活血消斑。

3. 治疗方式

（1）经方　逍遥散

治疗肝郁气滞型黄褐斑选用《太平惠民和剂局方》中的逍遥散为主方，并根据病情适当加味。

本方组成：当归9克，伏苓9克，芍药9克，柴胡9克，白术9克，丹参9克，甘草5克。水煎服，每日1剂。

加味：若月经紊乱者，加女贞子6克、香附9克；若便秘严重，可加牡丹皮9克、栀子9克；若黄褐斑颜色较深且晦暗，加桃仁9克、红花9克、益母草9克。

（2）中成药

①逍遥丸，每次9克，口服，温开水送服，每日2次。

②复方丹参片，每次3片，口服，温开水送服，每日3次。

（二）肝肾不足型

1. 表现

肝肾不足型黄褐斑是由于先天禀赋不足，冲任失调而导致的。黄褐斑颜色晦暗且发黑，一般还伴有眩晕、耳鸣异常、记忆力下降、腰腿酸软等症状。

肝肾不足型的病人舌质红，舌苔少，脉象细。

2. 治疗原则

补益肝肾，滋阴降火。

3. 治疗方式

（1）经方　六味地黄丸

治疗肝肾不足型黄褐斑选用《小儿药证直诀》中的六味地黄丸为主方，并根据病情适当加味。

本方组成：熟地黄 24 克，山萸肉 12 克，山药 12 克，泽泻 9 克，牡丹皮 9 克，茯苓 9 克，当归 9 克，丹参 15 克，女贞子 15 克，墨旱莲 18 克。水煎服，可以将药渣再煎一遍，每日 1 剂。

加味：阴虚火旺者，加知母 9 克、黄柏 9 克；失眠者，加龙骨 30 克、煅牡蛎 30 克；病程较久者，加僵蚕 6 克。

（2）中成药

①六味地黄丸，每次 9 克，口服，温开水送服，每日 2 次。

②知柏地黄丸，每次 9 克，口服，温开水送服，每日 2 次。

（三）脾虚湿蕴型

1. 表现

脾虚湿蕴型黄褐斑为患者脾气虚弱，湿邪化热上攻头面导致，黄褐斑颜色一般为灰褐色。脾虚湿蕴的患者还伴有易疲劳的全身表现。

脾虚湿蕴型的病人舌色较淡，舌体较胖伴有齿痕，且舌苔白腻，脉象濡细。

2. 治疗原则

健脾益气，祛湿消斑。

3. 治疗方式

经方　参苓白术散

治疗脾虚湿蕴型黄褐斑首选《太平惠民和剂局方》中的参苓白术散做主方，并根据病情适当加减。

本方组成：党参 9 克，黄芪 15 克，白术 9 克，茯苓 12 克，当归 9 克，陈皮 9 克，升麻 9 克，柴胡 9 克，炙甘草 5 克。水煎服，每日 1 剂。

加味：妇女月经较少者，加红花 9 克、益母草 9 克。

（四）气滞血瘀型

1. 表现

气滞血瘀型黄褐斑为患者气血功能较差，不能正常运行濡养头面皮肤所致。患者斑的颜色多为黑褐色，且常伴有慢性病史，如慢性肝炎等，月经颜色暗，或伴有痛经。

气滞血瘀型的病人舌色暗红，并伴有瘀斑，舌苔薄，脉细涩。

2. 治疗原则

理气活血，化瘀消斑。

3. 治疗方式

经方　桃红四物汤

治疗气滞血瘀型黄褐斑首选《医垒元戎》中的桃红四物汤做主方，并根据病情适当加减。

本方组成：当归 9 克，川牛膝 10 克，生地 12 克，桃仁 9 克，红花 9 克，枳壳 6 克，赤芍 12 克，川芎 9 克，桔梗 3 克，甘草 3 克。水煎服，每日 1 剂。

加味：胸胁胀痛严重的，可加柴胡 9 克、郁金 9 克；痛经严重者可加香附 9 克、乌药 9 克、益母草 9 克。

四、其他疗法

（一）外治疗法

可用玉容散粉涂面，或用牛奶调成糊状涂抹在面部，每日两次。

可使用茯苓粉每日早晚涂抹在面部。

可用白附子、白芷、滑石三者等量研磨，早晚涂抹在面部。

可用丹参、赤芍、红花、桃仁、僵蚕、白及、白附子、白丁香八者等量研磨，制成中药面膜敷在面部，每日 30 分钟。

（二）针刺疗法

一般针刺多取肝俞穴、肾俞穴、风池穴三穴为主穴，再取迎香穴、太阳穴、血海穴、曲池穴为辅穴进行治疗。

若患者为肝郁气滞型，可取内关穴、太冲穴；若患者为脾虚湿蕴型，可取足三里穴、气海穴；若患者为肝肾不足型，可取三阴交穴、阴陵泉穴。

（三）其他疗法

患者应保持良好的个人卫生。

患者应保持心情愉悦，减轻心理压力，保持乐观心态。

应避免阳光长时间直射暴晒。

应减少化妆品使用，忌乱用药物。

禁忌烟酒，禁食鱼腥发物等，减少刺激性食物，增加富含维生素C的蔬菜水果摄入。

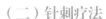

第十二节　牛皮癣

牛皮癣是局部皮肤瘙痒变厚且坚硬，形状如同牛皮的一种慢性皮肤病。西医名为慢性单纯性苔藓或神经性皮炎。因其好发于脖颈部，故中医古籍还有别名为摄领疮、顽藓等。

一、致病机理

牛皮癣的西医病理至今仍未完全探明，身体疲劳或过度搔抓可能导致该病发生。《外科正宗》言："牛皮癣如牛项之皮，顽硬且坚，抓之如朽木。"中医认为其病因与风湿热外邪侵袭皮肤或硬物摩擦导致皮肤受损有关；或由于身体患病日久，耗血伤阴，气血虚弱，导致血虚生风，肌肤失去荣养；或情志过激，肝火瘀滞，影响气血运化，郁阻皮肤。

二、诊断要点

第一，本病常发于青壮年及中年人群，老人及婴幼儿不是本病好发人群。

第二，皮损多在颈后部出现，但也有少量患者可见发病部位为手脚腕部、手肘部、腰部、臀部以及下阴部。

第三，病起时皮肤可见瘙痒但不见皮损出现。反复搔抓后可见皮肤出现粟米大小、成群的圆形或多角形的扁平丘疹。其顶部扁平，颜色多为淡褐色或皮肤色。随病程进展逐渐融合出现患处皮肤干燥、坚硬、粗糙并高于正常皮肤，皮肤纹理增宽、颜色加深，且患处皮肤边界清楚等症状。在患处皮肤附近仍可见散在的扁平丘疹。

第四，自觉症状为剧烈阵发性瘙痒，夜间较重。

第五，该病病程缓慢，可反复发作。

第六，严重者可见淋巴结肿大。

三、证型及治疗

（一）血虚风燥型

1.表现

血虚风燥型牛皮癣是由于自身血气虚弱，不能濡养皮肤所致。其皮损颜色发淡、干燥、肥厚，和牛皮类似，伴有头晕、面色发白、失眠、狂躁、口舌干燥等症状。

血虚风燥型的病人舌质淡红，舌苔少，脉细弱。

2.治疗原则

养血润燥，息风止痒。

3.治疗方式

经方　当归饮子

治疗血虚风燥型牛皮癣选用《丹溪心法》中的当归饮子为主方，并根据病情适当加减来进行治疗。

本方组成：当归9克，川芎9克，白芍9克，生地9克，防风9克，白蒺藜9克，荆芥穗9克，何首乌6克，生地黄25克，黄芪6克，炙甘草6克。水煎服，每日1剂。

加味：若失眠或烦躁不安，加煅龙骨30克、牡蛎30克、夜交藤15克；若瘙痒剧烈，加白鲜皮15克、乌梢蛇9克。

（二）肝郁化火型

1. 表现

肝郁化火型牛皮癣是情志失调，肝郁化火，气血运行功能失调而致。皮损部颜色发红，可伴随全身发热和小便频繁、尿道刺痛、尿色赤的症状。

肝郁化火型的病人舌红，舌苔黄腻，脉象数。

2. 治疗原则

疏肝理气，泻火止痒。

3. 治疗方式

经方　龙胆泻肝汤合丹栀逍遥散

治疗肝郁化火型牛皮癣首选《医方集解》中的龙胆泻肝汤合《内科摘要》中的丹栀逍遥散做主方，并根据病情适当加减。

本方组成：龙胆草12克，栀子12克，黄芩12克，车前子12克，泽泻12克，柴胡9克，木通9克，当归12克，白蒺藜12克，白鲜皮12克，苦参12克，甘草3克。水煎服，每日1剂。

加味：若瘙痒剧烈，加僵蚕6克、乌梢蛇9克。如果心烦失眠，加合欢皮15克、珍珠母15克、钩藤15克。

（三）风湿蕴肤型

1. 表现

风湿蕴肤型单纯疱疹为得病后期正气虚弱，毒邪未能抗于体外而内伏于体内，遇到患者正气虚弱时则发作。皮损颜色暗红或淡褐色，皮损分布较为密集，搔抓过后还可见创面糜烂，夜间瘙痒剧烈。

风湿蕴肤型的病人舌色淡红，舌苔薄白，脉象濡缓。

2. 治疗原则

祛风除湿，清热止痒。

3. 治疗方式

经方　消风散

治疗风湿蕴肤型牛皮癣首选《外科正宗》中的消风散做主方，并根据病情适当加减。

本方组成：荆芥9克，蝉蜕9克，防风12克，牛蒡子12克，白鲜皮12克，生地黄25克，生石膏30克（先煎），土茯苓30克，金银花15克，生甘草6克。水煎服，每日1剂。

四、其他疗法

（一）外治疗法

可用鸡血藤、三棱、莪术、丹参等活血化瘀的药物熏洗皮损。

患有皮损处初期可外涂三黄洗剂、黄连膏或青黛膏。每日1次。

若皮损较厚，可在涂擦了药膏后用保鲜膜包住患处约40分钟，每天1次。

（二）针刺疗法

可在患处周围用针灸针进行围刺。

若反复治疗效果不佳，可在患处进行艾灸。

可在风池穴、合谷穴、内关穴、曲

池穴、大椎穴、血海穴等调理气血的穴位进行针灸。

（三）其他疗法

患者应维持自身健康的心理状态，避免情绪过激，避免压力过大。

患者禁止乱用药物，避免过度搔抓皮损导致继发感染，尽量避免摩擦创面。

禁忌烟酒，禁食鱼腥发物等，减少刺激性食物，增加蔬菜水果摄入。

第三章

骨伤科疾病

第一节 落枕

落枕是生活中比较常见的一种以后项部疼痛、扭转不利等为主要表现的疾病，本病可发生于任何年龄段，青壮年多发，冬春季节多见。又叫"失枕"。

一、致病机理

中医认为落枕的病机为局部气血瘀滞，经络不通；主要病因有睡觉时姿势不当，头颈部转动角度过大，或枕头过高、过低、过硬等。也可能是身体平素虚弱，睡眠时风寒邪气侵袭局部，导致局部气血瘀阻、经络不通。

二、诊断要点

第一，患病前多有睡姿不当、枕头不适或外感邪气的病史。

第二，主要表现为早上醒来后颈部疼痛、扭转不利，可触及颈部肌肉硬结。

第三，若为邪气入侵，还可能出现怕风、发热、头痛等症状。

三、证型及治疗

外感邪气型

1. 表现

外感邪气型落枕是因为风寒邪气入侵颈部，导致气血瘀滞而引发。本类型的落枕主要表现有项部疼痛、扭转不利，并伴有怕风、发热、头痛等表现。

外感邪气型落枕患者的舌头颜色较淡，舌苔薄白，脉象浮。

2. 治疗原则

舒筋活血，祛风散寒。

3. 治疗方式

（1）经方 葛根汤

治疗外感邪气型落枕宜用《伤寒论》中的葛根汤作为主方并根据症状不同进行加味。

本方组成：葛根12克，麻黄9克，桂枝6克，生姜9克，甘草6克，芍药6克，大枣5克。

（2）中成药

舒筋活络丸，每次6克，每日2次。

四、其他治疗

（一）按摩治疗

让落枕患者坐在较低的座位上，放松颈部肌肉，术者一手托住下巴，另一手托住后颈部，两手同时用力向上端提，同时摇晃头部，将头部缓缓向前后左右摆动旋转，重复几次。可以起到理筋活血的作用。

（二）针灸治疗

可以针刺外劳宫、天柱、后溪、悬钟等穴位。

（三）预防调护

①睡眠时注意姿势恰当，注意枕头的角度以及软硬。

②睡觉时应该注意保暖，夜晚时外表虚弱，外邪容易入侵。

③平常应该注意多进行体育锻炼，并多活动颈部，使颈部肌肉气血充盈，有助于本病的缓解和治疗。

第二节 颈椎病

颈椎病是指因为颈椎骨质增生、颈椎间盘改变等刺激或压迫神经、血管、脊髓而产生一系列不适症状的一种老年性病变。本病多发生于40岁以上的中老年人。根据压迫部位不同其分为神经根型颈椎病、椎动脉型颈椎病、脊髓型颈椎病，其中神经根型颈椎病最常见。

一、致病机理

中医认为本病的病机为气血瘀滞，筋脉失养，主要病因为长时间的姿势不当，导致局部气血瘀滞，外邪入侵，或年老后脏腑亏虚，气血无法濡养筋骨等。

二、诊断要点

第一，患病前多有长时间颈部姿势不当，或年老体虚等病史。

第二，神经根型颈椎病主要表现为颈部与上肢疼痛，病变一侧出现手指麻木，活动受限，颈部周围有压痛点。

第三，脊髓型颈椎病主要表现为四肢逐渐麻木、无力、走路不灵、不能轻易跨越障碍物等，症状可在休息后缓解，劳累后加重，晚期可导致瘫痪。

第四，椎动脉型颈椎病主要表现为后颈部或头顶部疼痛，视力与听力下降，眩晕。

三、证型及治疗

（一）神经根型

1. 表现

神经根型颈椎病主要表现有颈部与上肢疼痛，病变一侧出现手指麻木、活动受限的症状，颈部周围有压痛点，除此之外还可能出现腰膝酸软无力、听力下降等。

2. 治疗原则

活血通络，补益肝肾。

3. 治疗方式

（1）经方　补肾壮筋汤

治疗神经根型颈椎病选用《伤科补要》中的补肾壮筋汤作为主方，并根据症状不同进行加味。

本方组成：熟地黄15克，山茱萸15克，青皮6克，白芍10克，续断10克，杜仲10克，当归10克，茯苓10克，五加皮10克，牛膝10克。

加味：如果患者颈部疼痛感较为剧烈，可以加入葛根10克、细辛1克、威灵仙6克。如果病程中出现手指麻木的症状，可以加入全蝎3克、威灵仙6克。

（2）中成药

骨仙片，每次4片，每日3次。

（二）椎动脉型

1. 表现

椎动脉型颈椎病主要表现为后颈部或头顶部疼痛，视力与听力下降，眩晕，头部转动到某一固定位置时症状可加重或诱发，头部在旋转中会引起眩晕。

2. 治疗原则

滋水涵木，平肝息风。

3. 治疗方式

（1）经方　天麻钩藤饮

治疗椎动脉型颈椎病选用《中医内科杂病证治新义》中的天麻钩藤饮作为主方，并根据症状不同进行加味。

本方组成：天麻 9 克，钩藤 12 克，生决明 18 克，栀子 9 克，黄芩 9 克，牛膝 12 克，杜仲 9 克，益母草 9 克，桑寄生 9 克，夜交藤 9 克，茯神 9 克。

加味：如果患者常常有胸部满闷、喉中有痰等痰邪中阻的证候时，可以加入法半夏 3 克、陈皮 3 克。如果患者还伴有面色发白、身体乏力、气短等气血虚弱证候时，可以加入黄芪 9 克、制何首乌 6 克、川芎 3 克。

（2）中成药

天麻钩藤颗粒，每次 5 克，每日 3 次。

（三）脊髓型

1. 表现

脊髓型颈椎病主要表现为四肢逐渐麻木、无力、走路不灵、不能轻易跨越障碍物等。症状可在休息后缓解，劳累后加重，晚期可导致瘫痪。

2. 治疗原则

散瘀化痰，疏经通络。

3. 治疗方式

经方　补阳还五汤

治疗脊髓型颈椎病选用《医林改错》中的补阳还五汤作为主方，并根据症状不同进行加味。

本方组成：黄芪 30 克，当归尾 6 克，赤芍 4.5 克，地龙 3 克，川芎 3 克，红花 3 克，桃仁 3 克。

加味：如果病程中出现腰膝酸软无力、听力下降、视物昏花等肝肾亏虚的证候时，可以加入杜仲 6 克、肉苁蓉 6 克、山茱萸 6 克。

四、其他治疗

（一）牵引治疗

病情较轻时可使用枕颌布带牵引法缓解患者症状。患者取坐位，将头部前倾，用布袋托住下颌，在两个固定滑轮另一端悬挂 6 千克左右重物。隔日 1 次，每次牵引 30 分钟左右，可扩大椎间隙，疏通气血。

（二）预防调护

①勤活动颈部，睡眠姿势与生活中姿势要恰当。

②注意保暖，防止外邪入侵颈部筋脉。

③老年人饮食要富有营养，且要注意清淡。

④患病后可以前后左右或伸缩颈部进行锻炼，也可通过打太极拳、跳舞来增强体质。

第三节　肩周炎

肩周炎是一种慢性的以肩部疼痛、肩关节活动障碍为主要症状的疾病，是由肩关节及周围韧带、肌腱的慢性炎症引起的。本病女性发病多于男性。

一、致病机理

目前中医认为本病的发生是因为年龄过大、肝肾亏损、气血亏虚、局部筋脉肌肉失去濡养，这是发病的基础。在此基础上又因肩部劳损、外感风寒湿邪气或肩部长期不活动导致气血无法濡养筋脉肌肉，进而导致肩关节活动不利。

二、诊断要点

第一，患者发病前多有年龄较大、外感邪气，或受外伤的病史。

第二，主要表现为起病较慢，初发为轻微的疼痛，逐渐加重，位置主要在肩关节的前、外侧，夜间疼痛较剧烈；疼痛可放射至手部、肘部、背部，可因肩关节的活动而加剧；肩关节的外展、外旋、后伸受限明显。

第三，肩关节周围有明显的压痛点，范围较大。

第四，病情严重者可出现肌肉萎缩。

三、药物治疗

1. 治疗原则

祛风散寒，活血通络，补益气血。

2. 治疗方式

经方 黄芪桂枝五物汤

治疗肩周炎选用《金匮要略》中的黄芪桂枝五物汤作为主方，并根据症状不同进行加味。

本方组成：黄芪 9 克，芍药 9 克，桂枝 9 克，生姜 18 克，大枣 6 克。

四、其他治疗

（一）手法治疗

先按揉患者的肩髃、曲池、合谷、臑腧、天宗等穴位，用揉、拿捏等手法按揉肩关节周围肌肉，顺肌肉纤维的走向进行梳理。一手固定肩部，一手握住手腕，提起疼痛胳膊，慢慢摇摆，可逐渐加大幅度。注意用力时适度，要在患者能够忍受的范围内活动关节。

（二）预防调护

①无论患病还是未患病，生活中都应积极锻炼，勤活动肩关节，并且要注意适可而止，防止劳损。

②本病若治疗护理得当可自愈，所以心态要好，积极治疗，坚持合理运动。

③注意关节处的保暖，防止外感风寒湿邪气入侵。

第四节 腰椎间盘突出

腰椎间盘突出是指腰椎间盘发生退变，在外力的作用下纤维环破裂、髓核突出，刺激或压迫神经根，引起的以腰痛以及下肢坐骨神经痛为主要表现的一种疾病。本病多发生于 20 ～ 40 岁的青壮年人群，其中男性发病率高于女性。

一、致病机理

肝肾两脏主管人体的筋骨，随着年龄的增长，肝肾逐渐亏虚，气血无法正常濡养腰部，又因后天姿势不当，遭受外力挤压后形态改变；或者因为腰部感受寒邪，导致筋脉挛急，都可引起腰椎间盘突出。

二、诊断要点

第一，患病前多有腰部姿势不当、外感寒邪等病史。

第二，主要表现为反复发作的腰腿疼痛，行走或用力等因素可引起症状加剧，卧床后可缓解。

第三，患者会出现特征性的腰部活动受限，脊柱生理曲度改变。

三、证型及治疗

（一）初期

1. 表现

初期主要是因为腰椎间盘改变引起气血郁滞，筋骨失于濡养。此时主要表现为腰腿部位疼痛与活动受限。

2. 治疗原则

活血舒筋。

3. 治疗方式

（1）经方　补肾活血汤

治疗初期的腰椎间盘突出选用《伤科大成》中的补肾活血汤作为主方，并根据症状不同进行加味。

本方组成：熟地黄10克，补骨脂10克，菟丝子10克，杜仲3克，枸杞3克，当归尾3克，山茱萸3克，肉苁蓉3克，没药3克，独活3克，红花2克。

加味：如果病程中出现下肢疼痛较明显，可以加入地龙5克、威灵仙6克。

（2）中成药

小活络丸，每次3克，每日2次。

（二）中、后期

1. 表现

中、后期的腰椎间盘突出除去腰椎间盘改变，还表现有肝肾亏损的证候，伴随腰腿疼痛出现的还可能有腰膝酸软无力、耳鸣等。

2. 治疗原则

补养肝肾，宣痹活络。

3. 治疗方式

（1）经方　独活寄生汤

治疗中、晚期腰椎间盘突出选用《备急千金要方》中的独活寄生汤作为主方。

本方组成：独活9克，桑寄生6克，杜仲6克，牛膝6克，细辛6克，秦艽6克，肉桂心6克，防风6克，川芎6克，人参6克，甘草6克，当归6克，芍药6克，干地黄6克。

（2）中成药

壮骨关节丸，每次6克，每日2次。

四、其他疗法

（一）手法治疗

患者趴在床上，在其腰背部按揉，然后从背开始自上而下按揉。还可按压肾俞、腰阳关、承扶、昆仑、命门等穴位；再按压腿部疼痛位置。本手法适用于症状较轻的患者。

（二）预防调护

①腰部的活动锻炼应注意适可而止，劳累后也会造成损伤。

②腰部要注意保暖，防止外邪入侵。

③若急性起病且症状剧烈时，应卧床休息，可选择硬板床。

④症状缓解时可以佩戴腰托进行适当的锻炼恢复活动。

⑤尽量不要去非医疗机构的推拿按摩店治疗，应选择正规的医疗机构治疗。

第四篇

耳鼻喉口腔疾病

第一章

耳部常见疾病

第一节 异物入耳

异物入耳是指外来物体误入耳道，称为外耳道异物。在中医历史文献中对异物入耳有不同的记载，如百虫入耳、诸虫入耳等。历代医家对昆虫入耳有诱出法（食诱、光诱、音诱等）、驱杀法（如药物滴耳、熏耳等）等取出方法。

一、致病机理

昆虫入耳多在夜间睡眠时发生。植物及非生物类如米粒、砂砾、纸团等入耳多发生于小儿，多因小儿无知，自行将异物塞入耳道导致。

异物入耳，或一些继发的病理产物入耳，会导致耳道堵塞、听力下降、耳鸣或有反射性咳嗽的表现。异物过大，压迫耳道，"不通则痛"，进而导致耳内疼痛，有时损伤血管。中医认为"脉络受损"而邪热熏蒸，导致外耳道红肿糜烂。当昆虫爬入导致异物入耳时，常瘙痒难耐，或有心理上的恐惧不适。小而无刺激性的异物可存留日久而没有不适症状。主要的治疗方法是根据异物的形状大小不同将其取出。

二、诊断要点

第一，发现外耳道异物，可直接诊断。

第二，耳内有疼痛、堵塞感，或有虫蚁爬行感，也可无明显症状。

第三，注意要与耵聍、脓痂、血痂等非外来物体相鉴别。

三、治疗

1. 表现

当过大的异物或遇到水会膨胀的异物进入耳道时，由于异物阻塞会导致患者有听力下降、耳鸣、耳痛肿胀、外耳道红肿糜烂的表现。

2. 治疗原则

清热解毒，消肿止痛。

3. 治疗方式

（1）经方 五味消毒饮

五味消毒饮出自《医宗金鉴》。

本方组成：金银花15克，野菊花15克，蒲公英15克，紫花地丁15克，天葵子12克，黄芩12克，柴胡12克，甘草6克。

加味：如果患者耳道肿痛较重，可加防风10克。

（2）中成药

①穿心莲片，每次1～2片，每日3次。

②牛黄解毒片，每次2片，每日2～3次。

四、其他疗法

（一）外治法

①针对昆虫类异物，可用油滴入耳内，使其失去活动能力，再用镊子取出，或在暗处用光源吸引昆虫爬出。

②植物或非生物类入耳时，可尝试用掏耳勺掏出，当异物过于尖锐或不便取出时，请前往正规医疗机构治疗。如果小儿患病不配合，也可选择前往医院进行治疗。

③对于球形的异物，应当注意从空隙进入，避免将异物推入深部。

④对于质量较轻的异物，可用棉签蘸取凡士林后伸入耳中，将异物粘出。

⑤将异物取出后，如果患者外耳道红肿疼痛，可用消炎药物治疗，如滴用黄连滴耳液等。

（二）注意

外耳道异物发生时一般应前往医院进行治疗，避免损伤外耳道皮肤甚至鼓膜，或将异物推入深部。在家中取出异物后应注意保持外耳道的干燥清洁，避免外耳道感染继发耳疮。

第二节 外耳道炎

外耳道炎在中医中又称耳疮，耳疮最早见于《诸病源候论》，"足少阴为肾之经，其气通于耳……与血气相搏，故生耳疮"。外耳道炎是以外耳道弥漫性红肿疼痛为主要特征的疾病，本病好发于夏秋季节。

一、致病机理

本病多由外耳道异物经久不愈发展而来，常由在外的邪气侵袭、在内的肝胆湿热和血虚化燥等因素共同作用而发病。当自行清理耳道时损伤外耳道皮肤，或耳道不洁净，有污物残留，或有病理产物残留，致生耳疮。

二、诊断要点

第一，本病以耳部疼痛为主要症状，轻症发炎的患者耳内疼痛发痒，有不适感，重症发炎的患者往往疼痛波及前额。

第二，重症患者往往还有耳道皮肤溃烂流脓或耳前耳后疼痛的表现，如果病情加重，会出现耳道皮肤增厚起皮、有碎屑、有分泌物的表现。此时应及时前往正规医疗机构治疗。

三、证型及治疗

（一）外邪侵袭型

1. 表现

外邪侵袭型外耳道炎的患者主要有耳部疼痛瘙痒，有时还伴有耳道灼热感，有外耳道红肿的现象，此类型患者还会伴有头部疼痛、发热、怕冷的表现。当风热湿邪侵袭人体，主要表现为耳道红肿；湿热邪气侵袭时则主要有耳部疼痛，有液体渗出；头痛发热等则主要为风热邪气侵袭所致。

此类型患者舌质红，舌苔薄而黄，脉象浮数。

2. 治疗原则

疏风清热，解毒祛湿。

3. 治疗方式

经方　银花解毒汤

银花解毒汤出自《疡科心得集》。

本方组成：金银花30克，连翘15克，紫花地丁30克，黄连10克，夏枯草15克，牡丹皮15克。

加味：如果患者耳部瘙痒，可加防

风6克、白鲜皮6克。

（二）肝胆湿热型

1. 表现

肝胆湿热型外耳道炎的患者有耳痛伴有外耳道弥漫性红肿的表现，有时有黄色脂滴渗出。此类型患者还会有发热、口干口苦、便秘等伴随症状。湿气较重导致发病时，患者耳道有液体渗出的表现较明显；当肝胆热较盛时，患者发热、口苦等表现较重。

此类型患者舌质红，舌苔黄腻，脉象弦数。

2. 治疗原则

清泻肝胆，利湿消肿。

3. 治疗方式

（1）经方　龙胆泻肝汤加减

龙胆泻肝汤出自《医方集解》。

本方组成：龙胆草6克，黄芩9克，栀子9克，泽泻12克，木通6克，车前子9克，当归3克，生地黄9克，柴胡6克，甘草6克。

注：此类型患者要注意本药不可久服，药性苦寒。

（2）中成药

①牛黄解毒丸，每次1丸，每日2次。

②银黄片，每次2～4片，每日4次。

（三）血虚化燥型

1. 表现

血虚化燥型外耳道炎的患者主要由于素体血虚，导致耳道失去了血的濡养而有耳朵发痒、耳朵疼痛反复发作的表现，甚至会出现外耳道皮肤皲裂、结痂的症状。

此类型患者舌质淡，舌苔白，脉象细。

2. 治疗原则

养血润燥，祛风止痒。

3. 治疗方式

（1）经方　地黄饮加减

地黄饮出自《圣济总录》。

本方组成：熟地黄18克，巴戟天9克，肉苁蓉9克，石斛9克，山茱萸9克，附子6克，五味子6克，官桂6克，白茯苓6克，麦门冬6克，菖蒲6克，远志6克。

加味：患者瘙痒症状较重可加蝉蜕3克、地肤子9克、白鲜皮6克。

（2）中成药

乌蛇止痒丸，每次2.5克，每日3次。

四、其他疗法

（一）穴位按摩

生耳疮而有疼痛瘙痒的患者均可以选择合谷、内关、少商等穴位按摩揉捏，疏通经络，泻热止痛。

（二）外治法

可以选择药物如黄连膏、紫金锭在患处敷涂，或者选择清热解毒的滴耳液滴耳治疗。

（三）生活方面

生活中要避免挖耳，洗澡时也要注意避免污水入耳，注意耳部卫生，及时清理耳道的皮屑与分泌物，避免其长时间与耳道接触导致发炎。

第三节　中耳炎

中耳炎一般分为急性化脓性中耳炎和慢性化脓性中耳炎，在中医中分别被称为"急脓耳"与"慢脓耳"。急脓耳起病较急，有耳部疼痛甚至有鼓膜穿孔的表现，其中以耳内流脓为最主要表现。在中耳炎中，"急脓耳"较为常见多发，且多见于小儿，各个季节均可发病，但夏季发病最多。"慢脓耳"与"急脓耳"相比起病较缓，但病情较重，可有长期或间歇性耳流脓的表现，本病发作较重时可能会危及生命，应尽早进行治疗，避免疾病进展影响身体健康。

一、致病机理

脓耳发病主要与外在的邪气侵袭，内部的肝、胆、脾、肾等脏腑功能失调有关。本病初起时多为实证、热证，后期流脓日久，邪气浸渍而影响脏腑机能，导致疾病发展为虚证或虚中夹实的证候。一般可根据脓液颜色判断外来邪气的性质，当脓液呈黄色多为湿热邪气侵袭，脓液黄中带红或呈红色则多为肝胆火盛，脓液清稀或呈白色为脾虚，流脓呈黑色则多为肾虚。

二、诊断要点

第一，急脓耳发病初期，鼓膜穿孔前有明显的特征性疼痛感，如耳痛剧烈，耳深部尖锐疼痛像针扎一样，或有跳痛的感觉，且疼痛可能波及同侧头部，此外还会有全身恶寒发热、小儿高热、哭闹等症状。鼓膜穿孔后脓液流出，耳痛减轻，全身症状逐渐消失。

第二，慢脓耳以长期或间歇性耳流脓为特点，可有耳鸣或听力下降的症状。一般的慢性耳脓均伴有穿孔现象。

三、证型及治疗

（一）急脓耳——风热侵袭型

1. 表现

风热邪气侵袭耳窍的患者，在本病初起时有耳内胀痛感，但疼痛感并不剧烈。随着病情发展，可能出现耳内剧痛、跳痛或刺痛，并且伴有全身恶寒发热、头痛、口干的表现，进行耳部检查时可见耳膜红肿。

此类型患者舌质红，舌苔薄白，脉象浮数。

2. 治疗原则

疏散风热，解毒消肿。

3. 治疗方式

（1）经方　蔓荆子散

蔓荆子散出自《东垣十书》。

本方组成：蔓荆子12克，菊花12克，升麻6克，赤茯苓15克，桑白皮12克，前胡12克，生地黄15克，赤芍12克，麦冬12克，甘草6克。

加味：疾病早起治疗时，风热初起，可去生地黄、麦冬。若患者发热较重，可加柴胡6克。患者若还有鼻塞的症状，可加白芷6克、辛夷3克。

（2）中成药

①牛黄上清丸，每次6克，每日2次。

②银翘解毒丸，每次6克，每日2～3次。

（二）急脓耳——肝胆火盛型

1. 表现

肝胆火盛而有脓耳的患者表现为耳内剧烈疼痛，疼痛呈针刺样，且波及到头部疼痛，在鼓膜穿孔、黄赤色脓液流出后耳痛缓解。此类型患者会伴有全身症状，如发热、口苦咽干、小便量少色黄、大便秘结等。

此类型患者舌质红，舌苔黄腻，脉象弦数有力。

2. 治疗原则

清肝泻热，祛湿排脓。

3. 治疗方式

（1）经方　龙胆泻肝汤

龙胆泻肝汤出自《医方集解》。

本方组成：龙胆草6克，黄芩9克，栀子9克，泽泻12克，木通6克，车前子9克，当归3克，生地黄9克，柴胡6克，甘草6克。

注：此类型患者要注意本药不可久服，且因药性苦寒，小儿尽量不服用或减少用量。

（2）中成药

牛黄解毒丸，每次1丸，每日2～3次。

（三）慢脓耳——脾虚湿困型

1. 表现

脾虚湿困型慢脓耳发作时轻时重，常常反复发作，耳内流脓量多且颜色清稀，没有异味，一般伴有耳膜穿孔。全身症状可见头重脚轻、耳鸣且听力下降、倦怠乏力等。

此类型患者舌质淡，舌苔白而润，脉象细弱而缓慢。

2. 治疗原则

健脾渗湿，补托排脓。

3. 治疗方式

（1）经方　托里消毒散

托里消毒散选自《医宗金鉴》。

本方组成：黄芪15克，党参15克，茯苓15克，白芍15克，白术12克，当归9克，金银花12克，白芷10克，皂角刺12克，甘草6克。

加味：如果患者清阳之气不能上达清窍，有头晕、身体乏力的感觉，可选用补中益气汤。如果患者耳中脓液过多，可加车前子9克、泽泻6克、薏苡仁12克。如果脓液质地黏稠伴有黄色

或黄白相间，可加野菊花9克、蒲公英9克、鱼腥草15克。

补中益气汤组成：黄芪18克，甘草9克，人参6克，当归3克，橘皮6克，升麻6克，柴胡6克，白术9克。

（2）中成药

①补中益气丸，每次3克，每日3次。

②陈夏六君子丸，每次6克，每日2～3次。

（四）慢脓耳——肾元亏虚型

1. 表现

该证型的脓耳患者同样流脓且时流时止，反复发作。但此类型患者流脓量较少，质地黏稠而有臭味，听力会明显减退。全身可见头晕、神疲乏力、腰膝酸软等表现。

此类型患者舌质淡红，舌苔白或少苔，脉象细而弱。

2. 治疗原则

补肾培元，祛腐化湿。

3. 治疗方式

（1）经方　知柏地黄丸

知柏地黄丸选自《医方考》，即由六味地黄丸加黄柏、知母化裁而来。

本方组成：知母6克，黄柏6克，熟地黄24克，山萸肉12克，山药12克，茯苓9克，泽泻9克，牡丹皮9克。

经方　肾气丸

肾气丸出自《金匮要略》。

本方组成：地黄24克，山药12克，山萸肉12克，泽泻9克，茯苓9克，牡丹皮9克，桂枝3克，附子3克。

注：肾阴虚和肾阳虚均可归为肾元亏虚，但治疗时要分类论治，肾阴虚的患者用知柏地黄丸，肾阳虚的患者用肾

气丸。肾阴虚的患者主要有梦遗、闭经、崩漏、身体潮热且睡时盗汗、舌红少津、手脚心烦热的特征性表现，肾阳虚则体现为男子阳痿、女子宫寒、身体浮肿、身体怕冷等。需根据患者平时症状分型治疗。

（2）中成药

①知柏地黄丸，每次9克，每日2次。

②杞菊地黄丸，每次6克，每日2次。

③金匮肾气丸，每次5克，每日2次。

注：本病的中成药治疗同样需要辨病，肾阳虚的患者用金匮肾气丸，肾阴虚的患者可用知柏地黄丸或杞菊地黄丸。

四、其他疗法

（一）外治法

对于有脓液流出的患者一般建议前往医院进行治疗。外治法包括清除脓液、药物滴耳、药物吹鼻、药物吹耳等，症状严重时需要进行手术治疗。

（二）生活方面

患者应当注意加强身体锻炼，增强体质，积极预防，避免受寒感冒、鼻窦炎症等继发中耳炎。同时擤鼻涕不要过于用力，以免用力过度导致邪毒入耳诱发脓耳。

重要的是要在日常生活中避免污物入耳，戒除不良的挖耳习惯，避免污水进入耳道，防止外邪浸渍耳道而发病。

在饮食方面也要注意少食用蛋类、豆制品等食物，部分患者对此类食物较为敏感，食用后往往会导致耳道分泌大量脓液。

第四节 耳胀

耳胀是以耳内胀闷堵塞感，有时兼有疼痛为主要特征的疾病。本病在生活中较为常见，可发生于各年龄阶段。在生活中本病一般主要表现为单侧或双侧耳内胀闷堵塞感，患者常常有自我感觉耳内胀闷，好像有东西堵住，或有耳道闭塞感等不适感觉。本病的病程可长可短，有不适感的同时常常伴有不同程度的听力下降、耳鸣、感觉自己说话的声音较大（自听增强）等其他表现。

一、致病机理

《素问·阴阳应象大论》指出"浊气在上，则生䐜胀"。耳为清窍，浊气上逆堵塞清窍，耳窍不利，则导致耳胀的产生。

二、诊断要点

第一，本病以耳内胀闷堵塞感为主要症状，并且伴有耳痛、耳鸣、听力下降等其他症状。

第二，判断耳胀时需要排除引起耳内胀闷症状的其他耳病。有时生活中耳内分泌物如耵聍过多或有异物入耳也会导致耳胀的产生，此时对耳道进行清理即可缓解症状。

三、证型及治疗

（一）风邪外袭型

1.表现

风邪外袭型耳胀的患者由于外邪侵袭，肺失宣降而浊气不降，堵塞耳窍，因此患病时耳部表现为常见的耳内堵塞感，有时伴有听力减退和自听增强等表现。患者还因风邪侵袭而有鼻塞、流涕、头痛、发热恶寒等全身表现。

此类型患者舌质淡红，舌苔白，脉象浮。

2. 治疗原则

疏风散邪，宣肺通窍。

3. 治疗方式

（1）经方　荆防败毒散

荆防败毒散出自《摄生众妙方》，由《太平惠民和剂局方》中的败毒散化裁而来。

本方组成：羌活4.5克，独活4.5克，柴胡4.5克，前胡4.5克，枳壳4.5克，茯苓4.5克，荆芥4.5克，防风4.5克，桔梗4.5克，川芎4.5克，甘草1.5克。

加味：如果患者伴有鼻塞较重的表现，可以加白芷3克、辛夷3克。耳胀堵塞感较重时，可加石菖蒲6克。如果风热邪气侵袭身体，有严重的全身发热、头痛、鼻塞流涕等外感表证的表现，可以改用银翘散。

银翘散组成：金银花12克，菊花12克，连翘12克，夏枯草15克，荆芥10克，防风10克，蝉蜕6克，甘草6克。

（2）中成药

①荆防颗粒，每次15克，每日3次。

②银翘解毒丸，每次6克，每日2～3次。

（二）肝胆湿热型

1. 表现

肝胆湿热型耳胀的患者在耳内有胀闷堵塞感的同时还有些微耳痛或耳鸣的表现。此类患者因肝胆的湿热循经脉向上走窜，故平时可见烦躁易怒、口苦口干、胸胁苦满症状。

此类型患者舌质红，舌苔黄腻，脉象弦数有力。

2. 治疗原则

清泻肝胆，利湿通窍。

3. 治疗方式

（1）经方　龙胆泻肝汤

龙胆泻肝汤出自《医方集解》。

本方组成：龙胆草6克，黄芩9克，栀子9克，泽泻12克，木通6克，车前子9克，当归3克，生地黄9克，柴胡6克，甘草6克。

注：此类型患者要注意本药不可久服，且因药性苦寒，小儿尽量不服用或减少用量。耳道胀闷堵塞感严重的患者可以加石菖蒲6克、川芎6克。

（2）中成药

牛黄解毒丸，每次1丸，每日2～3次。

（三）脾虚湿困型

1. 表现

脾虚湿困型耳胀的患者日久不愈，发作时间较长。患者还有脾气虚弱不能运化水湿而导致的胸闷、不欲饮食、大便稀溏、身体无力、面色无华等表现。

此类型患者舌质淡红且舌体胖大，舌边有齿痕，脉象细滑或细而缓慢。

2. 治疗原则

健脾利湿，化浊通窍。

3. 治疗方式

（1）经方　参苓白术散

参苓白术散出自《太平惠民和剂局方》。

本方组成：莲子肉9克，薏苡仁9克，砂仁6克，桔梗6克，白扁豆12克，白茯苓15克，人参15克，甘草10克，白术15克，山药15克。

加味：如果患者耳胀并伴有耳道黏性分泌物量多，可加藿香3克、佩兰3克芳香化浊。患者如伴有胸闷、心烦，可加柴胡9克、香附6克。平素气短无力、身体疲劳可加黄芪18克补气健脾。

（2）中成药

①晕复静片，每次1～3片，每日3次。

②参苓白术散，每次6～9克，每日2～3次。

（四）气血瘀阻型

1.表现

气血瘀阻型耳胀的患者耳胀感较重，胀闷堵塞，日久不愈，感觉有东西堵塞耳道，甚至有听力逐渐减退的表现。

此类型患者舌质紫暗，或者舌边有瘀点，脉象细而涩。

2.治疗原则

行气活血，通窍开闭。

3.治疗方式

经方 通窍活血汤

通窍活血汤出自《医林改错》。

本方组成：赤芍3克，川芎3克，桃仁9克，红花9克，老葱6克，鲜姜9克，红枣5克，麝香0.15克，黄酒250克。服用时将其他药物煎煮去渣，后将麝香放入酒内，再煎煮服用。

四、其他疗法

（一）外治法

1.滴鼻：患者有耳胀同时伴有鼻塞，可用疏风通窍的滴鼻液滴鼻，如鼻塞通滴鼻液、通达滴鼻剂等，可以缓解鼻塞及耳胀的感觉。

2.鼓膜按摩：《景岳全书》说："凡耳窍或损或塞，或震伤，以致暴聋或鸣不止者，即宜以手中指于耳窍中轻轻按捺，随捺随放，随放随捺，或轻轻摇动，以引其气，捺之数次，其气必至，气至则窍自通矣。"自行按摩时用食指或中指插入外耳道口，使其塞紧外耳道，轻轻按压1～2秒，再放开，一按一放，如此重复多次。也可用食指或中指按压耳屏，使其掩盖住外耳道口，持续1～2秒后再放开，一按一放，有节奏地重复多次。按摩以后，耳堵塞感可暂时减轻或缓解。

（二）生活方面

患者在生活中要注意鼻腔清洁，且要注意擤鼻的方法，不要过于用力，应两侧鼻腔分别擤鼻，不可同时擤鼻。因耳道和鼻道、口腔相连，防止将鼻涕推入耳窍。

同时患者要注意生活调养，积极锻炼，积极防治伤风感冒和鼻部疾患，有严重鼻塞时应避免游泳或潜水，防止耳胀发生。如本病发病日久，用药后不缓解，应当尽快前往医院进行治疗，避免疾病迁延导致听力下降。

第五节 耳鸣

耳鸣是自觉耳内或头颅内有鸣响的听觉幻觉。耳鸣既是多种疾病的常见症状之一，也是一种独立疾病。在生活中耳鸣较为常见，且常常与耳聋伴随出现，但两者并没有因果关系。此处主要对西医学中不同原因导致的原发性耳鸣进行讨论，若有脓耳、耵聍过多、异物入耳等因素导致耳鸣产生，则应参考原疾病论治。

一、致病机理

耳鸣的病因主要为在内饮食不节、睡眠不足、压力过大等导致脏腑功能失调，在外有风邪侵袭等因素，两者共同作用导致气机的升降失调；进而有耳窍失养、邪气阻滞耳窍等因素导致耳鸣。

二、诊断要点

第一，确诊患者耳鸣有两个必需条件：一是有声感，二是没有相应的声源。

第二，主要依靠患者的主诉来判断耳鸣的症状，耳鸣发作时可呈持续性或间歇性，具体表现为患者自觉一侧或两侧耳内或头颅内外有鸣响声音。

三、证型及治疗

（一）风邪外袭型

1. 表现

风邪为患而耳聋的患者常耳鸣骤起，病程较短，发作时可伴有耳内堵塞感或听力下降。患者还伴有因风邪侵袭而产生的鼻塞、流涕、头痛、咳嗽等外感表证。

此类型患者舌质淡红，舌苔白，脉象浮。

2. 治疗原则

疏风散邪，宣肺通窍。

3. 治疗方式

（1）经方 芎芷散

芎芷散出自《济阳纲目》。

本方组成：川芎6克，白芷4.5克，细辛2克，苏叶3克，肉桂3克，陈皮9克，半夏3克，苍术3克，木通3克，石菖蒲4.5克，甘草2克。

加味：本方适用于风邪夹杂寒湿之邪侵袭人体所致的耳鸣，若患者怕冷等表证不明显，可去半夏、苍术、木通。

（2）中成药

①荆防颗粒，每次15克，每日3次。

②银翘解毒丸，每次6克，每日2～3次。

③防风通圣丸，每次6克，每日2次。

（二）肝气郁结型

1. 表现

此类型患者一般由于情志抑郁或恼怒，进而气机阻滞、升降失调，肝气郁结而导致耳鸣的起病或加重。肝气郁结型患者还有胸胁胀痛，睡眠质量不佳或难以入睡，头痛、眩晕及口苦咽干的表现。

此类型患者舌质红，舌苔白或黄，脉象弦。

2. 治疗原则

疏肝解郁，行气通窍。

3. 治疗方式

（1）经方 逍遥散

逍遥散出自《太平惠民和剂局方》。

本方组成：甘草4.5克，当归9克，茯苓9克，芍药9克，白术9克，柴胡9克。

注：如果患者为肝火上扰型，有面红目赤、耳鸣、口干口苦或头痛等表现，可用龙胆泻肝汤。如果患者失眠严重，可以加酸枣仁10克、远志6克。

龙胆泻肝汤组成：龙胆草6克，黄芩9克，栀子9克，泽泻12克，木通6克，车前子9克，当归3克，生地黄9克，柴胡6克，甘草6克。龙胆泻肝汤不可久服，且因药性苦寒，小儿尽量不服用或减少用量。耳道胀闷堵塞感严重的患者可以加石菖蒲6克、川芎6克。

（2）中成药

①逍遥丸，每次6～9克，每日1～2次。

②龙胆泻肝丸，每次8丸，每日2次。

③当归龙荟丸，每次6克，每日2次。

注：逍遥丸用于治疗肝气郁结的患者。如果患者肝火上扰，可选用龙胆泻肝丸和当归龙荟丸，当归龙荟丸清热泻火效果较强，只有火热症状较重的患者可以用该药治疗。

（三）脾胃虚弱型

1. 表现

脾胃虚弱型患者耳鸣时常常伴有耳聋发生，耳鸣的起病或加重与劳累和忧思过度相关，或在蹲下和站起时加重，耳内有突然发生的空荡感或发凉感。患者也有倦怠无力、不欲饮食、食后腹胀、大便稀溏，面色发黄的表现。

此类型患者舌质淡红，舌苔薄白，脉象细弱。

2. 治疗原则

健脾益气，升阳通窍。

3. 治疗方式

（1）经方　益气聪明汤

益气聪明汤选自《东垣试效方》。

本方组成：黄芪15克，人参15克，升麻9克，葛根9克，蔓荆子4.5克，白芍3克，黄柏3克，甘草15克。

加味：如果患者夜不能寐，睡眠质量不佳，可以加酸枣仁10克安神。如果患者舌苔较腻，脾胃虚弱伴有湿浊内盛，可加茯苓12克、白术9克、砂仁3克。

（2）中成药

①益气聪明丸，每次9克，每日1次。

②补中益气丸，每次8～10丸，每日3次。

（四）肾精亏损型

1. 表现

此类型患者耳鸣日久，常常耳鸣如蝉鸣，且夜间耳鸣较重。生活中有腰膝酸软、头晕眼花、脱发、夜尿较多、性功能减退、身体怕冷且发凉等其他表现。

肾精亏损型患者舌质淡胖，舌苔白，脉象沉而细弱。

2. 治疗原则

补肾填精。

3. 治疗方式

（1）经方　肾气丸

肾气丸选自《金匮要略》。

本方组成：地黄24克，山药12克，山萸肉12克，泽泻9克，茯苓9克，牡丹皮9克，桂枝3克，附子3克。

加味：患者如果夜尿较多，可以加益智仁9克、桑螵蛸9克。如果患者有虚阳上浮之口苦、咽干的表现，可加磁石9克、五味子3克。

（2）中成药

①耳聋左慈丸，每次6克，每日2次。

②六味地黄丸，每次8丸，每日3次。

③杞菊地黄丸，每次6克，每日2次。

注：六味地黄丸为单纯滋补肾阴的药物，不针对耳鸣耳聋治疗，故对治疗肾阴虚而耳鸣的效果稍弱。

（五）痰湿困结型

1.表现

痰湿困结型患者耳鸣有时伴有耳胀，若痰热邪气困阻，耳鸣时还有呼呼作响的声音，并伴有耳内闭塞憋气、听声音不清晰的症状。此型患者还有头重像被布裹住的感觉，且胸脘部闷痛，另表现为咳嗽、痰多、口苦口淡、大小便不利。

痰湿困结型患者舌质淡红，舌苔腻，脉象弦而滑。

2.治疗原则

祛湿化痰，升清降浊。

3.治疗方式

（1）经方　涤痰汤

涤痰汤出自《奇效良方》。

本方组成：胆南星7.5克，半夏7.5克，枳实6克，茯苓6克，橘红4.5克，石菖蒲3克，人参3克，竹茹2克，甘草1.5克。

加味：如果患者不欲饮食症状明显，可加砂仁10克醒脾开胃、芳香化湿；如果痰湿内阻而化热，有舌苔黄腻的表现，可以加黄芩9克。

（2）中成药

①礞石滚痰丸，每次6～12克，每日1次。

②清气化痰丸，每次6～9克，每日2次。

注：两种成药一般用于治疗痰湿化火、带有热邪性质的耳鸣，没有化热症状的患者不可使用。

四、其他疗法

（一）外治法

①鸣天鼓法：鸣天鼓用于防治耳聋、耳鸣。治疗时调整好呼吸，用两手掌心紧贴两外耳道口，两手食指、中指、无名指、小指对称地横按在后枕部。再将两食指翘起放在中指上，然后将食指从中指上用力滑下，重重地叩击脑后枕部，此时可闻及洪亮清晰之声。先左手24次，再右手24次，最后两手同时叩击48次。

②鼓膜按摩法：《景岳全书》说："凡耳窍或损或塞，或震伤，以致暴聋或鸣不止者，即宜以手中指于耳窍中轻轻按捺，随捺随放，随放随捺，或轻轻摇动，以引其气，捺之数次，其气必至，气至则窍自通矣。"自行按摩时用食指或中指插入外耳道口，使其塞紧外耳道，轻轻按压1～2秒，再放开，一按一放，如此重复多次。也可用食指或中指按压耳屏，使其掩盖住外耳道口，持续1～2秒后再放开，一按一放，有节奏地重复多次。按摩以后，耳堵塞感可暂时减轻或缓解。

③营治城郭法：用双手按住两侧耳轮，一上一下摩擦按摩，每次做15分钟左右。

（二）穴位按摩

可以选择耳部的耳门、听宫、听会、翳风等穴位配合以下其他穴位按摩治疗。

风邪外袭型患者可加外关、合谷、风池穴位按摩。

痰湿困结型患者可以按摩足三里、丰隆配合治疗。

如患者因情志因素导致耳鸣产生或加重，肝气郁结，可按摩太冲穴。

患者脾胃虚弱时可按摩足三里、气海、脾俞。

肾精亏损型患者可以按摩肾俞、关元穴。

（三）食疗方法

合欢花蒸猪肝：合欢花 10 克，加清水浸泡，将猪肝切片，一起入锅蒸。可用于肝气郁滞、肝火上扰而耳鸣的患者。

玫瑰花茶：取玫瑰花 10 克，用热水冲泡，做茶饮用。可用于肝气郁滞、肝火上扰而耳鸣的患者。

桑仁粥：取桑葚 30 克、米 100 克，共同煮粥服用，可适量调味。可用于肾精亏损的患者。

（四）生活方面

患者在生活中要避免噪声刺激，避免长时间大音量戴耳机，可有效减少耳鸣、耳聋的产生。同时注意调畅情志，保持心情舒畅并改善饮食，避免熬夜，保证良好的睡眠，可防治耳鸣。如果患者已经有耳鸣的症状，可尝试在不过分安静的环境下，保证适量的环境音，有助于减轻耳鸣的困扰。此外患者还要避免使用耳毒性药物，若必须使用时要严密监测听力变化。

第二章

鼻部常见疾病

第一节　鼻疔

鼻疔是发生于外鼻部如鼻尖、鼻翼、鼻前庭等部位的疔疮疖肿，发病部位红肿疼痛，呈小丘状隆起，发病部位附近红肿且发硬。若鼻疔形成时间较长，容易化脓，在鼻疔顶部出现黄白色脓点。如果病情严重，可以出现鼻疔同侧的上唇、面部、下眼睑等位置肿胀，还会伴有身体发热、头痛的症状。如果疔疮的顶部颜色紫暗，且脓液消失，整个鼻体发肿，则是"走黄"，为本病的危重证候，需要及时前往正规医疗机构治疗。

一、致病机理

本病主要因为挖鼻孔、拔鼻毛损伤了鼻内部的肌肤，导致外在的邪毒侵袭人体而起。有时食物过于油腻，滋补之性太过，"恣食膏粱厚味"而内生火毒，火毒循着经络上犯鼻窍而生鼻疔。

二、诊断要点

第一，鼻疔外表特点为出现局限性的红肿、疼痛，疔本身如小丘状，质地坚硬，化脓时顶部有黄白色脓点。

第二，有时鼻翼和鼻尖的内部鼻腔也会有丘状隆起，且周围红肿发硬，肿物的顶部有脓点。严重时可见同侧上唇、面部肿胀。

三、治疗

（一）火毒侵袭型

1. 表现

火毒侵袭型患者可见外鼻部局限性潮红，且部分皮肤隆起，肿块部分如米粒般大小，质地坚硬，触碰时疼痛。发病 3～5 天后肿块顶部出现黄白色脓点，有时肿块会自行破溃，脓液流出。此类型患者可有恶寒发热、头痛、身体不适的伴随症状。

由于火毒外袭，患者可见舌质红，舌苔白或黄，脉数。

2. 治疗原则

清热解毒，消肿止痛。

3. 治疗方式

（1）经方　五味消毒饮

五味消毒饮出自《医宗金鉴》。

本方组成：金银花 30 克，野菊花 12 克，蒲公英 12 克，紫花地丁 12 克，天葵子 12 克。

加味：如果患处疼痛感较重，可加当归尾 12 克、赤芍 12 克、牡丹皮 12 克活血止痛。如果患者的疔头有脓，且脓不能自行溃出，可加皂角刺 6 克。如果患者恶寒发热的表证较重，可加连翘 12 克、荆芥 9 克、防风 9 克，疏风解表。

（2）中成药

①牛黄解毒丸，每次3克，每日2～3次。

②银黄片，每次1克，每日4次。

（二）火毒内陷型

1. 表现

火毒内陷型患者因为在内火毒壅盛，蒸灼鼻窍，可见鼻部红肿灼痛，疮头颜色紫暗。疔体顶部没有脓液，肿块没有明显的边界，根脚散漫，甚至同时出现鼻体肿胀。患者还可见头痛剧烈、身体高热、烦躁、口渴、便秘，甚至出现神昏谵语、痉厥等危重表现。

此类型患者舌质红绛，舌苔黄而厚，脉象洪大而快。

2. 治疗原则

泻热解毒，清营凉血。

3. 治疗方式

（1）经方 黄连解毒汤合犀角地黄汤

黄连解毒汤与犀角地黄汤均出自《外台秘要》。

本方组成：黄连9克，黄芩6克，黄柏6克，栀子9克，芍药9克，地黄24克，牡丹皮12克，犀角（现用水牛角）30克。

加味：如果患者神昏谵语，病情较重，可加服安宫牛黄丸、紫雪散、至宝丹。如果患者发病日久，导致气阴耗伤，脉象虚弱，可用生脉散。

生脉散组成：麦冬9克，五味子6克。

（2）中成药

①生脉饮，每次10毫升，每日3次。

②安宫牛黄丸，每次1丸，每日1次，或发病时服用。

③紫雪散，每次1.5～3克，每日2次。

④牛黄至宝丸，每次1～2丸，每日2次。

四、其他疗法

（一）外治法

鼻疔未成脓的患者，可用中药渣再煎，用纱布蘸取药液敷于患处。也可用紫金锭，或将野菊花、仙人掌、鱼腥草等捣烂用纱布包裹后外敷。当鼻疔化脓且不自行破溃时，可前往正规医疗机构寻求治疗。

（二）预防调护

避免挖鼻和拔鼻毛的坏习惯，注意保持鼻部的清洁。发病早期不宜切开引流，不宜自行挤破患处，避免脓毒扩散，引起"走黄"的危重证候。且要注意休息，忌食过于辛辣油腻的食物，多吃蔬菜，多饮水，保持大便通畅。

（三）面部危险三角区

以鼻为中心，由鼻根部至两侧口角的连线所围成的三角区域，称为"面部危险三角区"。该区域血管极为丰富，当发生疔肿时，若不当挤压，细菌易进入静脉血流，经眼静脉逆流而通向颅内，导致颅内感染的严重并发症，中医称为"疔疮走黄"。故面部危险三角区的疔肿不宜轻易挤压，在三角区内的其他疮疔痈疽也不应自行挤压。

第二节 伤风鼻塞

伤风鼻塞是以感受风邪所导致的鼻塞、流鼻涕、打喷嚏、嗅觉减弱为主要特征的疾病，通常冬春两季发病较多，病程较短，也俗称"伤风""感冒"。

此处主要论述伤风、感冒中鼻部症状较为突出的类型。

一、致病机理

早在元代危亦林的《世医得效方》中便有关于伤风鼻塞的记述，后在明代《医林绳墨》中指出了本病的病因病机："触冒风邪，寒则伤于皮毛，而成伤风鼻塞之候，或为浊涕，或流清水。"

现多认为本病由于气候变化急骤，增减衣物不及时，导致风邪夹杂寒热邪气侵袭人体而发病；也可由于生活不规律，起居失常或工作过度疲劳，导致正气虚弱而邪气趁机侵袭发病。

二、诊断要点

第一，伤风鼻塞发病前多有受凉或过度疲劳史，初起时鼻子发痒、打喷嚏、流清涕、鼻塞。

第二，随着疾病的进展可见鼻涕发黄黏稠、嗅觉减退、说话鼻音加重等表现，且有发热不适、恶风、头痛等全身表现。

第三，可以看到鼻黏膜颜色红赤，鼻内有清稀的鼻涕或黄稠的浊涕。

三、治疗

（一）风寒外侵型

1. 表现

由于风寒侵袭而患病的患者一般表现为鼻黏膜肿胀，颜色淡红，鼻塞，说话鼻音加重，打喷嚏，鼻涕多而清稀。

此类型患者舌质淡红，舌苔薄白，脉象浮而紧。

2. 治疗原则

辛温解表，散寒通窍。

3. 治疗方式

（1）经方　通窍汤加减

通窍汤出自《万病回春》。

本方组成：防风12克，羌活12克，白芷12克，藁本12克，升麻15克，葛根30克，苍耳子10克，麻黄6克，甘草6克。

（2）中成药

①通宣理肺丸，每次7克，每日2～3次。

②桂枝颗粒，每次5克，每日3次。

③风寒感冒颗粒，每次8克，每日3次。

④荆防颗粒，每次15克，每日3次。

⑤鼻通宁滴剂，每次1～2滴，每日2～3次。

（二）风热外袭型

1. 表现

风热外袭型患者同样鼻塞较重，鼻黏膜红肿，但伴有鼻流黄色浊涕的表现，还可见发热、怕风、头痛、口渴、咽痛等全身表现。

此类型患者舌质红，舌苔薄而黄，脉象浮数。

2. 治疗原则

疏风清热，宣通肺窍。

3. 治疗方式

（1）经方　银翘散

治疗风热首选《温病条辨》中的银翘散做主方，并根据病情适当加味。

本方组成：金银花30克，连翘30克，薄荷18克，牛蒡子18克，苦桔梗18克，芦根15克，竹叶12克，甘草15克，淡豆豉15克，荆芥12克。

加味：如果患者还伴有咽喉肿痛的表现，可加板蓝根9克、射干3克。

如果患者头部疼痛较重，可加蔓荆子 6 克、菊花 9 克清利头目。如果鼻塞伴有咳嗽，且咳痰黄色浓稠，加前胡 6 克、瓜蒌 12 克。

（2）中成药

①苍耳子鼻炎胶囊，每次 2 粒，每日 3 次。

②辛夷鼻炎丸，每次 3 克，每日 3 次。

③感冒清片，每次 3～4 片，每日 3 次。

④藿胆丸，每次 3～6 克，每日 2 次。

四、其他疗法

（一）外治法

可以用疏风通窍、清热解毒的药物滴鼻，如滴鼻灵、鼻塞通滴鼻液等。也可选择雾化治疗。

（二）穴位按摩

患者可以按摩迎香和印堂等穴，同时根据不同的分型按摩。

风寒鼻塞的患者可以选择列缺、风门、风池、合谷等穴位按摩。

风热鼻塞的患者可选取大椎、曲池、合谷、鱼际、外关等穴位按摩。

（三）预防调护

鼻塞患者应当注意适当休息，及时治疗，病程一般 7～10 天，治疗不及时可能会并发鼻渊、耳胀等疾病。鼻塞感觉有鼻涕时也不要用力擤鼻，以免邪毒入侵耳窍。

患者应保持良好的起居习惯，勤加锻炼，增强机体的抵抗力。发病期间在人流量大的场合可戴口罩预防。要全程用药治疗，不可症状减轻就停止用药，防止本病转化为慢性鼻炎。

擤鼻涕时用手指压住一侧鼻翼部，身体向前倾，稍用力擤出旁边鼻孔鼻涕，擤完后再按住另一侧鼻翼部擤出旁边鼻孔鼻涕。鼻涕不多者，亦可稍用力向后吸入咽部经口吐出。避免同时按住两侧鼻孔大力擤鼻涕，以防鼻涕经咽鼓管被压入中耳或经鼻窦开口被压入鼻窦，导致并发症。

第三节 鼻窒

鼻窒是以鼻塞时轻时重，且经常性鼻塞为主要特征的疾病。反复发作，经久不愈，持续性鼻塞日久可能会出现嗅觉失灵的严重证候。本病男女老幼均可发生，没有季节性和地区性，在受湿和受凉后症状加重。《素问玄机原病式》指出本病特点："鼻窒，窒，塞也。""但见侧卧上窍通利，下窍窒塞。"即侧卧时在下侧的鼻窍不通气，在上侧的鼻窍通气。西医学中的慢性鼻炎有此类型者可以参考治疗。

一、致病机理

鼻窒多因为伤风鼻塞经久不愈，反复发作，且患者素体虚弱而导致内有余邪，在外邪气反复侵袭，身体受到侵袭导致发病。患者过于劳倦，素体虚弱，也可导致鼻窒的发生。本病主要与肺、脾两脏相关，其功能失调或气滞血瘀时发病。

二、诊断要点

第一，经常性鼻塞与间歇性、交替性鼻塞为本病的主要特点，且本病病程较长，鼻涕较少，久病可见嗅觉减退的现象。

第二，观察鼻腔可见鼻黏膜充血肿

胀，下鼻甲肿胀程度较重；发病较久可见下鼻甲肥大，呈桑葚状或结节状。

第三，鼻窒与伤风鼻塞均以鼻塞为主要症状，但鼻窒病程较长，流涕较少，无明显全身性症状。

三、治疗

（一）肺经蕴热型

1. 表现

肺经蕴热型患者鼻塞时轻时重，有交替性鼻塞，且鼻涕色黄量少，从鼻中呼出的气息灼热。患者还有口干、咳嗽、咳痰黄的表现。

此类型患者舌尖红，舌苔薄黄，脉象数。

2. 治疗原则

清热散邪，宣肺通窍。

3. 治疗方式

（1）经方　黄芩汤

黄芩汤出自《伤寒论》。

本方组成：黄芩 9 克，芍药 6 克，甘草 6 克，大枣 4 枚。

加味：患者热性较重，身体发热明显，可加白芷 6 克、辛夷 3 克。

（2）中成药

苍耳子鼻炎胶囊，每次 2 粒，每日 3 次。

（二）肺脾气虚型

1. 表现

肺脾气虚型患者鼻塞时轻时重，有交替性鼻塞，但鼻涕色白、质地黏稠，遇冷症状加重，鼻黏膜颜色淡红。患者生活中常倦怠乏力、气短不欲说话、恶风、自汗、咳嗽咳痰、头重头昏。

此类型患者舌质淡，舌苔白，脉象缓而弱。

2. 治疗原则

补益肺脾，散邪通窍。

3. 治疗方式

（1）经方　补中益气汤

补中益气汤出自《内外伤辨惑论》。

本方组成：黄芪 18 克，甘草 9 克，人参 6 克，当归 3 克，橘皮 6 克，升麻 6 克，柴胡 6 克，白术 9 克。

注：患者脾气虚弱，消化不良时可用补中益气汤。如果患者肺卫虚弱，易患感冒，可合用玉屏风散。

玉屏风散组成：防风 15 克，黄芪 30 克，白术 30 克。

（2）中成药

①补中益气丸，每次 3 克，每日 3 次。

②陈夏六君子丸，每次 6 克，每日 2 ~ 3 次。

（三）气滞血瘀型

1. 表现

气滞血瘀型患者鼻塞较重，持续不减，说话鼻音较重，嗅觉减退，且下鼻甲表面凹凸不平呈桑葚状。患者头胀头痛，或伴有耳道闭塞感，听自己说话声音较大，有时有耳鸣的症状。

此类型患者舌质红或有瘀点，脉象弦细。

2. 治疗原则

调和气血，行滞化瘀。

3. 治疗方式

（1）经方　通窍活血汤

通窍活血汤出自《医林改错》。

本方组成：赤芍 3 克，川芎 3 克，桃仁 9 克，红花 9 克，老葱 6 克，鲜姜 9 克，红枣 5 克，麝香 0.15 克，黄酒 250 克。服用时将其他药物煎煮去渣，后将麝香放入酒内，再煎煮服用。

加味：如果患者鼻塞较重，嗅觉迟钝，可加辛夷3克、白芷6克、石菖蒲3克、丝瓜络6克。如果患者头部胀痛、耳闭，可加柴胡9克、蔓荆子6克、菊花6克。

（2）中成药

复方丹参片，每次3片，每日3次。

四、其他疗法

（一）外治法

可以用芳香通窍的药物滴鼻，如滴鼻灵、鼻炎滴剂等。也可选择苍耳子散雾化治疗。

（二）穴位按摩

可选取迎香、印堂、百会、风池、太阳、合谷、足三里等穴位按摩。肺脾气虚和气滞血瘀的患者，可在迎香、人中、印堂、百会、肺俞、脾俞、足三里等穴位艾灸治疗。

（三）预防调护

本病早期治疗可痊愈，生活中要养成良好的饮食习惯，戒烟戒酒，锻炼身体，避免在粉尘较多的地方生活工作，注意饮食卫生，积极防治鼻塞鼻窒。

（四）食疗方法

辛夷花煲鸡蛋：每次用辛夷花20克、鸡蛋2个，水煮，煮熟后吃蛋，有助于对鼻窒的预防调护。

第四节　鼻干

鼻干在中医中称作"鼻槁"。鼻槁一词最早见于《灵枢》："皮寒热者，不可附席，毛发焦，鼻槁腊，不得汗。""鼻槁"主要表现为鼻内干燥感，此外还有鼻塞、鼻气腥臭、鼻黏膜萎缩、鼻腔宽大等其他主要特征。如果鼻气臭味严重，则称为臭鼻症。本病的发生有一定的地域特点，气候干燥的地区较为多见，且女性发病较多，妇女月经期或怀孕期症状较为明显。西医中的干燥性鼻炎、萎缩性鼻炎可参考本病进行治疗。

一、致病机理

鼻干主要由于外受燥热邪毒，内有气阴两虚共同作用，导致肺、脾、肾虚损，进而耗伤津液，鼻部失去津液滋养，又有热邪灼烧鼻黏膜，脉络瘀阻而导致。

二、诊断要点

第一，本病主要特点为鼻内甚至鼻咽的干燥感，同时有鼻塞的感觉，伴有嗅觉迟钝、鼻气腥臭、鼻流脓涕的表现。

第二，本病应与鼻窒相鉴别。鼻槁与鼻窒均可出现鼻塞，且病程较长，但鼻槁的鼻塞是一种假性鼻塞，即鼻腔实际上是通气的，只是由于鼻黏膜干燥、萎缩等因素致鼻黏膜表面感觉迟钝，感觉不到空气进入而产生"鼻塞"的错觉，且还伴有鼻内干燥的症状。鼻窒的鼻塞是真正的鼻塞，由于下鼻甲肿大堵塞鼻腔，以致空气难以进入鼻腔而产生鼻塞的症状，一般无鼻内干燥感。

三、治疗

（一）燥邪犯肺型

1.表现

燥邪犯肺型患者鼻内干燥，鼻内灼热疼痛，鼻痂较多且伴有少量血丝，甚至咽喉发痒、干咳。

此类型患者舌尖红，舌苔薄黄且缺少津液而干燥，脉象细数。

2. 治疗原则

清燥润肺，宣肺散邪。

3. 治疗方式

（1）经方　清燥救肺汤

清燥救肺汤出自《医门法律》。

本方组成：桑叶 9 克，石膏 7.5 克，甘草 3 克，人参 2 克，胡麻仁 3 克，阿胶 2.5 克，麦门冬 3.5 克，杏仁 2 克，枇杷叶 3 克。

加味：如果患者鼻血严重，可加白茅根 9 克、茜草根 6 克。

（2）中成药

①二冬膏，每次 15 克，每日 2 次。

②扶正养阴丸，每次 1 丸，每日 2 次。

（二）肺肾阴虚型

1. 表现

肺肾阴虚型患者鼻子干燥的表现较重，且有时伴有鼻内出血，此外鼻黏膜颜色发红、嗅觉减退也是本类型常见的表现。生活中患者也有咽干的症状，且干咳少痰，痰中带有血丝，腰膝酸软，手足心发热。

本类型患者舌质红，舌苔较少，脉象细数。

2. 治疗原则

滋养肺肾，生津润燥。

3. 治疗方式

（1）经方　百合固金汤

百合固金汤出自《慎斋遗书》。

本方组成：熟地黄 9 克，生地黄 9 克，当归身 9 克，白芍 3 克，甘草 3 克，桔梗 3 克，玄参 3 克，贝母 6 克，麦冬 6 克，百合 6 克。

加味：患者如果同时伴有腰膝酸软等肾阴虚表现，可加牛膝 6 克、杜仲 6 克补肾强腰。

（2）中成药

知柏地黄丸，每次 9 克，每日 2 次。

（三）脾气虚弱型

1. 表现

脾气虚弱型患者鼻内干燥，但鼻涕常为黄绿色，且气味腥臭，鼻部干燥感较重，鼻腔宽大。生活中患者还有头部昏昏沉沉、不欲饮食、身体倦怠乏力、面色发黄等表现。

此类型患者舌质淡红，舌苔白，脉象缓而弱。

2. 治疗原则

健脾益气，祛湿化浊。

3. 治疗方式

（1）经方　补中益气汤

补中益气汤出自《内外伤辨惑论》。

本方组成：黄芪 18 克，甘草 9 克，人参 6 克，当归 3 克，橘皮 6 克，升麻 6 克，柴胡 6 克，白术 9 克。

加味：如果患者湿气较重，鼻涕黏稠腥臭，鼻痂较多，可加薏苡仁 9 克、茯苓 12 克、鱼腥草 20 克清热祛湿化浊。如果患者不欲饮食，腹部胀满，可加砂仁 3 克、麦芽 12 克。如果患者嗅觉减弱，闻不到味道，可以加辛夷 3 克、苍耳子 3 克、鹅不食草 6 克、薄荷 3 克宣发肺气，帮助通窍。

（2）中成药

①补中益气丸，每次 3 克，每日 3 次。

②参苓白术散，每次 6 ～ 9 克，每日 2 ～ 3 次。

四、其他疗法

（一）外治法

鼻道或鼻腔内鼻涕和鼻痂较多时，可用生理盐水洗鼻，清除鼻内的杂物，减轻鼻腔臭气。

也可将内服中药的药渣再煎，然后雾化吸入，缓解鼻部干燥。

或用薄荷油、鱼肝油、芝麻油加少许冰片滴鼻，缓解症状。

（二）穴位按摩

可选取迎香、禾髎、足三里、血海、三阴交、肺俞、脾俞等穴位按摩。

（三）预防调护

保持鼻腔清洁湿润，并及时清除鼻腔内的鼻痂的鼻涕。注意防治全身的慢性疾病，补充营养，多吃蔬菜水果，增强体质，少吃过于油腻辛辣之品。锻炼身体，增强体质，增强肌体抵御外邪的能力。此外避免在粉尘过多或受污染的空气中生活工作，保持室内空气的湿润，有助于改善鼻腔干燥的症状。

（四）食疗方法

天冬、麦冬各 10 克泡水，代茶饮，可缓解症状。

第五节 过敏性鼻炎

过敏性鼻炎在人群中发病率较高，在 10%～40%，发作时以鼻痒、打喷嚏、鼻内分泌物较多、鼻黏膜肿胀为主要特点，在中医中本病一般归属于"鼻鼽"的范畴。过敏性鼻炎可常年发病，亦可呈季节性发作，且儿童、青壮年发病较多。根据发病的因素可以分为常年性变应性鼻炎和季节性变应性鼻炎，后者又被称为"花粉症"。

一、致病机理

鼻鼽主要由于脏腑功能失调，在外感受风寒，在内肺、脾、肾等脏腑功能失调，肌体对外界环境的适应性降低，进而异气之邪侵袭鼻窍而导致。过敏性鼻炎在现代医学中被认为是机体接触变应原后产生了致敏效果，当机体尤其是鼻黏膜再次接触变应原时产生一系列反应而导致。

二、诊断要点

第一，过敏性鼻炎的典型症状是突发性鼻痒、打喷嚏、流涕且鼻涕清稀量多、鼻塞、起病急且反复发作，病程较长。

第二，本病发作时还可见鼻腔内鼻黏膜颜色淡红或苍白，伴有水肿、下鼻甲肿大等表现，鼻内有清稀的鼻涕。

第三，在进行诊断时本病要注意与伤风鼻塞相鉴别，两者表现十分相似，但是过敏性鼻炎的病程较长，且发作突然，症状消失得也快，可反复发作，病程较长。与之相比，伤风鼻塞的病程较短，几天即可痊愈。

三、治疗

（一）肺气虚寒型

1. 表现

肺气虚寒型患者鼻子发痒的感觉较重，常常由此而打喷嚏，继而开始大量流出清稀鼻涕，有时伴有鼻塞和嗅觉减退。患者平时有恶风怕冷、身体虚弱容易感冒、身体倦怠乏力、有时自汗、面色㿠白等表现。

此类型患者舌质淡红，舌苔薄白，脉象虚弱。

2. 治疗原则

温肺散寒，益气固表。

3. 治疗方式

（1）经方　温肺止流丹加减

温肺止流丹出自《辨证录》。

本方组成：党参15克，黄芪15克，白术12克，防风12克，辛夷9克，苍耳子9克，细辛3克，甘草6克。

加味：如果患者鼻子发痒感觉严重，可加僵蚕6克、蝉蜕6克。若患者恶风怕冷，鼻涕如清水，可加桂枝3克、干姜3克、大枣6克。

（2）中成药

①辛芩颗粒，每次20克，每日3次。

②小青龙颗粒，每次13克，每日3次。

③藿香正气丸，每次8丸，每日3次

④胆香鼻炎片，每次4片，每日3次。

⑤鼻通宁滴剂，每次1～2滴，每日2～3次。

（二）脾气虚弱型

1. 表现

脾气虚弱型患者有鼻痒的表现，继而连续打喷嚏、流鼻涕，并伴有较重的鼻塞、鼻胀感。生活中患者还有头部昏昏沉沉、不欲饮食、身体倦怠乏力、少气懒言、面色发黄等表现。

脾气虚弱型患者舌质淡红，舌体胖大，舌边有齿痕，舌苔薄白，脉象弱。

2. 治疗原则

益气健脾，升阳通窍。

3. 治疗方式

（1）经方　补中益气汤

补中益气汤出自《内外伤辨惑论》。

本方组成：黄芪18克，甘草9克，人参6克，当归3克，橘皮6克，升麻6克，柴胡6克，白术9克。

加味：如果患者有腹胀、便溏、鼻涕如水般自行流下等表现，可加山药15克、干姜3克、砂仁3克。

（2）中成药

①补中益气丸，每次3克，每日3次。

②参苓白术散，每次6～9克，每日2～3次。

（三）肾阳不足型

1. 表现

肾阳不足型患者多为常年性的鼻鼽反复发作，发作时鼻子发痒不舒服，鼻涕清稀且自行流出，喷嚏频频，有时还有鼻塞的表现。患者发病时还有面色苍白、身体发冷、腰膝酸软、小便清长、遗精早泄的全身症状。

此类型患者舌质淡红，舌苔白，脉象沉细。

2. 治疗原则

温补肾阳，化气行水。

3. 治疗方式

（1）经方　真武汤

真武汤出自《伤寒论》。

本方组成：茯苓9克，芍药9克，白术6克，生姜9克，附子9克。

加味：患者喷嚏多、鼻涕多，可加乌梅6克、五味子2克。如果有遇风流涕、打喷嚏的表现，可加黄芪18克、防风9克、白术9克。

（2）中成药

①金匮肾气丸，每次 5 克，每日 2 次。

②右归丸，每次 9 克，每日 3 次。

（四）肺经伏热型

1.表现

肺经伏热型患者常在闷热的天气鼻炎发作，发病时鼻子发痒、打喷嚏、流清涕、鼻塞，有时还有咳嗽、喉咙有痒感、口干发热等表现。

此类型患者舌质红，舌苔白或黄，脉象数。

2.治疗原则

清宣肺气，通利鼻窍。

3.治疗方式

（1）经方　辛夷清肺饮加减

辛夷清肺饮出自《外科正宗》。

本方组成：黄芩 15 克，知母 15 克，桑白皮 15 克，枇杷叶 15 克，栀子 15 克，升麻 9 克，麦冬 15 克，百合 15 克，辛夷 9 克，地龙 9 克。

（2）中成药

①辛夷鼻炎丸，每次 3 克，每日 3 次。

②苍耳子鼻炎胶囊，每次 2 粒，每日 3 次。

③通窍鼻炎片，每次 5 ~ 7 片，每日 3 次。

④鼻炎康片，每次 4 片，每日 3 次。

⑤鼻炎宁颗粒，每次 15 克，每日 2 ~ 3 次。

四、其他疗法

（一）外治法

可用芳香通窍的中药滴鼻剂滴鼻，或将白芷、细辛、川芎等药物研磨成末置于瓶中，鼻炎发作时常嗅之，可缓解鼻炎的症状。

（二）穴位按摩

可选取迎香、印堂、风池、风府、合谷等穴位按摩。同时可艾灸足三里、命门、百会、气海、三阴交等穴位。

也可以通过按摩以疏通经络，使气血流通，祛邪外出，宣通鼻窍。患者先将双手大鱼际（手掌拇指赤白交界处）摩擦至发热，再贴于鼻梁两侧，自鼻根至迎香穴往返摩擦，至局部有热感为度；或以两手中指于鼻梁两边按摩 20 ~ 30 次，早晚各 1 次；由攒竹穴向太阳穴推按至局部有热感，每日 2 ~ 3 次，患者亦可用手掌心按摩面部及颈后、枕部皮肤，每次 10 ~ 15 分钟；或可于每晚睡觉前，自行按摩足底涌泉穴至发热，并辅以按摩两侧足三里、三阴交等穴位。

（三）经验方

1.祛风脱敏汤

组成：黄芪 20 克，白术 10 克，防风 10 克，当归 10 克，辛夷花 10 克，五味子 10 克，石菖蒲 10 克，白芍 15 克，蝉蜕 6 克，甘草 6 克，细辛 3 克。每日早晚各 1 次，每日 1 剂。

本方益气固表，通窍散邪，主治过敏性鼻炎。

2.脱敏验方

组成：黄芪 10 克，白术 10 克，防风 6 克，甘草 6 克，辛夷 6 克。用 800 毫升水煎煮，取药汁 400 毫升一次口服，每日 1 剂。

本方益气固表，敛肺通窍，主治肺气不足或卫表不固导致的过敏性鼻炎，此类型患者主要表现为遇到冷空气时鼻炎发作或加重。

（四）预防调护

生活中要养成良好的起居习惯，注意加强锻炼，增强体质，提高机体对环境变化的抵抗能力。过敏的患者要注意避免接触过敏原，如花粉过敏者可在花粉过多的季节出行时戴口罩，预防本病的发作。保持自己生活环境的清洁，避免过敏原刺激。

要注意食饮有节，避免过食生冷、寒凉，减少高蛋白食物的摄入。

第六节　鼻窦炎

鼻窦炎是鼻窦黏膜化脓性炎症，一般有急性和慢性之分，可发生于任何年龄，一年四季均可发病。本病主要特点为鼻流浊涕，量多不止，在中医中本病一般称为"鼻渊"。根据鼻窦炎的急性和慢性之分，还可分为"急鼻渊"和"慢鼻渊"。急性鼻窦炎主要表现为鼻塞、鼻流脓涕、头痛、嗅觉减退或消失，还可见恶寒发热、食欲减退、全身不适等症状。慢性鼻窦炎主要表现为鼻塞、鼻流脓涕、嗅觉减退或消失、视觉功能障碍等，全身可见精神不振、身体疲倦、记忆力减退、注意力不集中等问题。"慢鼻渊"常常由"急鼻渊"反复发作或治疗不彻底导致，其起病较慢，病程较长，反复发作。鼻窦炎可参考中医中的"鼻渊"进行治疗。

一、致病机理

鼻渊多因为外邪侵袭导致肺、脾胃、胆等脏腑受到侵袭，邪毒熏蒸鼻窍而引发。或因患者久病体弱，正气不足，在内肺、脾气虚，导致运化功能失司，

气血精微生化不足，鼻窍失去精微物质的濡养，内生湿浊而引发。

二、诊断要点

第一，本病的典型症状是单侧或双侧鼻流浊涕，且鼻涕量多，可流向鼻前孔，也可向后流入咽部，发病时常伴有鼻塞及嗅觉减退等症状。

第二，部分患者发病时还会伴有明显的头痛症状，一般前额、鼻根部、额面部、头顶部疼痛。

第三，本病应当注意与鼻鼽（过敏性鼻炎）相鉴别，两者均大量流涕，但鼻鼽大量流清涕并伴有喷嚏连连的症状，鼻渊为大量流浊涕，一般没有打喷嚏的症状。

三、治疗

（一）急鼻渊——肺经风热型

1. 表现

肺经风热型患者鼻窦炎发作时鼻塞，鼻涕量多且呈白色或黄色、质地黏稠，伴有嗅觉减退、头痛、鼻黏膜红肿的表现，患者常发热恶寒、咳嗽。

肺经风热型患者舌质红，舌苔薄白，脉象浮。

2. 治疗原则

疏风清热，宣肺通窍。

3. 治疗方式

（1）经方　银翘散

治疗风热首选《温病条辨》中的银翘散做主方，并根据病情适当加味。

本方组成：金银花30克，连翘30克，薄荷18克，牛蒡子18克，苦桔梗18克，芦根15克，竹叶12克，甘草15克，淡豆豉15克，荆芥12克。

加味：如果患者鼻涕量多，加蒲公

英 12 克、鱼腥草 18 克、瓜蒌 12 克。若鼻塞较重,可加苍耳子 3 克、辛夷 3 克。如果患者鼻窦炎伴有头痛的表现,可加柴胡 3 克、藁本 3 克、菊花 6 克。

（2）中成药

①双辛鼻窦炎颗粒,每次 3.5 克,每日 2 ~ 3 次。

②鼻渊丸,每次 12 粒,每日 3 次。

③苍耳子鼻炎胶囊,每次 2 粒,每日 3 次。

④胆香鼻炎片,每次 4 片,每日 3 次。

⑤鼻通宁滴剂,每次 1 ~ 2 滴,每日 2 ~ 3 次。

（二）急鼻渊——胆腑郁热型

1. 表现

胆腑郁热型鼻渊的特征为鼻涕量多,且色黄或色绿,鼻涕有腥臭味。患者还有鼻塞、嗅觉减退、头痛剧烈的表现,有时可见头额、眉棱骨部有压痛和叩痛,情志烦躁易怒,口苦咽干,目赤,睡眠质量差,夜梦较多,小便黄赤等。

此类患者舌质红,舌苔黄或腻,脉象弦数。

2. 治疗原则

清泄胆热,利湿通窍。

3. 治疗方式

（1）经方 龙胆泻肝汤

龙胆泻肝汤出自《医方集解》。

本方组成:龙胆草 6 克,黄芩 9 克,栀子 9 克,泽泻 12 克,木通 6 克,车前子 9 克,当归 3 克,生地黄 9 克,柴胡 6 克,甘草 6 克。

注:此类型患者要注意本药不可久服,且因药性苦寒,小儿尽量不服用或减少用量。如果患者伴有头痛的表现,

可加菊花 6 克、蔓荆子 6 克。

（2）中成药

①龙胆泻肝丸,每次 8 丸,每日 2 次。

②霍胆丸,每次 3 ~ 6 克,每日 2 次。

③鼻渊舒胶囊,每次 3 粒,每日 3 次。

（三）急鼻渊——脾胃湿热型

1. 表现

脾胃湿热型患者鼻涕黄浊而量多,并有鼻塞严重且持续性发作、嗅觉减退、头昏有沉重感等表现。此类型患者同时还有身体倦怠乏力、不欲饮食、胸部胀满、小便色黄量少等表现。

脾胃湿热型患者舌质红,舌苔黄腻,脉象滑数。

2. 治疗原则

清热利湿,化浊通窍。

3. 治疗方式

（1）经方 甘露消毒丹

甘露消毒丹出自《医效秘传》。

本方组成:滑石 15 克,黄芩 10 克,茵陈 10 克,石菖蒲 6 克,川贝母 6 克,木通 6 克,藿香 4 克,连翘 4 克,白蔻仁 4 克,薄荷 4 克,射干 4 克。

加味:如果患者鼻窦炎伴有鼻塞严重的症状,加苍耳子 3 克、辛夷 3 克。

（2）中成药

①甘露消毒丸,每次 6 ~ 9 克,每日 2 次。

②千喜片,每次 2 ~ 3 片,每日 3 ~ 4 次。

③鼻咽清毒颗粒,每次 20 克,每日 2 次。

（四）慢鼻渊——肺气虚寒型

1. 表现

此类型患者肺气虚弱，无力将邪毒排出，导致邪气滞留鼻窍，表现为鼻涕黏稠、色白量多，外感风寒之邪时症状加重，并有鼻塞、嗅觉减退等表现。患者患病时头昏脑涨、气短乏力、面色苍白、咳嗽痰多，并有自汗怕风的表现。

此类型患者舌质淡红，舌苔薄白，脉象缓而弱。

2. 治疗原则

温补肺脏，益气通窍。

3. 治疗方式

（1）经方　温肺止流丹加减

温肺止流丹出自《辨证录》。

本方组成：党参15克，黄芪15克，白术12克，防风12克，辛夷9克，苍耳子9克，细辛3克，甘草6克。

加味：如果患者身体畏寒，四肢发冷，鼻窦炎遇寒加重，可加桂枝3克。如果患者还有自汗、怕风的表现，加黄芪9克、白术6克。

（2）中成药

①辛芩颗粒，每次20克，每日3次。

②玉屏风滴丸，每次2克，每日3次。

（五）慢鼻渊——脾虚湿困型

1. 表现

脾虚湿困型患者因湿浊上犯，可见鼻涕白色黏稠且量多、嗅觉减退、鼻塞较重的表现。此外还有脾虚的全身表现，如不欲饮食、腹部胀满、大便稀溏、四肢无力、面色萎黄等。

此类型患者舌质淡红，舌体胖大，舌苔薄白，脉象细弱。

2. 治疗原则

健脾利湿，益气通窍。

3. 治疗方式

（1）经方　参苓白术散

参苓白术散出自《太平惠民和剂局方》。

本方组成：莲子肉9克，薏苡仁9克，砂仁6克，桔梗6克，白扁豆12克，白茯苓15克，人参15克，甘草10克，白术15克，山药15克。

加味：如果患者鼻涕黏稠量多，可加陈皮6克、半夏3克、枳壳3克、瓜蒌9克。

（2）中成药

①补中益气丸，每次8丸，每日3次。

②参苓白术散，每次6～9克，每日2～3次。

③二陈丸，每次12～16丸，每日3次。

四、其他疗法

（一）外治法

可用芳香通窍的中药滴鼻剂滴鼻，或将白芷、细辛、川芎等药物研磨成末置于瓶中，有鼻炎者时常嗅之，可缓解鼻炎的症状。也可用芳香通窍、行气活血的药物如苍耳子散、川芎茶调散等，煎煮至1000毫升，倒入合适的容器中，令患者用鼻子吸入药液的热气，从口中吐出。待药物放至温热不烫手时，可用纱布蘸药液热敷印堂、阳白等穴位。

（二）穴位按摩

可选取百会、迎香、四白、上星、足三里、三阴交、肺俞、脾俞、命门等穴位进行艾灸治疗。

（三）预防调护

要及时治疗伤风鼻塞或邻近器官的疾病，防止疾病迁延导致本病的发生。患病后要保持鼻腔的通畅，可按时洗鼻，将鼻涕排出。

第七节 鼻衄

鼻衄是以鼻出血为主要特征的病证，它既可由鼻部损伤引起，也可因脏腑功能失调导致。此处只对较为常见且对生活影响较大、反复发作的虚损导致的鼻部出血及其外治法进行讨论。

一、致病机理

本病虚证主要由于阴虚火旺或气不摄血导致鼻衄而出现。阴虚火旺型患者因肝肾阴虚而导致虚火上炎，灼烧鼻窍，伤及血络而有鼻衄的症状。气不摄血型患者因脾气虚弱，气不能摄血正常运行周身，导致血液妄行于脉外，产生鼻衄。

二、诊断要点

第一，血从鼻孔中流出即可诊断为鼻衄。鼻衄较轻时仅仅鼻涕中带有血丝，鼻衄较重时可见血从口鼻涌出。

第二，本病由于脏腑实热导致发病，一般不会反复发作，用外治法"急则治其标"即可缓解。

三、治疗

（一）阴虚火旺型

1. 表现

阴虚火旺型患者鼻衄色红，量不多，但鼻衄的症状时作时止，鼻黏膜颜色淡红而干嫩。此类型患者还有阴虚火旺的表现，如口渴口干、缺少津液，五心烦热，头晕眼花，腰膝酸软，睡眠质量差等。

此类型患者舌质红，舌苔少，脉象细数。

2. 治疗原则

滋补肝肾，养血止血。

3. 治疗方式

（1）经方 知柏地黄汤

知柏地黄汤出自《医方考》中知柏地黄丸，由原方化裁成汤剂而来。

本方组成：知母6克，黄柏6克，熟地黄24克，山萸肉12克，山药12克，茯苓9克，泽泻9克，牡丹皮9克。

加味：此方还可加墨旱莲6克、阿胶3克以滋补肝肾、养血。也可加用藕节9克、仙鹤草6克、白及6克以收敛止血。

（2）中成药

①六味地黄丸，每次8丸，每日3次。

②知柏地黄丸，每次9克，每日2次。

（二）气不摄血型

1. 表现

气不摄血型患者鼻衄频发，衄血颜色淡红，血量可多可少，患者的鼻黏膜颜色淡红。患者还有气虚的面色无华、精神疲倦、少气懒言、不欲饮食等表现。

此类型患者舌质淡红，舌苔白，脉象缓而弱。

2. 治疗原则

健脾益气，摄血止血。

3. 治疗方式

（1）经方 归脾汤

归脾汤出自《济生方》。

本方组成：白术18克，茯神18克，

黄芪18克，龙眼肉18克，酸枣仁18克，人参9克，木香9克，甘草6克，当归3克，远志3克。

注：此类型患者若出现出血量大的突发性症状，应当及时前往正规医疗机构寻求治疗。

（2）中成药

归脾丸，每次8丸，每日3次。

四、其他疗法

（一）外治法

对于正在出血的病人，应以"急则治其标"为治疗原则，立即进行外治法止血。可以用以下方法进行止血：

①冷敷法。患者取坐位，用冷水浸泡毛巾或者冰袋冰敷前额或者颈部，凉血止血。

②压迫法。用手捏紧双侧鼻翼10～15分钟，或用手按压前发际的中央，达到止血的目的。

③吹鼻法。可用有止血效果的药末如云南白药、蒲黄、马勃粉、血余炭等中药吹入鼻腔，使其黏着在出血的部位以止血。也可将药物放在棉片上，贴敷涂抹在出血部位止血。

④导引法。可让患者用温水泡脚，或将大蒜捣烂，敷贴在患者出血侧足底的涌泉穴处，有引火下行的作用，可以帮助止血。

⑤鼻腔填塞法。患者可以用凡士林纱条填塞患侧的鼻腔。

用以上方法治疗不能止血的患者需要前往正规医疗机构寻求治疗。

（二）饮食疗法

韭菜根90克，捣碎取汁，用凉开水冲服。

墨旱莲红枣汤：墨旱莲50克，红枣8～10枚，加清水煎煮，取汤服用。

（三）预防调护

由原发病引发鼻衄的患者应当积极治疗鼻衄引起的各种疾病。

如果患者有恐慌情绪，应使其放松安静下来，取坐位或半坐卧位，帮助血液流出；并尽量让患者将流入口中的血液吐出，避免将血液咽下刺激胃部，引发呕吐。

患者要注意锻炼身体，增强机体抗御外邪的能力，以免外邪侵袭，也可以饮用清凉的饮料缓解内热。饮食方面要禁食辛辣刺激的食物，以免加重热邪，加重病情。此外，注意条畅情志，切忌暴怒，以免引发鼻衄；还要戒除挖鼻的习惯，避免物理损伤鼻部导致出血。

第三章

喉部常见疾病

第一节 急性咽炎

急性咽炎是咽黏膜的急性炎症，是以咽部红肿疼痛或有异物梗阻的不适感、刷牙漱口时的恶心感为主要特征的疾病。急性咽炎可发生于各种年龄，秋冬春季较为多见，可单独发病，也可继发于急性鼻炎或急性扁桃体炎。发作时病程较短，可反复发作。本病可归属于中医学中的"急喉痹"。

一、致病机理

急性咽炎发病一般由病毒、细菌感染以及环境因素引起。中医认为咽喉是十二经脉循行交汇之处，当患者受到外邪侵袭或内在的火热邪气上冲便会阻滞咽喉，导致本病的发生。此外，教师、导游等人群也易患此类职业病，因长时间讲话造成咽喉局部津液不足，产生炎症反应。此类患者治疗时更要注意改善生活喜好，才可以有效治疗本病。

二、诊断要点

第一，急性咽炎一般起病较急，先有咽部干燥、灼热感产生，然后出现明显的咽痛感或咽部异物感，且吞咽时咽痛感加重。

第二，急性咽炎有时伴有较轻的全身症状，根据感受外邪的不同有风寒和风热的全身表现。一般表现为发热、头痛、食欲不振和四肢酸痛等。

三、治疗

（一）风热侵袭型

1. 表现

风热初起时患者咽部干燥、灼热、疼痛，有吞咽食物不顺畅的感觉，之后疼痛感加重，咽喉部有异物阻塞感。可见患者咽部黏膜红肿，有发热、恶寒、头痛、咳痰黄色黏稠的症状。

此类型患者舌质红，舌苔薄黄，脉象浮数。

2. 治疗原则

疏风清热，解毒利咽。

3. 治疗方式

（1）经方　疏风清热汤

本方组成：荆芥12克，防风9克，牛蒡子12克，玄参15克，黄芩15克，桔梗12克，天花粉15克，金银花12克，连翘12克，桑白皮12克，浙贝母9克，甘草6克。

（2）中成药

①银黄口服液，每次10～20毫升，每日3次。

②复方鱼腥草片，每次4～6片，每日3次。

③金嗓开音丸，每次6～12克，每日2次。

④蒲地蓝消炎口服液，每次10毫

升，每日3次。

⑤西瓜霜润喉片，每小时含化2～4片。

（二）风寒侵袭型

1. 表现

此类型患者受风邪夹杂寒邪侵袭，患病时咽痛感觉较轻，咽部黏膜颜色淡红，伴有身体怕冷发热、头痛、身体疼痛、无汗、咳嗽且咳痰质地清稀的现象。

风寒侵袭型患者舌质淡红，舌苔薄白，脉象浮紧。

2. 治疗原则

疏风散寒，宣肺利咽。

3. 治疗方式

（1）经方　六味汤

六味汤出自《喉科指掌》。

本方组成：荆芥9克，防风6克，薄荷9克，桔梗6克，甘草6克，僵蚕6克。

加味：如果患者咳嗽痰多，可加苏叶6克、杏仁6克、前胡3克。若患者鼻塞且流涕较多，可加苍耳子3克、辛夷3克、白芷3克。

（2）中成药

①感冒软胶囊，每次2～4粒，每日2次。

②正柴胡饮颗粒，每次5克，每日3次。

③感冒清热颗粒，每次12克，每日2次。

（三）肺胃热盛型

1. 表现

肺胃热盛型患者咽部红肿疼痛较为剧烈，且吞咽困难，伴有全身发热、口渴总想喝水、口臭、大便秘结、小便量少色黄等表现。

此类型患者舌质红，舌苔黄，脉象洪大而数。

2. 治疗原则

清热解毒，消肿利咽。

3. 治疗方式

（1）经方　清咽利膈汤加减

清咽利膈汤出自《证治准绳》。

本方组成：荆芥10克，防风10克，薄荷6克，金银花15克，连翘15克，栀子15克，黄芩15克，黄连5克。

加味：如果患者咳嗽严重且咳痰黄稠，可加射干3克、瓜蒌仁9克、夏枯草9克。若身体发热较重，可加水牛角18克、大青叶9克。

（2）中成药

①黄连上清丸，每次1～2丸，每日2次。

②六神丸，成年人每次10粒，每日3次。

③牛黄解毒丸，每次1丸，每日2～3次。

④蓝芩口服液，每次20毫升，每日3次。

⑤清咽利膈丸，每次6克，每日2次。

⑥冬凌草片，每次2～5片，每日3次。

四、其他疗法

（一）外治法

含漱法：用中药煎水含服漱口，如金银花、连翘、薄荷、甘草煎汤，或桔梗、甘草、菊花煎汤。

含噙法：含服中药丸，使药物直接作用于咽喉，以达到治疗目的。

（二）手法

针灸艾灸：可选取合谷、内庭、曲

池、足三里、肺俞、太溪、照海等穴位作为主穴，每天时常按摩治疗。体质虚寒或有风寒侵袭的患者，可以选合谷、足三里、肺俞艾灸治疗。

按摩：在喉结旁1～2寸，用食指、中指、无名指纵向上下反复轻轻按摩，每次10～20分钟。

导引：是治疗咽炎常用有效的辅助治疗手段，早在古籍中便有记载。《诸病源候论》卷二十九引《养生方》："鸡鸣时常叩齿三十六下，长行之，齿不蠹虫，令人齿牢。"《医学心悟》卷首曰："华池之水，人身之金液也，敷布五脏，洒陈六腑，然后注之于肾而为精……今立一法，二六时中，常以舌抵上腭，令华池之水充满口中，乃正体舒气，以意目力送至丹田，口复一口，数十乃止。此所谓以真水补真阴，同气相求，必然之理也。"

导引时患者要静心聚神，口轻闭，上下牙齿互相轻轻叩击30次以上，舌头在口腔里、牙齿外左右上下来回运转，舌抵上腭，待唾液增多时分次徐徐咽下。动作要领：所有的牙齿都要叩击，牙齿开合的幅度和用力不可太大，还要防止咬舌。叩齿可使牙齿坚固，咀嚼有力，不易松动脱落，预防牙病。运舌、咽津能按摩牙龈、口颊，刺激唾液分泌，滋润胃肠，有助于脾胃功能。

（三）食疗方法

胖大海1个，用开水冲泡代茶饮。也可服用雪梨汁、萝卜汁、绿豆汤，均对本病有较好的辅助治疗效果。

石菖蒲、甘草、桔梗各等分适量，用开水浸泡5分钟后代茶饮，可以缓解症状。

（四）预防调护

本病经中医治疗后一般预后良好，同时也需要改变平时的生活习惯，才能维持身体的健康。饮食方面，要忌食肥甘厚味、生冷寒凉，戒烟戒酒。起居方面，要早睡早起，避免熬夜，形成良好的生物钟，并加强锻炼，增强体质。且注意随气候变化增添衣物，以免受到外邪侵袭而发病。同时还要保持心情舒畅，不要将压力累积下来，造成身体的负担。

第二节　扁桃体炎

扁桃体炎是以咽部疼痛、喉核红肿、表面有黄白色脓点为主要特征的疾病。在中医中称为"乳蛾"，可分为"风热乳蛾"和"虚火乳蛾"两大类型。其中风热乳蛾相当于急性扁桃体炎，虚火乳蛾相当于慢性扁桃体炎。风热乳蛾多因风热邪气侵袭人体而诱发，多见于春秋季节，儿童和青壮年发病较多。虚火乳蛾则一年四季均可发病，7～14岁儿童发病较多，青年次之，老年发病最少，且病程较长，影响生活质量，应当及时治疗。

一、致病机理

风热乳蛾发病的外因一般为风热邪毒，在内有肺胃热盛、内外邪毒相互交结而导致发病。且风热邪毒侵袭人体时"首先犯肺"，进而侵犯呼吸道之咽喉，导致邪毒在喉部交结，喉部出现红肿疼痛的感觉。

虚火乳蛾则一般由于脏腑虚损，虚火上炎而犯病，或由于风热乳蛾迁延日久、余邪未清、虚火旺盛而发病。

二、诊断要点

第一，急性扁桃体炎即"风热乳蛾"，发病时以咽喉疼痛且疼痛逐渐加重为主要特征，且有吞咽时咽喉不适的感觉，在咳嗽和吞咽时疼痛感尤为严重。检查时可见咽喉内表面有黄白色脓点，有时可见脓点连成片状。

第二，慢性扁桃体炎即"虚火乳蛾"，发病时以咽喉干燥、咽部微微发痒伴有疼痛为主要表现，且本病时作时止、缠绵日久。可见到喉部潮红、咽喉内的表面有黄白色脓点，喉核被挤压时有黄白色脓液溢出。

三、治疗

（一）风热乳蛾——肺经风热型

1. 表现

风热初起时患者咽部灼热疼痛，随着病情加重，咽部的疼痛也逐渐加重，且有吞咽不畅、吞咽时疼痛加重的症状，还可见发热恶寒、头部疼痛、身体乏力倦怠、咳嗽咳痰的全身表现。

此类型患者舌边尖红，舌苔薄白或微微发黄，脉象浮数。

2. 治疗原则

疏风清热，消肿利咽。

3. 治疗方式

（1）经方　疏风清热汤

疏风清热汤出自《中医喉科学讲义》。

本方组成：荆芥 12 克，防风 9 克，牛蒡子 12 克，玄参 15 克，黄芩 15 克，桔梗 12 克，天花粉 15 克，金银花 12 克，连翘 12 克，桑白皮 12 克，浙贝母 9 克，赤芍 9 克，甘草 6 克。

（2）中成药

①银黄口服液，每次 10 ~ 20 毫升，

每日 3 次。

②复方鱼腥草片，每次 4 ~ 6 片，每日 3 次。

③金嗓开音丸，每次 6 ~ 12 克，每日 2 次。

④蒲地蓝消炎口服液，每次 10 毫升，每日 3 次。

⑤西瓜霜润喉片，每小时含化 2 ~ 4 片。

（二）风热乳蛾——肺胃热盛型

1. 表现

此类型患者咽喉部疼痛剧烈，甚至连及耳根，且患者吞咽困难，咽喉部肿势较重。患者身体热势较重、身体高热、口渴、咳嗽且咳痰黏稠，还有口臭、腹胀、便秘、尿黄等表现。

肺胃热盛的患者舌质红，舌苔黄而厚，脉象洪大。

2. 治疗原则

清热解毒，消肿利咽。

3. 治疗方式

（1）经方　清咽利膈汤加减

清咽利膈汤出自《证治准绳》。

本方组成：荆芥 10 克，防风 10 克，薄荷 6 克，金银花 15 克，连翘 15 克，栀子 15 克，黄芩 15 克，黄连 5 克。

加味：如果患者咳嗽严重且咳痰黄稠，可加射干 3 克、瓜蒌仁 9 克、夏枯草 9 克。若身体发热较重，可加水牛角 18 克、大青叶 9 克。

（2）中成药

①黄连上清丸，每次 1 ~ 2 丸，每日 2 次。

②六神丸，成年人每次 10 粒，每日 3 次。

③牛黄解毒丸，每次 1 丸，每日

2～3次。

④蓝芩口服液，每次20毫升，每日3次。

⑤清咽利膈丸，每次6克，每日2次。

⑥冬凌草片，每次2～5片，每日3次。

（三）虚火乳蛾——肺肾阴虚型

1. 表现

肺肾阴虚型患者主要有咽部干燥不适、微微发痛或发痒的表现，有时干咳无痰或有少量痰液咳出。此类型患者一般午后发病，症状此时较为严重，有时伴有午后颧红、手足心热、身体乏力、失眠多梦、腰膝酸软的表现。

此类型患者舌质红，舌苔少，脉象细数。

2. 治疗原则

滋养肺肾，清利咽喉。

3. 治疗方式

（1）经方 百合固金汤

百合固金汤出自《慎斋遗书》。

本方组成：熟地9克，生地9克，当归身9克，白芍3克，甘草3克，桔梗3克，玄参3克，贝母6克，麦冬6克，百合6克。

加味：咽痛较重的患者可以加牛蒡子6克、蝉蜕3克。常常失眠的患者可加酸枣仁12克以安神。

（2）中成药

①百合固金丸，每次1丸，每日2次。

②橘红化痰胶囊，每次2粒，每日3次。

注：橘红化痰胶囊化痰作用与百合固金丸相比较强，咳嗽伴有咳痰较多的患者可以选用本药。

（四）虚火乳蛾——脾胃虚弱型

1. 表现

脾胃虚弱型患者发病时咽喉部干痒不舒服，且有异物堵塞咽喉的感觉。此类患者常见恶心呕吐、不欲饮食、大便溏薄，常常感觉倦怠乏力。

此类型患者舌质淡红，舌苔白，脉象缓慢而弱。

2. 治疗原则

健脾和胃，祛湿利咽。

3. 治疗方式

（1）经方 六君子汤

六君子汤出自《医学正传》，由四君子汤化裁而来。

本方组成：陈皮3克，半夏4.5克，茯苓3克，甘草3克，人参3克，白术4.5克。

加味：如果患者喉部肿大严重，可加浙贝母6克、牡蛎9克。若患者痰湿症状较重，恶心呕吐的感觉较为强烈，喉核淡红或肥大，可加厚朴3克、石菖蒲6克。

（2）中成药

陈夏六君子丸，每次6克，每日2～3次。

四、其他疗法

（一）外治法

含漱法：用中药煎水含服漱口，如金银花、桔梗、甘草煎汤，或甘草、菊花煎汤。

含噙法：含服清热解毒利咽的中药丸剂或含片。

蒸汽吸入：将清热解毒利咽的中药煎后蒸汽吸入，每日1～2次。

（二）穴位治疗

针灸艾灸：风热乳蛾患者可选取合谷、内庭、曲池等穴位作为主穴，每天时常按摩治疗。虚火乳蛾患者可选择太溪、鱼际、三阴交、足三里等穴位按摩治疗。

（三）预防调护

乳蛾患者经过积极治疗后可以治愈。若因急性发作的风热乳蛾迁延不愈，后发展为虚火乳蛾，则需要彻底治愈，以免疾病迁延日久，影响身体健康。患者需要注意饮食有节、起居有常。饮食应当清淡，避免过食肥甘厚味。实热的患者更应忌食辛辣燥热的食物，也要避免抽烟喝酒等不良习惯，同时要多进行锻炼，增强体质，加强身体对外邪的抵抗能力。

第三节 梅核气

梅核气是以咽部有异物堵塞感为主要特征的疾病，像梅核堵塞咽喉，咳之不出，咽之不下，时作时止且反复发作。本病生活中较为常见，多发于中年女性，且多在患者情志不畅、心情郁闷时症状加重。《金匮要略》中最早论述了本病的症状："妇人咽中如有炙脔。"需要注意的是，梅核气虽然有咽喉部状如梅核或炙脔梗阻的感觉，但并不影响患者的饮食及呼吸，咽喉部并没有真正的异物堵塞，检查咽喉部也没有明显的异常情况。

一、致病机理

本病多与七情过激、气机不利有关。患者多因情志之因素而发病，由此继发肝气郁结或脾失健运，继而气机阻滞、痰气互结，阻滞于咽喉。

二、诊断要点

第一，本病以咽内异物感为主要症状，但不影响患者进食，咽内并没有真正的异物堵塞。

第二，本病的病情轻重变化与情志的变化有关。

三、治疗

（一）肝郁气滞型

1. 表现

肝郁气滞型患者有咽喉部状如梅核或肿物堵塞的感觉，且吞之不下，吐之不出。患者表现为情志方面抑郁、多疑，胸胁部胀满，心情烦闷，常常叹息。

此类型患者舌质淡红，舌苔薄白，脉象弦。

2. 治疗原则

疏肝理气，散结解郁。

3. 治疗方式

（1）经方　逍遥散

逍遥散出自《太平惠民和剂局方》。

本方组成：甘草4.5克，当归9克，茯苓9克，芍药9克，白术9克，柴胡9克。

加味：患者可加香附6克、苏梗6克以理气利咽。常常烦躁易怒、头痛不适、口唇发干的患者可以加牡丹皮6克、栀子6克。睡眠质量较差、入夜不寐的患者可加合欢花6克、酸枣仁12克、五味子3克、首乌藤9克。

（2）中成药

逍遥丸，每次6～9克，每日1～2次。

（二）痰气互结型

1. 表现

痰气互结型患者常有咽喉部异物感，且自觉咽喉部有痰但不能咳出，堵塞感时轻时重。有时此类型患者可少量咳出白色痰液，有身体乏力、不欲饮食、腹部胀满之感，还常常打嗝。

痰气互结型患者舌质淡红，舌体胖大，舌苔白腻，脉象弦滑。

2. 治疗原则

行气导滞，散结除痰。

3. 治疗方式

（1）经方　半夏厚朴汤

半夏厚朴汤出自《金匮要略》。

本方组成：半夏12克，厚朴9克，茯苓12克，生姜15克，苏叶6克。

加味：如果患者精神症状较为明显，常常忧思多疑，可加炙甘草3克、大枣6克、浮小麦6克。患者不欲饮食，舌苔白腻，可加陈皮9克、砂仁4.5克。

（2）中成药

①四君子丸，每次3～6克，每日3次。

②陈夏六君子丸，每次1丸，每日2～3次。

四、其他疗法

（一）外治法

冰硼散慢慢含服，每次0.5克，每日数次。

（二）食疗方法

合欢花、厚朴、佛手、绿萼梅等量拌匀，每次6克，用开水浸泡，代茶饮。

玫瑰花茶：玫瑰花6克，用开水冲泡，代茶饮。

瓜蒂胆矾散：取瓜蒂与胆矾等量，研磨成细末，每次取1克，用白糖水冲服，每日1次。

（三）咽喉部导引法

患者可以选择坐位或卧位，首先闭目休息，调整气息，保持身体处于放松的状态。在身体完全放松后使上下牙齿相互开合碰撞36次，再用舌在口腔内上下左右搅动至口中充满唾液，后将唾液吞咽下。

也可令患者取坐位，保持安静的状态，用舌抵住上腭，会感觉有唾液慢慢流出，当其充满口腔时，将其吞下。

（四）预防调护

患者理解本病的发病因素及机制后可减轻焦虑感，消除不必要的顾虑，减轻心理负担，从而舒缓情志，有利于本病的恢复。患者要保持乐观积极的生活态度，培养良好的心态，避免过激的情志危害身体健康。

第四节　鼾眠

鼾眠是以睡眠中打鼾声音过响或出现呼吸暂停为主要特征的疾病。鼾眠在儿童和成人中均可发病，成人中肥胖的人患病较多。睡眠打鼾最早在《内经》中便有记载，在《诸病源候论》中便有本病的记录："鼾眠者，眠里喉咽间有声也。"其中还指出"肥人气血沉厚，迫隘喉间，涩而不利亦作声。"现代医学中的鼾症、睡眠呼吸暂停低通气综合征等疾病也可参考本病治疗。

一、致病机理

本病患者一般咽喉和鼻腔的空气通道过于狭窄，在睡眠时呼吸的气息受阻，在通过狭窄的通道时便有打鼾声。

肺脾气虚型患者患病时多由于咽喉部的肌肉失去气血的荣养，不能维持气道的张力而导致气道狭窄；痰瘀互结型的患者则因为痰瘀阻滞于气道，压迫咽喉而气流出入不畅引发本病。如果患者气道完全受阻，则会表现为气息出入停止、呼吸暂停。

二、诊断要点

第一，本病主要表现为睡眠时打鼾，伴有张口呼吸，睡时多梦，睡眠质量差，甚至出现呼吸暂停。

第二，患者白天可出现嗜睡、头昏头脑涨、身体倦怠乏力、记忆力减退等症状。

第三，可见到患者咽喉、鼻腔等部位出现一处或多处的肥大或结构异常，导致气道狭窄。

三、治疗

（一）痰瘀互结型

1. 表现

痰瘀互结型患者睡眠时打鼾，张口呼吸甚至呼吸暂停。患者一般身体肥胖，还有平素咳嗽痰多、胸闷、饭后恶心、不欲饮食、口唇发暗等表现。

此类型患者舌质暗淡，舌体有瘀点，舌苔腻，脉象弦滑或涩。

2. 治疗原则

化痰散结，活血祛瘀。

3. 治疗方式

经方　导痰汤合桃红四物汤

导痰汤出自《传信适用方》，桃红四物汤原名加味四物汤，出自《玉机微义》。

本方组成：半夏12克，天南星3克，枳实3克，橘红3克，茯苓3克，生姜6克，桃仁9克，红花6克，当归9克，芍药9克，熟地黄12克，川芎6克。

加味：如果患者有舌苔黄腻的表现，可加黄芩6克。

（二）肺脾气虚型

1. 表现

肺脾气虚型患者睡眠时打鼾，甚至有呼吸暂停的表现。此类型患者平素身体肥胖，肌肉松弛，或行动迟缓，常常身体疲倦乏力，总打瞌睡；小儿患者有时可见发育不良、注意力不集中等表现。

此类型患者舌质淡胖，有齿痕，脉象细弱。

2. 治疗原则

健脾和胃，益气升阳。

3. 治疗方式

（1）经方　补中益气汤

治疗肺脾气虚型打鼾用《脾胃论》中的补中益气汤。

本方组成：黄芪18克，甘草9克，人参6克，当归3克，橘皮6克，升麻6克，柴胡6克，白术9克。

加味：如果患者常常头晕眼花、失眠健忘、面无血色，一般兼有血虚，可加熟地黄9克、白芍6克、枸杞子6克、龙眼肉9克。若患者记忆力差、精神不集中，可加益智仁6克、芡实12克。过于嗜睡，常常整日犯困的患者可加石菖蒲6克、郁金6克醒脑开窍。

（2）中成药

①补中益气丸，每次8~10克，每日3次。

②红草止鼾胶囊，每次5粒，每日2次。

四、其他疗法

（一）外治法

本病的外治方法一般为口腔矫正或手术治疗，需要前往正规医疗机构寻求治疗。

可通过口腔矫正器进行矫正，改善睡眠时下颌部狭窄导致打鼾的症状。下颌部发育不良导致打鼾的患者可用本方法治疗。

如果患者因鼻腔、鼻咽部、咽喉等部位明显肥大或肌肉松弛导致本病，症状严重时可能需要手术治疗。

（二）预防调护

通过改善睡眠姿势能够较好缓解本病的症状，睡眠时采取卧位，可以减少舌部的后坠，使气道通畅，改善呼吸。过于肥胖的患者需要通过控制饮食、加强锻炼、减肥来预防及辅助治疗本病。痰浊症状严重的患者应当戒烟限酒，少食肥甘厚味，避免饮食过于滋腻而酿生痰浊，导致气道阻滞。

第四章

口部常见疾病

第一节　牙痛

　　牙痛是多种牙齿疾病和牙周疾病的常见症状之一，常见的龋齿、牙痈等疾病均可以伴有不同程度的牙痛症状。西医中的牙髓炎、牙周病、龋齿等疾病导致的牙痛均可以参考本节进行治疗以缓解症状。

一、致病机理

　　本病多因风火邪毒侵犯，或胃火上犯，导致热邪聚集，损伤牙体以及牙龈；或由于患者虚火上炎，灼烧牙龈，牙齿失于精微濡养，导致牙齿动摇而痛。牙位于口中，属于足少阴肾经，足阳明胃经连于上齿，手阳明大肠经入于下齿，本病与肾、胃、大肠等脏腑相关。

二、诊断要点

　　凡是由于牙齿的疾病或牙周疾病引起的牙部疼痛均可以诊断为牙痛。

三、治疗

（一）风火牙痛

1. 表现

　　风火牙痛的患者疼痛剧烈，且呈阵发性疼痛，患处冷敷后疼痛缓解，受热后疼痛则加剧。风火牙痛还会伴有发热、怕冷、口渴等全身症状。

　　此类型患者舌质红，舌苔白而干，脉象浮数。

2. 治疗原则

　　疏风清热，解毒消肿。

3. 治疗方式

　　（1）经方　薄荷连翘方

　　薄荷连翘方出自《中医喉科学》引冰玉堂验方。

　　本方组成：薄荷6克，金银花15克，连翘15克，绿豆衣12克，知母12克，生地12克，牛蒡子9克。

　　（2）中成药

　　①牛黄解毒丸，每次1丸，每日2～3次。

　　②冰硼散，每次少量，每日数次。

　　③黄连上清丸，每次1～2丸，每日2次。

　　注：牛黄解毒丸解毒消肿作用较强，局部红肿疼痛较重或有大便干结的患者可用本药。症状较轻时可用黄连上清丸，其清热泻火与疏散风热作用较弱，以免疏散太过对轻症患者造成损伤。

（二）胃火牙痛

1. 表现

　　胃火牙痛的患者同样疼痛剧烈，疼痛呈持续性锐痛，且牙龈部红肿疼痛较重，甚至有牙龈渗出脓血的症状，有时伴有腮部肿胀疼痛的表现。此外患者还有头痛、口渴、口臭以及大便秘结等表现。

　　此类型患者舌质红，舌苔黄而厚，

脉象洪数。

2.治疗原则

清胃泻热，凉血止痛。

3.治疗方式

（1）经方 清胃散

清胃散出自《脾胃论》。

本方组成：生地黄6克，当归身6克，牡丹皮6克，黄连9克，升麻6克，生石膏15克。

加味：如果患者胃腑积热，有大便秘结的现象，可加大黄3克。如果患者肿势较重，有腮部肿胀的表现，可加板蓝根9克、蒲公英12克、紫花地丁15克等。若有牙龈出血的表现，可加芦根15克、竹叶6克、金银花9克。

（2）中成药

①牛黄清胃丸，每次2丸，每日2次。

②牛黄解毒丸，每次1丸，每日2~3次。

（三）虚火牙痛

1.表现

虚火牙痛的患者牙齿隐隐疼痛，伴有牙龈微微发红肿胀的表现。本病患病日久，容易出现牙龈萎缩，不能巩固牙齿，进而导致牙齿动摇，咀嚼食物无力的情况。本病患者常常午后牙痛，伴有腰膝酸软疼痛、头晕眼花、口干的全身症状。

此类型患者舌质红嫩，舌体无苔，脉象细数。

2.治疗原则

滋阴益肾，凉血止痛。

3.治疗方式

（1）经方 知柏地黄丸

知柏地黄丸出自《医方考》。

本方组成：知母6克，黄柏6克，熟地黄24克，山萸肉12克，山药12克，泽泻9克，茯苓9克，牡丹皮9克。

（2）中成药

①知柏地黄丸，每次1丸，每日2次。

②左归丸，每次9克，每日2次。

四、其他疗法

（一）外治法

用生理盐水或淡盐水漱口，或黄芩、玄参、紫花地丁以3：1：2的比例煎煮，取汁漱口，可缓解牙痛。

患者出现面颊部红肿疼痛，可买如意金黄散外敷。

（二）穴位按摩

前三牙上牙痛取人中、迎香穴，下牙痛取承浆穴；后五牙上牙痛取下关、颧髎穴；下牙痛取耳垂与下颌角连线中点、颊车穴、大迎穴。操作分为按、压、揉三个步骤。按：用拇指腹在患者需指压的穴位上进行按摩，使局部气血经脉通畅，一般按10~15分钟。压：用拇指端向内切压，用力按压穴位，慢慢加重压力，使穴位的酸麻感达到最高峰（但用力不要过猛）。揉：用手掌鱼际部分的肌肉，轻轻揉按指压的穴位，一般揉10~15分钟，促使酸麻感尽快消失。上述三个步骤连贯操作可以缓解疼痛症状。

（三）预防调护

生活中要注意口腔卫生，坚持早晚规律刷牙以及饭后漱口，养成良好的清洁习惯。要采取正确的刷牙方法，即顺着牙缝的方向竖刷，先里后外，力量适度。横刷牙齿不易清洁污物，还有可能损伤牙周组织，甚至导致牙痛。虚火牙痛的患者要注意休息，以免劳倦过度导致本病发生。

饭后不要用牙签剔牙，该方法容易损伤牙龈，甚至造成感染、牙龈溃烂而导致疼痛。

第二节 口腔溃疡

口腔溃疡在中医中可归为"口疮"。口疮是指口腔肌膜出现类圆形溃疡，且以灼热疼痛为主要特征的疾病。表现为黏膜上发生单个或多个黄白色圆形或椭圆形的溃烂点，有明显的疼痛，且常常反复发作。浅表的口疮1～2周即可自愈，发病较重的患者可能数月不愈，愈合后有瘢痕。本病青壮年较为多见，相当于现代医学的复发性口腔溃疡。

一、致病机理

本病一般分为实证和虚证两大类。实证多由过食辛辣或嗜烟嗜酒导致内有热邪，或口腔不洁等因素而发病。虚证多由于患者素体阴虚，或病后过度劳累体虚，脾失运化，郁久化热而导致。

本病多因心、脾、肾失调而发病，病因病机繁杂，需分型治疗。明代薛己在《口齿类要》中指出："口疮，上焦实热，中焦虚寒，下焦阴火，各经传变所致，当分别而治之。"上焦发病多为心脾积热，下焦发病多为阴虚火旺，中焦发病多为脾肾阳虚。

二、诊断要点

口疮患者口腔肌膜上出现单个或多个黄豆大小的黄白色溃烂点，溃烂处呈圆形或椭圆形，溃疡周围红肿疼痛，说话或吃饭时疼痛感加重。有以上症状即可确诊为口疮。

三、治疗

（一）心脾积热型

1. 表现

心脾积热型患者常常由于五志过极或过食辛辣食物导致火热内生，进而火热上蒸于口，导致口腔肌膜溃疡。溃疡部位周边的皮肤红肿疼痛明显，吃饭或说话时溃疡的部位疼痛加重。患者还有口渴、心烦失眠、大便秘结、小便量少色黄的表现。

此类型患者舌质红，舌苔黄或腻，脉象数。

2. 治疗原则

清心泻脾，消肿止痛。

3. 治疗方式

（1）经方 凉膈散

凉膈散出自《太平惠民和剂局方》。

本方组成：大黄12克，芒硝12克，甘草12克，山栀子6克，薄荷叶6克，黄芩6克，连翘25克。

加味：如果患者口渴和咽喉肿痛的症状较重，可加石膏15克、桔梗6克、天花粉12克。若患处红肿较重，可加赤芍9克、牡丹皮9克凉血活血。

（2）中成药

①牛黄解毒丸，每次1丸，每日2～3次。

②冰硼散，每次少量，每日数次。

③牛黄清胃丸，每次2丸，每日2次。

④导赤丸，每次2克，每日2次。

注：牛黄解毒丸解毒消肿作用较强，局部红肿疼痛较重或有大便干结的患者可用本药。症状较轻时可用黄连上

清丸,其清热泻火与疏散风热作用较弱,以免疏散太过对轻症的患者造成损伤。导赤丸适用于心经火盛、胃肠积滞的患者,小儿及成年人因实热引起的口疮均可用本药。

(二)阴虚火旺型

1.表现

阴虚火旺型患者多由于素体阴虚或久病体虚,导致肾阴不足而发病。发病时口腔溃疡的数量较少,溃疡处周边不甚红肿,疼痛感较轻,但常常反复发作,迁延不愈。此类患者还有手足心热、失眠多梦、口干舌燥等典型阴虚表现。

此类型患者舌质红,舌苔少,脉象细数。

2.治疗原则

滋阴补肾,降火敛疮。

3.治疗方式

(1)经方 知柏地黄汤

知柏地黄汤出自《医方考》。

本方组成:知母6克,黄柏6克,熟地黄24克,山萸肉12克,山药12克,泽泻9克,茯苓9克,牡丹皮9克。

加味:如果患者阴虚的症状严重,可加肉桂2克。

(2)中成药

①知柏地黄丸,每次1丸,每日2次。

②天王补心丸,每次1丸,每日2次。

③三才封髓丸,每次9克,每日2次。

④口炎清颗粒,每次20克,每日1~2次。

注:以上药物均可治疗阴虚火旺而导致的口疮,三才封髓丸还有健脾养胃

的效果,患者如还有脾胃虚弱的表现可以用此药治疗。

(三)脾肾阳虚型

1.表现

脾肾阳虚型患者口疮疼痛感较轻,患病处色白或暗,溃疡周边颜色淡红或不红,久久不愈合。生活中脾肾阳虚型患者常面色苍白,腰以下经常发冷作痛,小便量多无色,不欲饮食,大便溏薄。

此类型患者舌质淡红,舌苔白,脉象沉迟。

2.治疗原则

温肾健脾,化湿敛疮。

3.治疗方式

(1)经方 附子理中汤

附子理中汤出自《太平惠民和剂局方》。

本方组成:附子9克,人参9克,干姜9克,甘草9克,白术9克。

加味:若患者口疮部位颜色白浊,加肉桂3克、苍术6克、五倍子6克。

(2)中成药

①附子理中丸,每次8~12丸,每日3次。

②金匮肾气丸,每次4~5克,每日2次。

四、其他疗法

(一)外治法

1.含漱药液

用淡盐水或生理盐水含漱,或用金银花、竹叶、白芷、薄荷、黄连、甘草煎汤含漱,清热解毒。

用浓绿茶含服漱口,清热解毒消肿。

2.外敷药物

把冰硼散、珠黄散、青吹口散、锡

类散等用蜜调匀，用棉签敷涂在患处。

其中冰硼散主治心经热盛的口疮，珠黄散主治心脾积热的口疮，青吹口散适用于脾胃湿热的口疮，锡类散主治口疮疮面污浊、红肿疼痛的口疮。

（二）预防调护

生活中要注意口腔卫生，坚持早晚规律刷牙以及饭后漱口，养成良好的清洁习惯。要避免不良嗜好，禁烟忌酒，以免对口腔造成刺激。饮食上也要少吃辛辣、肥甘厚味，避免加重脾胃负担。

注意早睡早起，养成良好的生活习惯，避免过度疲劳以及精神紧张，造成情志受损而内生病邪，导致口疮产生或加重。

附录

常用急救手法

急救，强调的是分秒必争。当一些恶性病病突发时，生死往往就在几分钟之间。虽然现代医疗设施齐全，医疗资源丰富，但是急救的短短几分钟也很难争取，因此简单的急救也应该成为现代人的生活常识和生存技能。只有学会急救，才能在突发急症时不那么手足无措，才有可能挽救垂危的生命。对于疾病，应该端正态度，不可因噎废食、讳疾忌医，而应有备无患、防患于未然，学会急救，以备不时之需，才能在突发的疾病面前有奋力一搏的余地。救人一命千金难换，若不会急救又如何"救人一命"？本篇列举了几种常见常用的急救手段，哪怕在生活中能用到一次，就有可能挽救一条生命，避免悲剧的发生。

一、猝死——心肺复苏术与 AED

猝死是人类最常见的突发疾病，发作时一般没有征兆，且猝死有效的救治时间只有 4 ~ 6 分钟，超过这个时间就会引发脑组织的永久损害。当脑组织死亡，这条生命便一去不复返，因此更要学会针对猝死的急救手段。

（一）心肺复苏术

1. 施救前确认环境安全

施救者在进入现场前，要先观察和了解整个现场的环境情况，现场情况往往提示可能发生的危险以及可能继续造成的损伤，必须快速排除各种险情，方可进入现场。只有确保施救者自身安全，才能开始抢救患者。否则，可能事与愿违，甚至造成更大的损失。

2. 判断伤者有无意识和呼吸

施救者轻拍患者的双肩部位，并大声呼叫患者，如果患者没有反应，立即在 5 ~ 10 秒内，通过观察其胸部有没有起伏来判断有没有呼吸。

3. 立即呼唤，寻求帮助

如果发现患者意识丧失、没有呼吸，要立即拨打急救电话 120，联系急救中心，以尽快得到专业的医疗急救。如果发现现场还有其他人，也可以请他们尽快拨打急救电话。

4. 将伤者放至复苏体位

这里的复苏体位是指仰卧位，凡不是仰卧位的患者，施救者要将其放成仰卧位。

仰卧位的摆放方式：

①跪在患者身体的一侧，然后将其双上肢向上伸直，将远侧的腿搭在近侧的腿上。

②患者的头、颈、腰、髋几个部位必须在一条轴线上，避免身体扭曲、弯曲。

③施救者一只手固定住患者后脖

子部位,另一只手固定在远侧腋窝部位,用力将其整体翻动成仰卧位。

④患者的头不能高过胸部,不能在头下垫东西。

患者仰卧的地面要坚实,不能是软床、沙发一类的,否则施救时按压深度不够,心脏的排血量会减少。

5. 胸外心脏按压

胸外心脏按压是心肺复苏操作中最重要的环节,能够帮助人体重建循环。

首先,要选择患者两乳头连线的中心点胸骨下半段进行按压。按压时一只手五指并拢放在伤者胸骨正中处,中指指尖对准患者的锁骨凹陷处,手掌向外侧旋转90°,将靠近伤员脚一侧手的食指中指并拢,使中指沿着伤者的肋骨下缘滑行到两肋交叉处,另一手掌的掌根置于食指边。如此才能准确定位按压位置。

其次,按压时施救者跪在伤者身体的右侧,两膝分开,与肩同宽,且自己的身体要正对伤者的乳头部位。要上半身前倾,双掌根重叠(十指相扣、掌心翘起、手指离胸)置于胸骨上,掌根施力,以自己的髋关节为轴,利用上半身的体重和肩部、双臂的力量,垂直向下按压伤者的胸骨。两个手臂要一直保持伸直状态,在按压的时候,手臂要垂直于地面,而且身体不能晃动,这是保证按压有效的条件之一。另一个条件便是保持按压深度为5~6厘米,或使胸壁厚度下陷1/3,以能触摸到颈动脉搏动最为理想。按压频率为100~120次/分钟。

按压过程中,放松时要确保手掌根部不离开患者胸壁,让患者的胸壁完全回弹,否则回心血量减少,影响复苏效果,且尽量不要中断胸部按压。

6. 开放气道

人在意识丧失尤其是心跳停止后,全身的肌张力会下降,咽喉部及舌头部位肌肉的肌张力同样也会下降,舌头会后坠,很可能造成气道阻塞,阻碍呼吸。

首先检查和清除口腔异物,打开伤者嘴巴检查有无异物,发现异物时应保护颈部,将伤者的头转向自己一侧,一只手的拇指按压舌根,另外四指抬下颌,用另一只手的食指将异物挖出。

后用"压额提颏法"打开气道:将一只手的小鱼际部位放在伤者的前额上向下压,而另一只手的食指和中指并拢,放在伤者颏部的骨性部分,然后向上提,让其颏部和下颌部抬起来,头往后仰,同时耳垂与下颌角的连线与患者仰卧的平面垂直(也就是鼻孔朝向正上方)。

7. 人工呼吸

打开气道后,要始终保持开放气道的体位,捏住患者双侧的鼻翼,并用自己的嘴严密包绕患者的嘴,向患者肺里面连续吹气2次。

每次吹完后,侧头换一下气,并松开捏着鼻翼的手指,然后再进行第2次吹气。每次吹气持续1秒,时间不能太长,见到患者胸部明显起伏即可,5秒内吹气两次。

通常胸外心脏按压与口对口吹气有一个比例,为30∶2,也就是每做30次的按压,就要做2次口对口的吹气。五个循环为一个周期。做心肺复苏应直到AED可以马上使用,或者急救人员接替。

(二)AED

AED,即自动体外除颤器,是一种

专门为非医务人员研制的急救设备，体积小、重量轻，便于携带、易于操作、使用安全。AED 可以及时消除室颤，让心脏的窦房结重新开始工作，继而使得心跳恢复。AED 的使用，只需简单培训，即可掌握。其实，学习 AED，比学习心肺复苏的徒手操作更为简单、容易，但是国内某些公共场合配置的除颤器不等同于此处的自动体外除颤器（AED），它们是医用除颤器，尚不允许未受训练的非专业人员使用。使用时必须注意区分。

AED 的使用方法：

①打开 AED 开关，擦干患者胸部皮肤。

②按照使用提示，将 AED 的两个电极片分别贴在患者右锁骨下方和左乳房外侧。即使在贴 AED 贴片的时候，心肺复苏也应持续进行，直至 AED 准备分析心律。

③按照提示暂时停止心肺复苏操作，提醒现场所有人，包括抢救者自己不要接触患者，等待 AED 分析心律。

④若 AED 显示"建议电击"，应再次提醒现场所有人不要接触患者，并确认没有人接触患者。

⑤按下"电击"键除颤，除颤后，继续心肺复苏 5 个周期或两分钟，之后由 AED 分析患者心律。

⑥若 AED 显示"不需电击"应立即再次对患者实施心肺复苏。

⑦患者心跳与呼吸未恢复或专业医务人员未到之前，重复心肺复苏和 AED 的交替使用。

二、急性心梗——"急救四步走"

急性心梗往往来势凶险，约 90% 的急性心肌梗死引发的猝死都发生在医院外，大多数患者都在发病后 15 分钟内死亡，有人甚至发病后立即死亡。心梗导致猝死前有典型的征兆：胸痛。因此心梗与直接昏迷猝死的病人相比有着更多的抢救要求。那么，当心梗发生时又该如何抢救呢？

①让患者稳定情绪、安静休息，避免再受刺激。

②为患者选择一个他感觉舒服的体位。

如果患者呼吸困难，帮助患者取坐位，双下肢下垂，体位要尽量舒适。

如果患者血压下降，甚至休克，让患者躺平，撤掉枕头，注意保暖，防止因呕吐导致窒息。

如果呼吸困难、血压下降、休克同时发生，让患者取半卧位，根据情况调整角度。

③如果备有氧气，可赶快让患者吸氧，每分钟 3～5 升。根据具体情况嚼服阿司匹林 100～300 毫克。

④拨打急救电话 120，随时做好心肺复苏准备。

三、气道异物——"海姆立克急救法"

生活中大家往往喜欢在饭桌上谈话，当大家交谈甚欢时就容易造成异物进入气道。咽喉同时通往气管与食管，将气体和食物分流的装置是"会厌"——喉腔开口处的一个舌形活盖。会厌向上开放，人就能进行呼吸，会厌向下盖住喉腔，水和食物就不能进入气道。觥筹交错时，就有可能有食物绕过会厌的阻挡，误入气道。孩童的神经尚未发育健全，更容易导致气道进入异物。这时我们就要用海姆立克急救法将异物逼出。

海姆立克急救法原理：

冲击腹部——膈肌下软组织，使其产生向上的压力，压迫两肺下部，从而驱使肺部残留空气形成一股气流。这股带有冲击性、方向性的气流长驱直入气管，就能将堵住气管、喉部的食物硬块等异物驱除，使人获救。

1. 立式腹部冲击法

①施救者站在患者后面，让患者身体前倾，头部略低，嘴要张开，双臂环绕其腰部。

②一手握拳，另一只手捂按拳小拇指侧，使拳头虎口侧对准患者剑突与肚脐之间的腹部，具体在肚脐上两横指处。

③快速有节奏地向上向后冲击患者腹部至异物排出，每次冲击五下。注意事项：注意避免压迫患者胸廓和剑突，如昏迷则进行心肺复苏。

2. 胸部冲击法

多应用于妊娠晚期或过度肥胖患者。

①施救者站在患者后面，让患者身体前倾，头部略低，嘴要张开，双臂环绕其胸部。

②一手握拳，另一只手捂按拳小拇指侧，使拳头虎口侧对准患者胸骨中点，向后连续冲击，至异物排出，每次冲击五下。

3. 自我腹部冲击法

多应用于自身孤立无援时。

第一种

①一手握拳，另一手成掌捂按拳小拇指侧，使拳头虎口侧对准自身剑突与肚脐之间的腹部，具体在肚脐上两横指处。

②快速有节奏地向上向后冲击自身腹部至异物排出。每次冲击五下。

第二种（推荐）

稍稍弯下腰去（一手握拳，置于剑突与肚脐之间的腹部），靠在一固定物体上（如桌子边缘、椅背、扶手栏杆等），以物体边缘压迫上腹部，快速向上冲击。

注意：此手法虽卓有成效，但也可产生合并症，如肋骨骨折、腹部或胸腔内脏破裂或撕裂等。故除非必要时，一般不随便采用此法。如果患者呼吸道部分梗阻，气体交换良好，就应鼓励患者用力咳嗽，并自主呼吸；如患者呼吸微弱，咳嗽乏力或呼吸道完全梗阻，则立刻使用此手法。在使用本法成功抢救患者后，应检查有无并发症的发生。

四、小儿果冻进入气道——"口腔负压法"

小儿是气道异物的常见患者，若小儿不配合或海姆立克急救法不好操作，可用口腔负压法急救。

①将小儿的头后仰，拉直气道，否则果冻吸不出来。

②施救者用嘴包住小儿嘴，捏住鼻子，用力吸，使其口腔内形成负压，通过负压吸引把果冻吸出来。

③当果冻被吸到口腔里面，把头偏向一侧，再用手指把果冻抠出来，注意不要越捅越深。

④果冻取出来以后，如果发现小儿没有呼吸，马上做口对口人工呼吸，方法参考心肺复苏中的人工呼吸部分。

五、溺水

随着天气升温，人们往往会选择泳池或天然水池游泳解暑，但是水中也暗藏危机。每年便有许多成人和孩童死于溺水。溺水从发生到死亡仅仅需要几分钟，且溺水者往往奋力挣扎，导致更多的水进入气道口腔，缺氧逐渐加重，导致意识丧失。因此，对于溺水者的急救也是必备知识之一。

施救者可以在周围找长绳子、木棍、竹竿等，拉住一端，另一端扔给溺水者，将其拉过来；如果找不到，赶快大声叫其他人来帮忙，不能鲁莽行事。

溺水者被救上来之后，要马上进行心肺复苏。

注意：溺水者急救的心肺复苏要按照 ABC（A=Airway，B=Breathe，C=Circulation）的顺序，即开放气道→人工呼吸→胸外按压，而不是前面讲的 CAB 顺序，即胸外按压→开放气道→人工呼吸。因为溺水、哮喘等原因导致的心搏骤停为窒息性心搏骤停，是呼吸先停，然后心跳才停。心脏停搏是由呼吸停止导致的，所以，溺水者复苏的关键就在恢复呼吸，需要先开放气道。

六、一氧化碳中毒

一氧化碳中毒往往导致不幸的发生，且每年因一氧化碳中毒而死亡的人不在少数。

施救者要放低身体姿势进入现场，因为一氧化碳比空气轻，正好处在人的呼吸带，如果以站姿进入现场，也会吸入一氧化碳，导致自身陷入危险。

进入现场之后，赶快开窗对流通风，然后把患者移到室外。如果是轻度的一氧化碳中毒，通过呼吸新鲜空气，患者往往很快就能恢复。

对于已经昏迷的患者，首先要确保其气道通畅，防止因呕吐导致窒息，可以取稳定侧卧位，并立刻拨打急救电话120，尽快去医院，进行高压氧治疗。